Medikamente – Beipackzettel leicht erklärt

Hannah Warmer · Roland Seifert

Medikamente – Beipackzettel leicht erklärt

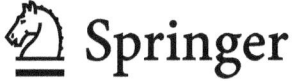 Springer

Hannah Warmer
Institut für Pharmacologie
Hannover Medical School
Hannover, Deutschland

Roland Seifert
Institut für Pharmakologie
Medizinische Hochschule Hannover
Hannover, Deutschland

ISBN 978-3-662-69414-5   ISBN 978-3-662-69415-2   (eBook)
https://doi.org/10.1007/978-3-662-69415-2

Die Deutsche Nationalbibliothek verzeichnet diese Publikation in der Deutschen Nationalbibliografie; detail-
lierte bibliografische Daten sind im Internet über https://portal.dnb.de abrufbar.

Planung/Lektorat: Renate Scheddin
Springer ist ein Imprint der eingetragenen Gesellschaft Springer-Verlag GmbH, DE und ist ein Teil von
Springer Nature.
Die Anschrift der Gesellschaft ist: Heidelberger Platz 3, 14197 Berlin, Germany

Wenn Sie dieses Produkt entsorgen, geben Sie das Papier bitte zum Recycling.

Vorbemerkung
Aus Gründen der Lesbarkeit wird in diesem Buch das generische Maskulinum verwendet. Damit sind alle Geschlechter gemeint.

Vorwort

Jeder Patient kennt das Problem: Bekommt man vom Arzt ein Rezept und löst es in der Apotheke ein, so bekommt man neben dem Medikament auch noch einen langen, klein gedruckten und oft unverständlichen Beipackzettel. Dieser Beipackzettel führt häufig zu großer Verunsicherung, und man meint bei der ersten Medikamenten-Einnahme schon die Nebenwirkungen zu spüren.

Ziel dieses Buches ist es, Beipackzettel zu entschärfen und Ihnen in möglichst verständlicher Form die wichtigsten Informationen zu häufigen in Deutschland verschriebenen Medikamenten zu geben. In diesem Buch erklären wir Ihnen aus der Sicht einer Medizinstudentin und eines Pharmakologieprofessors häufige in Deutschland verschriebene Medikamente in Form von Arzneistoffsteckbriefen. Naturgemäß kann solch ein Buch nicht vollständig sein, wenn es sich auf das Wichtigste beschränkt.

Das Buch gibt Ihnen aber auch das Rüstzeug mit, die Beipackzettel anderer Medikamente, die nicht in diesem Buch besprochen werden, besser zu verstehen. Das Buch versteht sich als eine Ergänzung zu dem Buch „Medikamente leicht erklärt", das vor allem dazu dient, Ihnen Zusammenhänge bei wichtigen Erkrankungen zu erklären.

Wir haben für dieses Buch sehr häufig verschriebene Medikamente herausgesucht, die sinnvoll, verträglich und wirksam in der Behandlung wichtiger Erkrankungen sind.

Wir hoffen, dass Ihnen das Buch dabei hilft besser zu verstehen, warum Sie von Ihrem Arzt welche Medikamente verschrieben bekommen, was Sie an positiven Wirkungen erwarten können und auf welche Nebenwirkungen Sie achten müssen.

Wir haben unser Bestes gegeben, die Gratwanderung zwischen Wichtigkeit, Vollständigkeit und Verständlichkeit zu bestehen.

Im ersten allgemeinen Teil des Buches finden Sie wichtige Hinweise, die für alle Arzneistoffsteckbriefe wichtig sind. Im zweiten speziellen Teil besprechen wir die einzelnen Arzneistoffe in Form von Steckbriefen, die gleichartig aufgebaut sind. Die Steckbriefe sind nach Krankheitsgruppen sortiert, um Ihnen die Orientierung zu erleichtern.

Die Autoren danken allerherzlichst Frau Annette Stanke für die kritische Durchsicht des Manuskriptes und die tatkräftige Unterstützung bei der editoriellen Bearbeitung.

Frau Dr. Renate Scheddin vom Springer-Verlag danken die Autoren für die professionelle Beratung zur konzeptionellen Umsetzung des Buches.

Hannah Warmer
Roland Seifert

Inhaltsverzeichnis

Informationen über die Autoren

Hannah Warmer ist Studentin der Humanmedizin an der Medizinischen Hochschule Hannover, 12. Fachsemester. Ihr ist eine gute Kommunikation zwischen medizinischem Fachpersonal und Patienten besonders wichtig.

Roland Seifert ist Pharmakologieprofessor an der Medizinischen Hochschule Hannover. Er ist ein erfahrener Lehr- und Sachbuchautor und hat viele Lehrpreise erhalten.

Abkürzungsverzeichnis[1]

ACE	angiotensin-converting enzyme, Angiotensin-umwandelndes Enzym
ASS	Acetylsalicylsäure
COPD	chronic obstructive pulmonary disease, chronisch obstruktive Lungenerkrankung
COVID-19	corona virus disease 2019, Coronavirus-Erkrankung 2019
COX	Cyclooxygenase
EKG	Elektrokardiografie; Untersuchung, bei der mittels Elektroden die elektrischen Ströme im Herzen aufgezeichnet werden können.
g	Gramm; Maßeinheit, in der einige Arzneistoffe dosiert werden. Ein Gramm (1 g) hat 1000 Milligramm (mg)
HCT	Hydrochlorothiazid
HDL-Cholesterin	high-density cholesterol, das „gute" Cholesterin
INN	international non-proprietary name, internationaler Freiname eines Arzneistoffs
KHK	Koronare Herzkrankheit
LDL-Cholesterin	low-density cholesterol, das „schlechte" Cholesterin
mg	Milligramm; Maßeinheit, in der viele Arzneistoffe dosiert werden. Ein Gramm (1 g) hat 1000 (eintausend) Milligramm (mg).
µg	Mikrogramm; Maßeinheit, in der sehr wenige Arzneistoffe dosiert werden. Ein Gramm hat 1.000.000 (eine Million) Mikrogramm (µg). Ein Milligramm (1 mg) hat 1000 µg

---

[1] Erklärung der in diesem Buch genutzten Abkürzungen

mm Hg	Millimeter Quecksilbersäule; Einheit, in der der Blutdruck gemessen wird.
NSAR	Nicht-steroidale Antirheumatika, NSAID non-steriodal antirheumatic drugs
pAVK	Periphere arterielle Verschlusskrankheit, „Schaufensterkrankheit"
PPI	Proton pump inhibitor, Protonenpumpen-Hemmer
SNRI	Serotonin/noradrenalin reuptake inhibitor (Serotonin/Noradrenalin-Wiederaufnahmehemmer)
SSRI	Selective serotoin reuptake inhibitor (selektiver Serotonin-Wiederaufnahmehemmer)
TAH	Thrombozytenaggregationshemmer (Plättchenaggregationshemmer)
T4	Levothyroxin (Schilddrüsenhormon)

1

Allgemeine Informationen

1.1 Wichtige Hinweise

Dieses Buch enthält **nur die wichtigsten Informationen** über den jeweiligen Arzneistoff. Das heißt, es ist **nicht vollständig.** Der Anspruch des Buches ist es, die Verständlichkeit zu erhöhen und die Einnahmesicherheit zu verbessern. Es soll Ihnen als Erinnerungsstütze für zuhause dienen.

Dieses Buck kann einen Beipackzettel nicht ersetzen. Bewahren Sie den Beipackzettel Ihres Medikamentes auf.

Auch den Kontakt mit Ihrem Arzt kann und will dieses Buch nicht ersetzen. Ihr Arzt kann auf Ihre individuelle Situation eingehen und ist daher der wichtigste Ansprechpartner für Sie.

Auch die Beratung in der Apotheke kann und will dieses Buch nicht ersetzen.

Das Buch enthält keine Informationen für die Anwendung von Arzneistoffen bei Kindern. Es gilt also nur für Erwachsene.

1.2 Begriffserklärungen

Arzneistoff – Medikament – Generika?
Wenn Sie bei dem Begriff Generika nur Bahnhof verstehen und der Unterschied zwischen Arzneistoff und Medikament für Sie nicht offensichtlich ist, folgt hier ein kurzer Text zur Einordnung dieser Begrifflichkeiten. Diese

© Der/die Autor(en), exklusiv lizenziert an Springer-Verlag GmbH, DE, ein Teil von Springer Nature 2024
H. Warmer und R. Seifert, *Medikamente - Beipackzettel leicht erklärt,*
https://doi.org/10.1007/978-3-662-69415-2_1

Begriffe werden in der Literatur häufig vermischt, daher folgt hier eine Erklärung.

Außerdem finden Sie weiter unten noch eine kurze Erläuterung, welche Informationen Sie wo auf einer Medikamentenverpackung finden.

Was ist ein Arzneistoff?

Ein Arzneistoff meint nur die Substanz, die für die eigentliche Wirkung verantwortlich ist. Statt des Wortes Arzneistoff kann man auch den Begriff Wirkstoff benutzen.

Der Name eines Arzneistoffs wird als internationaler Freiname angegeben. Das bedeutet, dass man sich international darauf geeinigt hat, einen bestimmten Arzneistoff mit einem bestimmten Namen zu benennen. Beispiel für einen internationalen Freinamen (international non-proprietary name, INN) ist Ibuprofen. Dieser Name ist international gültig und meint auf der ganzen Welt die gleiche Substanz.

Was ist ein Medikament?

Ein Medikament hingegen ist ein Arzneistoff, der mit verschiedenen Hilfsstoffen kombiniert wird. Diese Hilfsstoffe sind weitere Inhaltsstoffe wie Wasser oder Stoffe zur Haltbarmachung des Medikaments. Ein Medikament können Sie dann zum Beispiel in Form von Tabletten oder Tropfen einnehmen. Medikamente werden auch als Arzneimittel (oder älter: Arznei) bezeichnet.

Was sind Generika?

Wenn Pharmafirmen ein neues Medikament entwickeln, geben sie diesem einen Handelsnamen. Neue Medikamente werden auch als Originalpräparate bezeichnet. Meist meldet die Firma dann ein Patent auf dieses Medikament an. Das beinhaltet den enthaltenen Arzneistoff in entsprechender Dosierung, sowie andere Inhaltsstoffe (Hilfsstoffe).

Nach 10 Jahren läuft das Patent meist aus. Andere Firmen können nun Medikamente herstellen, die den gleichen Arzneistoff enthalten. Voraussetzung ist, dass sie die gleiche Sicherheit und Wirksamkeit wie das Originalpräparat haben. Diese Nachahmpräparate nennt man Generika. Die Generika enthalten meist den internationalen Freinamen des Arzneistoffs oder eine Abkürzung davon, sowie häufig den Firmennamen der Firma, die das Generikum produziert. Sie enthalten die gleichen Arzneistoffe, sind aber oft preisgünstiger.

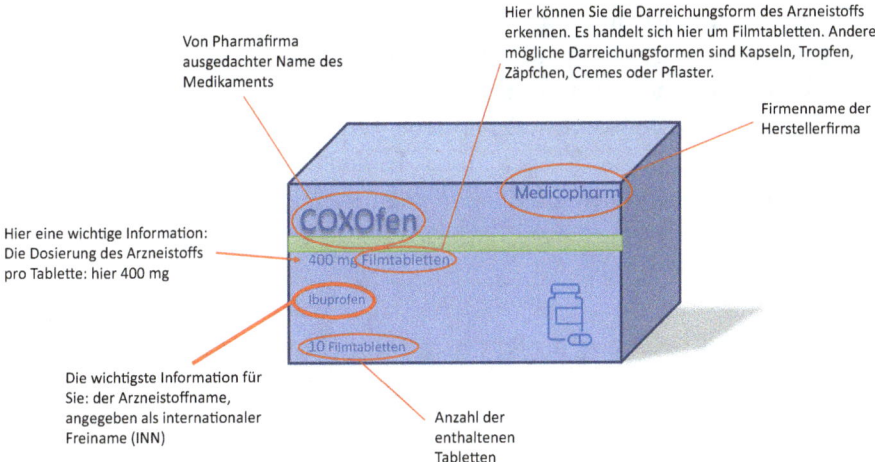

Von Pharmafirma ausgedachter Name des Medikaments

Hier können Sie die Darreichungsform des Arzneistoffs erkennen. Es handelt sich hier um Filmtabletten. Andere mögliche Darreichungsformen sind Kapseln, Tropfen, Zäpfchen, Cremes oder Pflaster.

Firmenname der Herstellerfirma

Hier eine wichtige Information: Die Dosierung des Arzneistoffs pro Tablette: hier 400 mg

Die wichtigste Information für Sie: der Arzneistoffname, angegeben als internationaler Freiname (INN)

Anzahl der enthaltenen Tabletten

Abb. 1.1 Darstellung der wichtigsten Informationen auf einer Medikamentenverpackung

Wichtig zu merken ist also, dass Generika den gleichen Arzneistoff enthalten wie das Originalpräparat. Sie wirken genau gleich und werden bei den gleichen Erkrankungen eingesetzt wie das Originalpräparat. Außerdem sind Generika preisgünstiger als das Originalpräparat.

Die wichtigsten Angaben auf einer Medikamentenverpackung (Abb. 1.1)**:** Am Beispiel eines fiktiven Medikaments sehen Sie hier rot markiert die verschiedenen Informationen, die auf einer Medikamentenverpackung zu finden sind. Es gibt bestimmte gesetzliche Vorschriften, welche Informationen auf einer Medikamentenverpackung zu finden sein müssen. Dazu zählen unter anderem der Name des Arzneistoffs, die Dosierung und die Darreichungsform. Außerdem finden Sie auf der Medikamentenverpackung wichtige Informationen in Brailleschrift, einer haptischen Schrift für Menschen mit Sehbehinderung.

1.3 Allgemeine Hinweise zur Einnahme und Dosierung

Einnahme

Bei der Einnahme von Medikamenten ist es besonders wichtig, sich an die Vorgaben ihres Arztes oder Apothekers zu halten.

Setzen Sie Ihre Medikamente auf keinen Fall eigenständig ab. Es kann zu gefährlichen Auswirkungen auf Ihre Erkrankung kommen, die ohne die medikamentöse Behandlung auftreten können.

Es gibt einige Medikamente, bei denen ein plötzliches Absetzen besonders gefährlich ist, da der Körper auf das Fehlen des Medikaments besonders stark reagieren kann. Diese Medikamente müssen langsam reduziert werden, bevor sie ganz abgesetzt werden können. Diese Vorgehensweise nennt man „Ausschleichen".

Wenn Sie Ihr Medikament nicht mehr einnehmen wollen, sprechen Sie unbedingt vorher mit Ihrem Arzt! Er berät Sie bei Fragen und kann Alternativen mit Ihnen besprechen!

Dosierung
Ändern Sie nicht eigenständig die Dosierung Ihres Medikaments!

Bei **zu geringer Dosierung** kann es zu einer mangelhaften Behandlung Ihrer Erkrankung kommen. Die Beschwerden Ihrer Erkrankung können vermehrt auftreten.

Bei **zu hoher Dosierung** kann es zu gefährlichen Nebenwirkungen Ihres Medikaments kommen.

Vor Operationen
Einige Medikamente dürfen vor operativen Eingriffen nicht eingenommen werden. Dies wird in einem Vorgespräch mit einem Anästhesisten (Narkosearzt) mit Ihnen besprochen. Geben Sie alle Medikamente, die Sie regelmäßig oder unregelmäßig einnehmen, an. Der Anästhesist sagt Ihnen, ob Sie etwas beachten müssen bei der Einnahme Ihrer Medikamente vor der Operation.

1.4   Medikamente in der Schwangerschaft

Eine Schwangerschaft ist eine besondere Situation. Der Fetus (das werdende Kind) wird über die Nabelschnur mit allen lebenswichtigen Nährstoffen versorgt. Diese stammen aus dem Blut der Mutter und gehen in das Blut des Fetus über. Es gehen jedoch nicht nur wichtige Nährstoffe aus dem mütterlichen Blut in das Blut des Fetus über. Auch Arzneistoffe oder schädliche Substanzen wie Alkohol oder Nikotin erreichen den Fetus über die Blutbahn.

Je nach Stadium der Schwangerschaft ist das ungeborene Kind unterschiedlich anfällig für schädliche Einflüsse von außen. Daher sollten in der

Schwangerschaft nur so viele Medikamente wie unbedingt nötig eingenommen werden. Wichtig ist jedoch, dass behandlungsbedürftige Erkrankungen auch in der Schwangerschaft behandelt werden. Es gibt für die meisten Erkrankungen gute Medikamente, die auch während der Schwangerschaft geeignet sind.

In vielen Beipackzetteln steht, dass Medikamente in der Schwangerschaft nur nach besonderer Risikoabwägung eingenommen werden dürfen. Das kann zu Verunsicherungen führen. Es gibt viele unbedenkliche Medikamente, die in der Schwangerschaft eingenommen werden dürfen.

Einige Medikamente dürfen nur in bestimmten Phasen der Schwangerschaft eingenommen werden. Außerdem gibt es Medikamente, die einen schädigenden Einfluss auf Ihr ungeborenes Kind haben können. Diese dürfen daher nicht während einer Schwangerschaft eingenommen werden. Eine wichtige Ausnahme ist die Einnahme von Medikamenten, die für die Schwangere lebenswichtig sind. Lassen Sie sich daher vor oder zu Beginn der Schwangerschaft von Ihrem Frauenarzt beraten.

Eine gute Quelle für die Einschätzung von Medikamenten in der Schwangerschaft ist die Website www.embryotox.de. Dort finden Sie zu den meisten Arzneistoffen Informationen zur Einnahme in der Schwangerschaft.

Zusammengefasst
Die Behandlung von Erkrankungen ist gerade in der Schwangerschaft besonders wichtig. Nicht jedes Medikament ist dafür geeignet. Die Informationen im Beipackzettel sind in Bezug auf die Anwendung in der Schwangerschaft häufig nicht hilfreich. Lassen Sie sich daher unbedingt vor oder zu Beginn Ihrer Schwangerschaft von Ihrem Frauenarzt beraten.

1.5 Gefahr von Wechselwirkungen mit Arzneistoffen und Nahrungsergänzungsmitteln

Arzneistoffe werden im Körper verstoffwechselt. Das bedeutet, sie werden umgebaut, aktiviert oder deaktiviert und dann entweder über den Stuhl oder mit dem Urin ausgeschieden. Wichtige Organe für diese Prozesse sind vor allem die Leber und die Nieren.

Diese Um- und Abbauprozesse im Körper sind gut erforscht. Daher weiß man, in welcher Dosierung man einen Arzneistoff einnehmen muss, damit er die optimale Wirkung entfaltet. Man weiß, wie lange er wirkt und wie oft man ihn einnehmen darf. Diese Um- und Abbauprozesse sind aber nicht unveränderlich. Bei Erkrankungen von Leber oder Niere können der Um- oder Abbau verändert sein. Möglicherweise benötigen Sie dann eine andere Dosierung Ihres Arzneistoffs, als hier beschrieben wird. Manchmal dürfen Sie bei Leber- oder Nierenerkrankungen bestimmte Arzneistoffe gar nicht einnehmen.

Abgesehen von Leber- und Nierenerkrankungen können auch andere Medikamente oder Nahrungsergänzungsmittel den Abbau und Umbau von Arzneistoffen im Körper beeinflussen. Wichtig ist hierbei zu beachten, dass nicht nur die vom Arzt verschriebenen Medikamente diese Wechselwirkungen auslösen können. Auch Medikamente, die Sie rezeptfrei in der Apotheke bekommen oder sogar Nahrungsergänzungsmittel können Wechselwirkungen mit anderen Medikamenten haben. Wenn verschiedene Medikamente oder Nahrungsergänzungsmittel eingenommen werden, können Sie den Abbau anderer Medikamente verhindern oder beschleunigen. Beides ist für eine gute und sichere Arzneimitteltherapie hinderlich. Ein verlangsamter Abbau kann zu vermehrten Nebenwirkungen führen, bis hin zu wirklich gefährlichen Nebenwirkungen. Ein zu schneller Abbau kann zu einer unzureichenden Behandlung Ihrer Erkrankung führen und somit zu einer Verschlimmerung dieser. Im Zweifel fragen Sie ihren Arzt oder Apotheker, ob Ihre Medikamente miteinander kombinierbar sind. Dies gilt insbesondere auch für rezeptfreie Medikamente und Nahrungsergänzungsmittel.

Es ist daher notwendig, dass Ihr Arzt über alle Medikamente oder Nahrungsergänzungsmittel, die Sie regelmäßig oder unregelmäßig einnehmen, Bescheid weiß. Dann kann er Wechselwirkungen ausschließen und die für Sie richtige Dosierung wählen.

Bei einer ausgewogenen Ernährung müssen Sie keine Nahrungsergänzungsmittel einnehmen. Es gibt einige Vorerkrankungen wie zum Beispiel Darmerkrankungen und Erkrankungen des Knochens sowie bestimmte Ernährungsformen (vegetarisch, vegan), bei denen der Einsatz von Nahrungsergänzungsmitteln empfehlenswert sein kann. Bitte besprechen Sie die Einnahme von Nahrungsergänzungsmitteln mit medizinischem Fachpersonal (Ärzte, Apotheker, Diätassistenten).

1.6   Tipps für den Umgang mit Beipackzetteln

Leider sind Beipackzettel (auch als Patienteninformation bezeichnet) nicht besonders leserfreundlich. Die Schrift ist sehr klein, die Sätze sind teilweise lang und unverständlich. Außerdem sind Beipackzettel häufig nicht besonders übersichtlich und klar gestaltet. Wenn man sich dann noch den Abschnitt zum Thema „Nebenwirkungen" durchliest, kann es durch die Menge an beängstigenden Informationen auch noch zu Verunsicherungen gegenüber der Arzneimitteltherapie kommen. Daher lesen viele Menschen den Beipackzettel erst gar nicht, sondern werfen ihn direkt in die Mülltonne. Warum Sie den Beipackzettel dennoch aufbewahren sollten und wie Sie sich durch die Informationsflut nicht verunsichern lassen, soll im Folgenden erklärt werden.

Zu Beginn eines Beipackzettels finden Sie den Namen des Medikaments. Wichtiger ist jedoch der Arzneistoff (Wirkstoff), der in dem Medikament enthalten ist. Den Arzneistoffnamen (auch internationaler Freiname genannt) finden Sie meist etwas kleiner gedruckt darunter.

In Abschn. 1.1 wird kurz darauf eingegangen, wofür das Medikament eingesetzt wird. Leider gibt es hier meist keine kurze Erklärung, wie das Medikament wirkt.

In Abschn. 1.2 wird erläutert, wann Sie das Medikament nicht einnehmen dürfen. Diese „Gegenanzeigen" sind wichtig, sollten aber vor der Verschreibung oder dem Verkauf auch von Ihrem Arzt oder Apotheker abgeklärt werden. Außerdem wird in diesem Abschnitt auf Wechselwirkungen mit anderen Arzneistoffen eingegangen. Aber auch hier ist es Aufgabe des Arztes oder Apothekers, Wechselwirkungen mit anderen Arzneistoffen im Blick zu haben. Ihre Aufgabe ist es, Ihrem Arzt oder Apotheker wahrheitsgemäß alle Medikamente oder Nahrungsergänzungsmittel mitzuteilen, die Sie regelmäßig oder unregelmäßig einnehmen. Dazu gehören auch freiverkäufliche Medikamente.

In Abschn. 1.3 des Beipackzettels finden Sie die für Sie wichtigsten Informationen zum Thema Einnahme und Dosierung: „Wie ist das Medikament einzunehmen?". Hier gibt es Anweisungen dazu, ob Sie das Medikament auf nüchternen Magen einnehmen sollen oder zu/nach einer Mahlzeit. Außerdem finden Sie hier auch Hinweise, was bei einer vergessenen Einnahme zu tun ist. Diesen Abschnitt sollten Sie unbedingt lesen.

In Abschn. 1.4 finden Sie Informationen zum Thema Nebenwirkungen. Dieser Abschnitt kann beängstigend wirken. Er enthält alle möglichen unerwünschten Wirkungen, die unter der Behandlung mit dem jeweiligen Medikament bisher aufgetreten sind. Diese Nebenwirkungen sind mit Häufigkeitsangaben versehen.

Die Häufigkeitsangaben werden aufgeteilt in die Kategorien „sehr häufig", „häufig", „gelegentlich", „selten", „sehr selten" und „nicht bekannt". Es ist jedoch ratsam, sich nur die „sehr häufigen" und „häufigen" Nebenwirkungen durchzulesen. Alle anderen Nebenwirkungen treten wirklich selten auf und führen beim Durchlesen nur zu Verunsicherungen! Die Hersteller der Medikamente schreiben diese Informationen nur der Vollständigkeit halber in den Beipackzettel, um sich rechtlich abzusichern und nicht, um Sie in Ihrer Arzneimitteltherapie zu unterstützen.

Es soll hier einmal deutlich darauf hingewiesen werden, dass die Häufigkeitsangaben von Nebenwirkungen eher ein grobes Bild zeichnen. Diese Häufigkeitsangaben sind ungenau. Es ist also möglich, dass Firma A bei ihren Studien zur Verträglichkeit von Medikamenten andere Nebenwirkungen herausgefunden hat als Firma B, obwohl es sich um den gleichen Arzneistoff handelt.

Was bedeutet es nun, wenn Nebenwirkungen „sehr häufig" oder „häufig" auftreten?

Wenn 100 Personen ein bestimmtes Medikament einnehmen, tritt eine „sehr häufige" Nebenwirkung bei 10 Personen oder mehr auf.

Eine „häufige" Nebenwirkung tritt bei 1–10 von 100 Personen auf (1–10 %). Das bedeutet: Bei 90–99 von 100 Personen, also den allermeisten Personen, tritt diese Nebenwirkung nicht auf. Das wird der in der folgenden Abbildung veranschaulicht. Daraus wird auch offensichtlich, dass selbst bei Arzneistoffen mit häufigen Nebenwirkungen die meisten Anwender keine Probleme haben (Abb. 1.2).

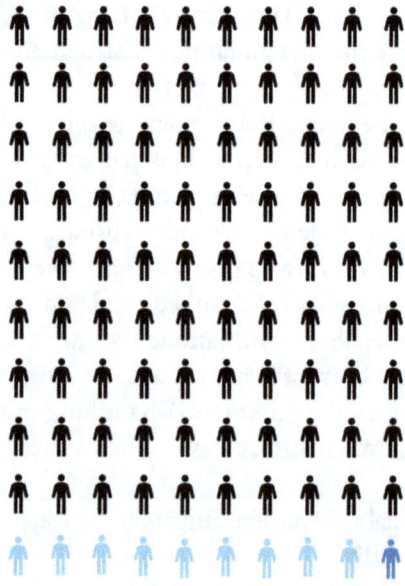

Abb. 1.2   Bildliche Darstellung der Häufigkeit einer „häufigen Nebenwirkung"

Hier sehen Sie 100 Personen schematisch dargestellt. Diese 100 Personen nehmen ein bestimmtes Medikament ein. Eine häufige Nebenwirkung tritt bei einer bis maximal zehn von 100 Personen auf, die ein bestimmtes Medikament einnehmen. Die Personen, die von einer bestimmten „häufigen" Nebenwirkung betroffen sind, sind blau markiert.

Die Personen, die nicht von dieser häufigen Nebenwirkung betroffen sind, sind schwarz markiert. Das sind bei „häufigen" Nebenwirkungen 90 bis 99 Personen von 100 Personen.

Nebenwirkungen der anderen Kategorien treten noch seltener auf! Wenn man sich dies vor Augen führt, kann die Verunsicherung durch die Fülle von möglichen Nebenwirkungen vielleicht abgemildert werden und Ihr Vertrauen in die Arzneimitteltherapie gestärkt werden.

In diesem Buch wird vor allem auf die sehr häufigen und häufigen unerwünschten Arzneimittelwirkungen eingegangen sowie auf besonders wichtige Nebenwirkungen.

Im Beipackzettel genannte Nebenwirkungen sind nicht zwangsläufig durch die Medikamenteneinnahme verursacht. Sie sind lediglich zeitgleich mit der Medikamenteneinnahme aufgetreten. Gerade Beschwerden, die auch eine psychische Komponente haben, wie zum Beispiel Kopfschmerzen, Schlafstörungen oder Magen-Darm-Beschwerden, können auch durch andere Umstände ausgelöst werden.

Unerwünschte Arzneimittelwirkungen (UAW) sollen hier jedoch nicht klein geredet werden. Bei dem Auftreten von Nebenwirkungen oder Unsicherheiten in Bezug auf ihre Arzneimitteltherapie: Sprechen Sie offen und ehrlich mit Ihrem Arzt!

In Abschn. 1.5 des Beipackzettels geht es um die Aufbewahrung und Entsorgung des Medikaments. Wichtig ist zu beachten, dass Sie Medikamente nicht in den Hausmüll werfen, sondern zur Entsorgung in der Apotheke abgeben.

Der Abschn. 1.6 beinhaltet weitere Informationen über sonstige Inhaltsstoffe sowie die Anschrift des Herstellers.

Zusammenfassend kann also festgehalten werden: Beipackzettel sind nicht besonders patientenfreundlich gestaltet. Schmeißen Sie den Beipackzettel bitte trotzdem nicht weg. Lesen Sie den Abschn. 1.3 zum Thema Einnahme und Dosierung. Lassen Sie sich durch den Abschn. 1.4 „Nebenwirkungen" nicht verunsichern. Lesen Sie die sehr häufigen und häufigen Nebenwirkungen. Bei Nebenwirkungen, Unsicherheiten oder Fragen bezüglich Ihrer Arzneimitteltherapie sprechen Sie mit Ihrem Arzt oder Apotheker.

1.7   Lieferengpässe und Doppelverschreibungen

Lieferengpässe von Arzneistoffen

Viele Medikamente werden in großen Produktionsfirmen in Asien herge-stellt. Kommt es zu Problemen in der Produktion oder in der Lieferkette, kann es sein, dass bestimmte Medikamente eine Zeit lang nicht lieferbar sind. Vielleicht war das bei Ihnen auch schon einmal der Fall, dass Ihr Arzt Ihnen ein bestimmtes Präparat verschrieben hat, dies in der Apotheke aber nicht erhältlich war. Dann muss auf ein anderes Präparat ausgewichen wer-den. Häufig ist das unproblematisch, da es verschiedene Präparate mit dem gleichen Arzneistoff gibt. Manchmal muss aber auch auf einen anderen Arz-neistoff ausgewichen werden, der anders heißt, aber im Körper die gleiche Wirkung erzielt. In den jeweiligen Arzneistoffsteckbriefen in diesem Buch finden sie unter dem Abschnitt „Alternativen" Arzneistoffe, die bei Liefer-engpässen alternativ genutzt werden können. Die Mitarbeiter in der Apo-theke wissen sehr gut darüber Bescheid, welche Arzneistoffe man bei Lie-ferengpässen alternativ nutzen kann. Es kann also durchaus vorkommen, dass ihre Medikamentenverpackung anders aussieht, als Sie es gewohnt sind. Lassen Sie sich in der Apotheke gut beraten, ob es für Sie etwas zu beachten gibt, wenn ein Wechsel auf einen anderen Arzneistoff erfolgen muss. Meist lassen sich gute Alternativen finden. In der Politik ist das Problem von Lie-ferengpässen bekannt, an Lösungen wird gearbeitet.

Doppelverschreibungen

Durch die Behandlung von Patienten bei verschiedenen Fachärzten und Krankenhäusern kann es gelegentlich zu Doppelverschreibungen kommen. Das bedeutet, dass Ihnen Medikamente verschrieben werden, die die glei-che Wirkung haben wie Medikamente, die sie eventuell schon einnehmen. Dadurch können sich Nebenwirkungen häufen. Um dies zu vermeiden, sollte unbedingt jeder Arzt, bei dem Sie in Behandlung sind, über alle Me-dikamente, die Sie einnehmen, Bescheid wissen. Führen Sie daher bitte bei jedem Arztbesuch einen aktuellen Medikationsplan mit sich. Besonders Ihr Hausarzt sollte immer über Ihre aktuelle Medikation informiert sein.

1.8 Anleitung Steckbrief

Dieser Steckbrief zeigt Ihnen, wie Sie sich durch die nachfolgenden Arznei-stoffsteckbriefe navigieren. Die Arzneistoffsteckbriefe sind nach Krankheiten sortiert. An der unten stehenden Vorlage können Sie den Aufbau der folgen-den Arzneistoffsteckbriefe nachvollziehen.

Arzneistoff: Hier finden Sie den Namen des Arzneistoffs

Häufige Medikamente mit

- **Hier finden Sie eine Auflistung der am meisten verschriebenen Präpa-rate, die den in der Überschrift genannten Arzneistoff enthalten.**

Die aufgezählten Medikamente sind, wenn sie in gleicher Dosis vorliegen, gegeneinander austauschbar. Die aufgezählten Präparate sind keine Empfeh-lungen, sondern dienen lediglich als Beispiele.

Bei manchen Arzneistoffen gibt es noch zusätzliche wichtige Inhaltsstoffe. Diese werden hier erläutert.

Wie wirkt der Arzneistoff?
Unter diesem Abschnitt wird die Wirkweise des Arzneistoffs kurz und ein-fach erklärt.

Gut zu wissen
Hier stehen wichtige Einordnungen und Infos zum Arzneistoff oder zu der damit behandelten Erkrankung.

Bei welchen Beschwerden hilft der Arzneistoff?
Hier finden Sie die Erkrankungen, bei denen dieser Arzneistoff eingesetzt wird.

Was muss unbedingt beachtet werden?

1. Einnahme und Dosierung
Hier werden für Sie wichtige Einnahmehinweise dargestellt. Außerdem wird hier auf mögliche Dosierungen eingegangen.

2. Unerwünschte Wirkungen (Nebenwirkungen)

Unter diesem Abschnitt finden Sie die häufigsten Nebenwirkungen. Es werden absichtlich nicht alle möglichen Nebenwirkungen dargestellt, sondern nur die, die in klinischen Studien häufig oder sehr häufig auftraten, sowie besonders wichtige Nebenwirkungen. Näheres zum Thema Nebenwirkungen finden Sie im Kapitel „Tipps für den Umgang mit Beipackzetteln" (Abschn. 1.6).

3. Wechselwirkungen mit anderen Arzneistoffen

Hier werden Arzneistoffe aufgezählt, die Wechselwirkungen mit dem Arzneistoff dieses Steckbriefes haben.

Achtung: Es werden nicht alle Arzneistoffe aufgezählt, sondern nur diejenigen, die in Deutschland am häufigsten verschrieben werden. Es muss Ihnen also klar sein, dass dieses Buch deshalb nicht vollständig sein kann.

Darunter findet sich eine Erklärung, um welche Wechselwirkungen es sich handelt und ob und in welcher Form Sie den Arzneistoff des Steckbriefs mit dem hier genannten Arzneistoff kombinieren können.

4. Gegenanzeigen

In diesem Abschnitt finden Sie wichtige Hinweise, bei welchen Erkrankungen oder Situationen Sie den hier behandelten Arzneistoff nicht oder nur nach Rücksprache mit Ihrem Arzt nehmen dürfen.

5. Alternativen

Bei einigen Medikamenten kann es zu Lieferengpässen kommen. Hier finden Sie mögliche Arzneistoffe, die Sie bei Lieferengpässen von Ihrem Medikament bzw. den darin enthaltenen Arzneistoff alternativ nutzen können. Die Einnahme von alternativen Arzneistoffen soll jedoch nur nach Rücksprache mit Ihrem Arzt oder Apotheker erfolgen. Näheres zum Thema Lieferengpässe finden Sie in Abschn. 1.7.

Merke

- In dieser Textbox finden Sie die wichtigsten Informationen kurz und knapp zusammengefasst.

Bei einigen Arzneistoffen finden Sie noch Warnhinweise. Diese sind besonders wichtig.

Wenn Sie Fragen, Sorgen oder Ängste in Bezug auf Ihre Arzneimitteltherapie haben, sprechen Sie bitte unbedingt mit einem Arzt oder Apotheker.

1.9 Überblick über die in diesem Buch beschriebenen Arzneistoffe

Die untenstehende Tabelle gibt Ihnen einen Überblick über die in Deutschland am häufigsten verschriebenen Arzneistoffe, geordnet nach Häufigkeit. In der ersten Spalte finden Sie die jeweiligen Arzneistoffe. Die Behandlungszahlen haben wir freundlicherweise vom wissenschaftlichen Institut der AOK (WIdO) zur Verfügung gestellt bekommen. Das WIdO erhebt jährlich zahlreiche Daten zur Gesundheitsversorgung in Deutschland. Die Zahlen in der Tabelle stammen aus dem Jahr 2021. Das bedeutet, dass wir in diesem Buch tatsächlich diejenigen Arzneistoffe besprechen, die in Deutschland auch am häufigsten von den Ärzten verschrieben werden. In anderen Worten ausgedrückt spiegelt dieses Buch die Medikamenten-Realität in Deutschland wider.

In der zweiten Spalte der Tabelle ist angegeben, wie viele Menschen in Deutschland den jeweiligen Arzneistoff während des ganzen Jahres eingenommen haben. Natürlich wird nicht jeder Arzneistoff während des ganzen Jahres eingenommen (z. B. Arzneistoffe mit schmerzlindernder Wirkung wie Ibuprofen oder Metamizol). Die Zahlen zeigen beeindruckend, wie viele Menschen in Deutschland die hier besprochenen Arzneistoffe einnehmen. Um die großen Zahlenwerte anschaulicher zu machen, haben wir in Klammern auch Vergleiche mit den Bewohnern einzelner Bundesländer oder Städte vorgenommen, damit Sie die Zahlen besser einordnen können.

In der dritten Spalte finden Sie die Einordnung des Arzneistoffs nach dem jeweiligen übergeordneten Einsatzgebiet, auch als Arzneistoffgruppe bezeichnet. Das ist für das Lesen der einzelnen Steckbriefe wichtig, denn die Arzneistoffe sind hier nach den jeweiligen Einsatzgebieten geordnet.

Die vierte Spalte ist von praktischer Bedeutung, denn hier werden alternative Arzneistoffe mit sehr ähnlichen Eigenschaften genannt, die bei Lieferengpässen eingesetzt werden können. Wie Sie sehen, gibt es für einige Arzneistoffe gute Alternativen, während es für andere Arzneistoffe keine direkten Ersatzmöglichkeiten gibt. In solchen Fällen müssen Ihr Arzt und Apotheker nach weiter entfernten Ersatzmöglichkeiten suchen (Tab. 1.1).

Tab. 1.1 Überblick über die in diesem Buch beschriebenen Arzneistoffe

Arzneistoff	Anzahl der Menschen in Deutschland die dieses Medikament im Jahr 2021 eingenommen haben	Einsatzgebiet (Arzneistoffgruppe)	Alternative Arzneistoffe mit sehr ähnlichen Eigenschaften bei Lieferengpässen
Ramipril (Abschn. 2.1.4.3)	Ca. 13,1 Millionen Menschen (entspricht ungefähr der Bevölkerung in Bayern)	Herz-Kreislauf-Erkrankungen (ACE-Hemmer)	Andere Prilate: Enalapril (Abschn. 2.1.4.1), Linisonpril (Abschn. 2.1.4.2)
Pantoprazol (Abschn. 2.3.2.1.3)	Ca. 7,9 Millionen Menschen (entspricht ungefähr der Bevölkerung in Niedersachsen)	Magenerkrankungen (Protonenpumpen-Hemmer)	Andere Protonenpumpen-Hemmer: Esomeprazol (Abschn. 2.3.2.1.1), Omeprazol (Abschn. 2.3.2.1.2)
Candesartan (Abschn. 2.1.3.1)	Ca. 7,6 Millionen Menschen (entspricht ungefähr der Bevölkerung von Hessen und Bremen)	Herz-Kreislauf-Erkrankungen (Sartane)	Andere Sartane: Losartan (Abschn. 2.1.3.3), Telmisartan (Abschn. 2.1.3.4), Valsartan (Abschn. 2.1.3.5)
Amlodipin (Abschn. 2.1.1.1)	Ca. 5,1 Millionen Menschen (entspricht ungefähr der Bevölkerung in Rheinland-Pfalz und dem Saarland)	Herz-Kreislauf-Erkrankungen (Calciumantagonisten)	Andere Calciumantagonisten: Lercanidipin (Abschn. 2.1.1.2)
Atorvastatin (Abschn. 2.3.2.1.1)	Ca. 4,4 Millionen Menschen (entspricht ungefähr der Bevölkerung in Rheinlad-Pfalz)	Fettstoffwechselstörungen (Statine)	Andere Statine: Rosuvastatin (Abschn. 2.3.2.1.2), Simvastatin (Abschn. 2.3.2.1.3)
Levothyroxin (L-Thyroxin) (Abschn. 2.3.3.1.1)	Ca. 3,9 Millionen Menschen (entspricht ungefähr der Bevölkerung von Sachsen)	Schilddrüsenerkrankung (Schilddrüsenhormone)	
Torasemid (Abschn. 2.7.1.2)	Ca. 2,8 Millionen Menschen (entspricht ungefähr der Bevölkerung in Schleswig-Holstein)	Erkrankungen der Nieren (Schleifendiuretika)	Andere Schleifendiuretika: Furosemid (Abschn. 2.7.1.1)

(Fortsetzung)

Tab. 1.1 (Fortsetzung)

Arzneistoff	Anzahl der Menschen in Deutschland die dieses Medikament im Jahr 2021 eingenommen haben	Einsatzgebiet (Arzneistoffgruppe)	Alternative Arzneistoffe mit sehr ähnlichen Eigenschaften bei Lieferengpässen
Simvastatin (Abschn. 2.3.2.1.3)	Ca. 2,7 Millionen Menschen	Fettstoffwechselstörungen (Statine)	Andere Statine: Atorvastatin (Abschn. 2.3.2.1.1), Rosuvastatin (Abschn. 2.3.2.1.2)
Bisoprolol (Abschn. 2.1.2.1)	Ca. 2,3 Millionen Menschen (entspricht ungefähr der Bevölkerung in Sachsen-Anhalt)	Herz-Kreislauf-Erkrankungen (Betablocker)	Andere Betablocker: Metoprolol (Abschn. 2.1.2.2), Nebivolol (Abschn. 2.1.2.3)
Metoprolol (Abschn. 2.1.2.2)	Ca. 2,3 Millionen Menschen	Herz-Kreislauf-Erkrankungen (Betablocker)	Andere Betablocker: Bisoprolol (Abschn. 2.1.2.1), Nebivolol (Abschn. 2.1.2.3)
Acetylsalicylsäure (ASS) (Abschn. 2.2.1.1)	Ca. 2 Millionen Menschen	Erkrankungen der Gefäße (Plättchenhemmer)	
Metformin (Abschn. 2.3.1.2)	Ca. 1,9 Millionen Menschen (entspricht ungefähr der Bevölkerung in Hamburg)	Diabetes mellitus („Zuckererkrankung")	
Lercanidipin (Abschn. 2.1.1.2)	Ca. 1,7 Millionen Menschen	Herz-Kreislauf-Erkrankungen (Calciumantagonisten)	Andere Calciumantagonisten: Amlodipin (Abschn. 2.1.1.1)
Omeprazol (Abschn. 2.3.2.1.2)	Ca. 1,6 Millionen Menschen (entspricht ungefähr der Bevölkerung in München)	Magenerkrankungen (Protonenpumpen-Hemmer)	Andere Protonenpumpen-Hemmer: Esomeprazol (Abschn. 2.3.2.1.1), Pantoprazol (Abschn. 2.3.2.1.3)
Colecalciferol (Vitamin D) (Abschn. 2.3.4.1)	Ca. 1,6 Millionen Menschen	Stoffwechselerkrankungen (Vitamine)	

(Fortsetzung)

Tab. 1.1 (Fortsetzung)

Arzneistoff	Anzahl der Menschen in Deutschland die dieses Medikament im Jahr 2021 eingenommen haben	Einsatzgebiet (Arzneistoffgruppe)	Alternative Arzneistoffe mit sehr ähnlichen Eigenschaften bei Lieferengpässen
Ibuprofen (Abschn. 2.4.1.2)	Ca. 1,5 Millionen Menschen	Schmerz und Entzündung (Schmerzmittel mit entzündungshemmender Wirkung)	Andere Schmerzmittel mit entzündungshemmender Wirkung: Diclofenac (Abschn. 2.4.1.1)
Valsartan (Abschn. 2.1.3.5)	Ca. 1,3 Millionen Menschen	Herz-Kreislauf-Erkrankungen (Sartane)	Andere Sartane: Candesartan (Abschn. 2.1.3.1), Losartan (Abschn. 2.1.3.3), Telmisartan (Abschn. 2.1.3.4)
Estriol (Abschn. 2.8.1.1)	Ca. 1,1 Millionen Menschen (entspricht ungefähr der Bevölkerung in Köln)	Erkrankung der Frau (Hormon zur Behandlung von Wechseljahresbeschwerden der Frau)	
Tamsulosin (Abschn. 2.8.2.1)	Ca. 1,1 Millionen Menschen	Erkrankung des Mannes (Arzneistoff zur Behandlung der gutartigen Prostatavergrößerung)	Alfuzosin, Silodosin, Terazosin
Rosuvastatin (Abschn. 2.3.2.1.2)	Ca. 1 Millionen Menschen	Fettstoffwechselstörungen (Statin)	Andere Statine: Atorvastatin (Abschn. 2.3.2.1.1), Simvastatin (Abschn. 2.3.2.1.3)
Apixaban (Abschn. 2.2.2.1)	Ca. 1 Millionen Menschen	Erkrankungen der Gefäße (Blutgerinnungshemmer)	Andere Gerinnungshemmer: Rivaroxaban (Abschn. 2.2.2.2), Edoxaban
Ramipril und Hydrochlorothiazid (Abschn. 2.1.4.4)	Ca. 900 000 Menschen	Herz-Kreislauf-Erkrankungen (ACE-Hemmer + Thiaziddiuretika)	Ramipril (Abschn. 2.1.4.3) und Hydrochlorothiazid (Abschn. 2.7.2.1) als Einzelarzneistoffe

(Fortsetzung)

Tab. 1.1 (Fortsetzung)

Arzneistoff	Anzahl der Menschen in Deutschland die dieses Medikament im Jahr 2021 eingenommen haben	Einsatzgebiet (Arzneistoffgruppe)	Alternative Arzneistoffe mit sehr ähnlichen Eigenschaften bei Lieferengpässen
Enalapril (Abschn. 2.1.4.1)	Ca. 900 000 Menschen	Herz-Kreislauf-Erkrankungen (ACE-Hemmer)	Andere Prilate: Ramipril (Abschn. 2.1.4.3), Lisinopril (Abschn. 2.1.4.2)
Allopurinol (Abschn. 2.3.3.1)	Ca. 900 000 Menschen	Stoffwechselerkrankungen (Gicht)	
Prednisolon (Abschn. 2.4.4.1)	Ca. 800 000 Menschen (entspricht ungefähr der Bevölkerung in Frankfurt am Main)	Schmerz und Entzündung (Glucocorticoid „Cortison")	Andere Cortison-Abkömmlinge: Dexamethason, Betamethason, Clobetasol
Candesartan und Hydrochlorothiazid (Abschn. 2.1.3.2)	Ca. 800 000 Menschen	Herz-Kreislauf-Erkrankungen (Sartane + Thiaziddiuretika)	Candesartan (Abschn. 2.1.3.1) und Hydrochlorothiazid (Abschn. 2.7.2.1) als Einzelarzneistoffe
Metamizol (Abschn. 2.4.1.2)	Ca. 700 000 Menschen	Schmerz und Entzündung (Schmerzmittel mit krampflösender Wirkung)	
Rivaroxaban (Abschn. 2.2.2.2)	Ca. 700 000 Menschen	Erkrankungen der Gefäße (Plättchenhemmer)	Andere Gerinnungshemmer: Apixaban (Abschn. 2.2.2.1)
Sertralin (Abschn. 2.5.1.3)	Ca. 700 000 Menschen	Psychische Erkrankungen (SSRI)	Andere SSRI: Citalopram (Abschn. 2.5.1.1), Escitalopram (Abschn. 2.5.1.2)
Citalopram (Abschn. 2.5.1.1)	Ca. 700 000 Menschen	Psychische Erkrankungen (SSRI)	Andere SSRI: Escitalopram (Abschn. 2.5.1.2), Sertralin (Abschn. 2.5.1.3)
Salbutamol (Abschn. 2.6.1.1)	Ca. 600 000 Menschen	Erkrankungen der Lunge (Asthma-Medikament für den akuten Anfall)	Fenoterol

(Fortsetzung)

Tab. 1.1 (Fortsetzung)

Arzneistoff	Anzahl der Menschen in Deutschland die dieses Medikament im Jahr 2021 eingenommen haben	Einsatzgebiet (Arzneistoffgruppe)	Alternative Arzneistoffe mit sehr ähnlichen Eigenschaften bei Lieferengpässen
Esomeprazol (Abschn. 2.3.2.1.1)	Ca. 600 000 Menschen (entspricht ungefähr der Bevölkerung von Düsseldorf)	Magenerkrankungen (Protonenpumpen-Hemmer)	Andere Protonenpumpen-Hemmer: Omeprazol (Abschn. 2.3.2.1.2), Pantoprazol (Abschn. 2.3.2.1.3)
Moxonidin (Abschn. 2.1.5.1)	Ca. 600 000 Menschen	Herz-Kreislauf-Erkrankungen (Reserve-Blutdrucksenker)	Clonidin, Alpha-Methyldopa
Venlafaxin (Abschn. 2.5.2.1)	Ca. 600 000 Menschen	Psychische Erkrankungen (SSNRI)	Duloxetin, Milnacipran
Lisinopril (Abschn. 2.1.4.2)	Ca. 600 000 Menschen	Herz-Kreislauf-Erkrankungen (ACE-Hemmer)	Andere Prilate: Ramipril (Abschn. 2.1.4.3), Enalapril (Abschn. 2.1.4.1)
Insulin glargin (Abschn. 2.3.1.1)	Ca. 600 000 Menschen	Diabetes mellitus („Zuckerkrankheit")	
Mirtazapin (Abschn. 2.5.3.1)	Ca. 600 000 Menschen	Psychische Erkrankungen (α2-Mimetikum)	
Furosemid (Abschn. 2.7.1.1)	Ca. 600 000 Menschen	Erkrankungen der Nieren (Schleifendiuretika)	Andere Schleifendiuretika: Torasemid (Abschn. 2.7.1.2)
Nebivolol (Abschn. 2.1.2.3)	Ca. 500 000 Menschen entspricht in etwa der Bevölkerung von Hannover)	Herz-Kreislauf-Erkrankungen (Betablocker)	Andere Betablocker: Bisoprolol (Abschn. 2.1.2.1), Metoprolol (Abschn. 2.1.2.2)
Escitalopram (Abschn. 2.5.1.2)	Ca. 500 000 Menschen	Psychische Erkrankungen (SSRI)	Andere SSRI: Citalopram (Abschn. 2.5.1.1), Sertralin (Abschn. 2.5.1.3)
Sitagliptin (Abschn. 2.3.1.3)	Ca. 500 000 Menschen	Diabetes mellitus	Saxagliptin, Vildagliptin

(Fortsetzung)

Tab. 1.1 (Fortsetzung)

Arzneistoff	Anzahl der Menschen in Deutschland die dieses Medikament im Jahr 2021 eingenommen haben	Einsatzgebiet (Arzneistoffgruppe)	Alternative Arzneistoffe mit sehr ähnlichen Eigenschaften bei Lieferengpässen
Hydrochlorothiazid (Abschn. 2.7.2.1)	Ca. 500 000 Menschen	Herz-Kreislauf-Erkrankungen (Thiaziddiuretikum)	Xipamid
Tilidin (Abschn. 2.4.3.1)	Ca. 500 000 Menschen	Schmerz und Entzündung (starkes Schmerzmittel)	Andere Opioide: Dihydrocodein und Tramadol
Cyanocobalamin (Vitamin B12) (Abschn. 2.3.4.2)	Ca. 500 000 Menschen	Stoffwechselerkrankungen (Vitamine)	
Diclofenac (Abschn. 2.4.1.1)	Ca. 500 000 Menschen	Schmerz und Entzündung (Schmerzmittel mit entzündungshemmender Wirkung)	Andere Schmerzmittel mit entzündungs-hemmender Wirkung: Ibuprofen (Abschn. 2.4.1.2)
Losartan (Abschn. 2.1.3.3)	Ca. 500 000 Menschen	Herz-Kreislauf-Erkrankungen (Sartane)	Andere Sartane: Candesartan (Abschn. 2.1.3.1), Telmisartan (Abschn. 2.1.3.4), Valsartan (Abschn. 2.1.3.5)
Clopidogrel (Abschn. 2.2.1.2)	Ca. 500 000 Menschen	Erkrankungen der Gefäße (Plättchenhemmer)	Andere Plättchenhemmer: Prasugrel, Ticagrelor
Telmisartan (Abschn. 2.1.3.4)	Ca. 400 000 Menschen (entspricht ungefähr der Bevölkerung von Bochum)	Herz-Kreislauf-Erkrankungen (Sartane)	Andere Sartane: Candesartan (Abschn. 2.1.3.1), Losartan (Abschn. 2.1.3.3), Valsartan (Abschn. 2.1.3.5)

2

Steckbriefe

2.1 Herz-Kreislauf-Erkrankungen

2.1.1 Calciumantagonisten

2.1.1.1 Arzneistoff: Amlodipin

Häufige Medikamente mit Amlodipin

- Amlodipin Dexcel
- Amlodipin-1 A Pharma
- Amlodipin Winthrop
- Amlodipin HEXAL
- Amlodipin besilat AbZ
- Amlodipin Fair-Med
- Amlodipin-ratiopharm N
- Amlodipin AAA Pharma
- Amlodipin-CT N
- Amlodipin besilat AL

Die aufgezählten Medikamente sind die häufigsten Präparate des Arzneistoffs Amlodipin. Sie sind, wenn sie in gleicher Dosis vorliegen, gegeneinander austauschbar. Sie sind keine Empfehlungen, sondern dienen lediglich als Beispiele.

© Der/die Autor(en), exklusiv lizenziert an Springer-Verlag GmbH, DE, ein Teil von Springer Nature 2024
H. Warmer und R. Seifert, *Medikamente - Beipackzettel leicht erklärt*,
https://doi.org/10.1007/978-3-662-69415-2_2

> **Wichtig**
>
> Amlodipin ist ein sicherer, wirksamer und lang erprobter Arzneistoff für die Behandlung von Bluthochdruck.

Wie wirkt Amlodipin?

Amlodipin gehört in die Gruppe der Dihydropyridin-Calciumantagonisten. Alle Arzneistoffe aus dieser Gruppe (so z. B. auch Lercanidipin (Abschn. 2.1.1.2)) haben die Wortendung _dipin. Amlodipin wirkt **gefäßerweiternd.** Sind die Blutgefäße eng gestellt, fließt das Blut mit einem hohen Druck durch die Gefäße im Körper. Amlodipin führt zu einer Weitstellung der Blutgefäße, sodass das Blut mit einem niedrigeren Druck durch den Körper gepumpt wird. Dadurch wird der **Blutdruck gesenkt.**

Gut zu wissen

Ab Blutdruckwerten, die dauerhaft über 140/90 mm Hg liegen, spricht man von Bluthochdruck. Es gibt für die Entstehung nicht die eine Ursache. Vielmehr ist es ein Zusammenspiel aus verschiedenen Faktoren, die die Entstehung eines Bluthochdrucks begünstigen, da sie einen schädigenden Einfluss auf die Blutgefäße oder das Herz haben. Dazu zählen vor allem Übergewicht, Rauchen (Nikotin), der Konsum von Alkohol, eine unbehandelte Zuckerkrankheit (Diabetes), erhöhtes Lebensalter und Stress. Hoher Blutdruck belastet die Blutgefäße und das Herz. Gefährliche Folgeerkrankungen sind vor allem Herzinfarkt, Herzversagen, Schlaganfall und Nierenversagen. Daher ist es wichtig, Bluthochdruck konsequent zu behandeln, auch wenn Sie durch den Bluthochdruck erst einmal keine Beschwerden haben. Es gibt viele Arzneistoffe, die auf unterschiedliche Weise wirken, sodass für jede Person eine gute Behandlungsmöglichkeit gefunden werden kann. Ein weiterer wichtiger Aspekt ist die Änderung des Lebensstils. Genauso wie es schädigende Faktoren gibt, gibt es auch Faktoren, die sich positiv auf den Blutdruck auswirken. Dazu gehören Gewichtsreduktion, körperliche Aktivität, gesunde Ernährung, Verzicht auf Rauchen und Alkohol sowie Stressreduktion. Es gibt viele Hilfsmöglichkeiten, die auch zum Teil von den Krankenkassen unterstützt werden. Sprechen Sie Ihren Hausarzt darauf an; er wird Ihnen bei der Änderung Ihres Lebensstils zur Seite stehen.

Bei welchen Beschwerden hilft Amlodipin?

Amlodipin wird eingesetzt zur Dauertherapie bei **hohem Blutdruck.** Bluthochdruck führt bei Betroffenen meist nicht zu Beschwerden, schädigt aber langfristig die Blutgefäße und kann eine Belastung für das Herz sein. Hoher Blutdruck erhöht damit das Risiko für Folgeerkrankungen wie Herzinfarkt, Herzversagen, Schlaganfall und Nierenversagen. Daher ist die Behandlung von hohem Blutdruck unbedingt erforderlich.

Was muss unbedingt beachtet werden?

1. Einnahme und Dosierung
Amlodipin wird einschleichend dosiert: Das heißt, man beginnt mit einer relativ geringen Dosis von meist 2,5 mg bis 5 mg Amlodipin pro Tag. Reicht diese Dosis nicht aus, um den Blutdruck angemessen zu senken, kann die Dosis gesteigert werden, bis die Blutdruckwerte gut eingestellt sind. Die maximale Dosis von Amlodipin beträgt 10 mg pro Tag.

Bei Menschendie älter als 65 Jahre sind, und Menschen mit einer **eingeschränkten Nieren-** oder **Leberfunktion** wird die **Dosis reduziert.**

Amlodipin hat eine lange Wirkdauer, sodass es nur einmal am Tag eingenommen werden muss.

Amlodipin wird häufig mit anderen blutdrucksenkenden Arzneistoffen kombiniert.

2. Unerwünschte Wirkungen (Nebenwirkungen)
Sehr häufige Nebenwirkungen: ($\geq$10 von 100)
Es kann unter Amlodipin-Einnahme zu **Wassereinlagerungen** (Ödemen) kommen. Dies äußert sich in Form von Schwellungen an den Unterschenkeln. Häufig wird Amlodipin mit einem anderen blutdrucksenkenden Arzneistoff kombiniert, der der Entstehung von Wassereinlagerungen entgegenwirkt.

Häufige Nebenwirkungen: (1–10 von 100)
Unter Amlodipin-Einnahme kann es vor allem zu Therapiebeginn zu **Schläfrigkeit, Schwindel** und **Kopfschmerzen** kommen. Diese Beschwerden verschwinden aber meist nach kurzer Zeit.

Es kann außerdem zu **Hautrötungen mit unangenehmem Wärmegefühl** (vor allem im Gesicht) kommen.

Auch **Magen- und Darmbeschwerden** können in Zusammenhang mit der Amlodipin-Einnahme auftreten. Dabei handelt es sich vor allem um Beschwerden wie Reflux (Rückfluss von Magensäure in die Speiseröhre) und Verstopfung.

Des Weiteren kann es zu **Herzklopfen, Sehstörungen** und **Muskelkrämpfen** sowie **Schwellungen der Knöchel** kommen.

Grundsätzlich ist Amlodipin jedoch ein gut verträglicher Arzneistoff.

3. Wechselwirkungen mit anderen Arzneistoffen
Ibuprofen (Abschn. 2.4.1.2**), Diclofenac (Abschn.** 2.4.1.1**), ASS (hochdosiert) (Abschn.** 2.2.1.1**)**

Diese Arzneistoffe können einen Blutdruckanstieg bewirken und damit Amlodipin entgegenwirken. Gegebenenfalls sollte der Blutdruck kontrolliert werden.

Simvastatin (Abschn. 2.3.2.1.3)

Dabei handelt es sich um einen Arzneistoff zur Senkung der Blutfettwerte. Bei gleichzeitiger Einnahme von Simvastatin und Amlodipin kann es zu verstärkten Simvastatin-Nebenwirkungen kommen. Gegebenenfalls muss die Simvastatin-Dosis angepasst oder auf ein anderes Statin (z. B. Atorvastatin (Abschn. 2.3.2.1.1)) ausgewichen werden.

4. Gegenanzeigen

Sie dürfen Amlodipin nicht einnehmen, wenn Sie eine **Unverträglichkeit** gegen Amlodipin oder andere sogenannte Dihydropyridin-Calciumantagonisten haben. Dazu zählen folgende Arzneistoffe: Nifedipin, Nimodipin, Nitrendipin und Lercandipin (Abschn. 2.1.1.2).

In **Schwangerschaft** und **Stillzeit** kann Amlodipin nach gründlichem Abwägen eingenommen werden. Es gibt jedoch Arzneistoffe, die sich besser zur Blutdrucksenkung in der Schwangerschaft eignen, z. B. Metoprolol (Abschn. 2.1.2.2) oder Alpha-Methyldopa.

5. Alternativen

Bei Lieferengpässen von Amlodipin können bei bestimmten Erkrankungen folgende Arzneistoffe alternativ eingesetzt werde: Lercanidipin (Abschn. 2.1.1.2), Nifedipin, Nimodipin, Nitrendipin.

Merke

- Amlodipin wird eingesetzt zur Behandlung von Bluthochdruck.
- Unter der Einnahme von Amlodipin kann es zu Wassereinlagerungen in den Beinen und Füßen kommen. Ist das bei Ihnen der Fall, kann es sein, dass Ihnen ein zusätzlicher Arzneistoff verschrieben wird, der diesen Wassereinlagerungen entgegenwirkt.

2.1.1.2 Arzneistoff: Lercanidipin

Häufige Medikamente mit Lercanidipin

- Lercanidipin Omniapharm
- Carmen

- Corifeo
- Lercanidipin STADA
- Lercanidipin Heumann
- Lercanidipin -PUREN
- Lercanidipin HCL AL

Die aufgezählten Medikamente sind die häufigsten Präparate des Arzneistoffs Lercanidipin. Sie sind, wenn sie in gleicher Dosis vorliegen, gegeneinander austauschbar. Sie sind keine Empfehlungen, sondern dienen lediglich als Beispiele.

> **Wichtig**
>
> Lercanidipin ist ein sicherer, wirksamer und lang erprobter Arzneistoff für die Behandlung von Bluthochdruck.

Wie wirkt Lercanidipin?

Lercanidipin gehört in die Gruppe der Dihydropyridin-Calciumantagonisten. Alle Arzneistoffe aus dieser Gruppe (so z. B. auch Amlodipin (Abschn. 2.1.1.1) haben die Wortendung _dipin. Lercanidipin wirkt **gefäßerweiternd.** Sind die Blutgefäße eng gestellt, fließt das Blut mit einem hohen Druck durch den Körper. Lercanidipin führt zu einer Weitstellung der Blutgefäße, sodass das Blut mit einem niedrigeren Druck durch den Körper gepumpt wird. Dadurch wird der **Blutdruck gesenkt.**

Gut zu wissen

Ab Blutdruckwerten, die dauerhaft über 140/90 mmHg liegen, spricht man von Bluthochdruck. Aber wie kommt es überhaupt zu Bluthochdruck? Es gibt für die Entstehung nicht die eine Ursache. Vielmehr ist es ein Zusammenspiel aus verschiedenen Faktoren, die die Entstehung eines Bluthochdrucks begünstigen, da sie einen schädigenden Einfluss auf die Blutgefäße oder das Herz haben. Dazu zählen vor allem Übergewicht, Rauchen (Nikotin), der Konsum von Alkohol, eine unbehandelte Zuckerkrankheit (Diabetes), erhöhtes Lebensalter und Stress. Hoher Blutdruck belastet die Blutgefäße und das Herz. Gefährliche Folgeerkrankungen sind vor allem Herzinfarkt, Herzversagen, Schlaganfall und Nierenversagen. Daher ist es wichtig, Bluthochdruck konsequent zu behandeln, auch wenn Sie durch den Bluthochdruck erst einmal keine Beschwerden haben. Es gibt viele Arzneistoffe, die auf unterschiedliche Weise wirken, sodass für jede Person eine gute Behandlungsmöglichkeit gefunden werden kann. Ein weiterer wichtiger Aspekt ist die Änderung des Lebensstils. Genauso wie es schädigende Faktoren gibt, gibt es auch Faktoren, die sich positiv auf den Blutdruck auswirken. Dazu gehören Gewichtsreduktion, körperliche Aktivität, gesunde Ernährung, Verzicht auf Rauchen und Alkohol sowie Stressreduktion. Es gibt viele Hilfsmöglichkeiten, die auch zum Teil von den Krankenkassen unterstützt werden. Sprechen Sie Ihren Hausarzt darauf an; er wird Ihnen bei der Änderung Ihres Lebensstils zur Seite stehen.

Bei welchen Beschwerden hilft Lercanidipin?

Lercanidipin wird eingesetzt zur **Dauertherapie bei hohem Blutdruck.** Bluthochdruck führt bei Betroffenen zunächst meist nicht zu Beschwerden, beschädigt aber langfristig die Blutgefäße und kann eine Belastung für das Herz sein. Hoher Blutdruck erhöht damit das Risiko für Folgeerkrankungen wie Herzinfarkt, Herzversagen, Schlaganfall und Nierenversagen. Daher ist die Behandlung von hohem Blutdruck nötig.

Was muss unbedingt beachtet werden?

1. Einnahme und Dosierung

Lercanidipin wird einschleichend dosiert: Zu Beginn der Behandlung werden meist 10 mg Lercanidipin pro Tag eingenommen. Reicht diese Dosis nicht aus, um den Blutdruck angemessen zu senken, kann die Dosis gesteigert werden auf 20 mg Lercanidipin pro Tag.

Bei Personen **über 65 Jahren,** Personen mit einer **eingeschränkten Nieren-** oder **Leberfunktion** wird die **Dosis reduziert.**

Lercanidipin hat eine lange Wirkdauer, sodass es nur einmal am Tag eingenommen werden muss. Es wird 15 min vor einer Mahlzeit (am besten vor dem Frühstück) eingenommen.

Lercanidipin wird häufig **mit anderen blutdrucksenkenden Arzneistoffen kombiniert.**

2. Unerwünschte Wirkungen (Nebenwirkungen)

In aller Regel wird Lercanidipin gut vertragen, weshalb es auch so häufig verschrieben wird.

Sehr häufige Nebenwirkungen: (≥ 10 von 100)
Keine

Häufige Nebenwirkungen: (1–10 von 100)
Unter Lercanidipin-Einnahme kann es vor allem zu Therapiebeginn zu einem unangenehmen **Wärmegefühl** kommen, sowie zu **Kopfschmerzen** und **schnellerem, spürbarem Herzschlag** Grundsätzlich ist Lercanidipin ein gut verträglicher Arzneistoff.

Es kann unter Lercanidipin-Einnahme zu **Wassereinlagerungen** (Ödemen) kommen. Dies äußert sich in Form von Schwellungen an den Unterschenkeln. Das Auftreten von Wassereinlagerungen ist bei Lercanidipin jedoch seltener als bei Amlodipin (Abschn. 2.1.1.1). Lercanidipin wird häufig mit anderen blutdrucksenkenden Arzneistoffen kombiniert, die der Entstehung von Wassereinlagerungen zusätzlich entgegenwirken.

3. Wechselwirkungen mit anderen Arzneistoffen und Alkohol
Ibuprofen (Abschn. 2.4.1.2), Diclofenac (Abschn. 2.4.1.1)
Diese Arzneistoffe können einen Blutdruckanstieg bewirken und damit Lercanidipin entgegenwirken. Gegebenenfalls sollte der Blutdruck kontrolliert werden.

Statine (Atorvastatin (Abschn. 2.3.2.1.1), Simvastatin (Abschn. 2.3.2.1.3))
Um Wechselwirkungen dieser Arzneistoffe mit Lercanidipin zu vermeiden, sollten Sie Lercanidipin morgens und Ihr Statin abends einnehmen.

Alkohol
Alkoholkonsum kann die blutdrucksenkende Wirkung von Lercanidipin verstärken. Eine Kombination sollte daher vermieden werden.

4. Gegenanzeigen
Sie dürfen Lercanidipin nicht einnehmen, wenn Sie eine **Unverträglichkeit** gegen Lercanidipin oder andere Dihydropyridin-Calciumantagonisten haben. Dazu zählen folgende Arzneistoffe: Nifedipin, Nimodipin, Nitrendipin und Amlodipin (Abschn. 2.1.1.1).

Während **Schwangerschaft** und **Stillzeit** soll Lercanidipin nicht angewendet werden. Es gibt Arzneistoffe, die sich besser zur Blutdrucksenkung in der Schwangerschaft eignen, z. B. Metoprolol (Abschn. 2.1.2.2) oder Alpha-Methyldopa.

Bei einer **schweren Nieren- oder Leberfunktionseinschränkung** soll Lercanidipin nicht angewendet werden.

Bei **einigen Herzerkrankungen** darf Lercanidipin nicht eingenommen werden. Wenn bei Ihnen eine Herzerkrankung vorliegt, besprechen Sie die Einnahme mit Ihrem Arzt.

5. Alternativen
Bei Lieferengpässen von Lercandipin können folgende Arzneistoffe alternativ angewendet werden: Nimodipin, Nitrendipin und Amlodipin (Abschn. 2.1.1.1).

Merke

- Lercanidipin ist ein Arzneistoff, der zur Behandlung von Bluthochdruck eingesetzt wird.
- Lercanidipin soll 15 Min. vor dem Frühstück eingenommen werden.
- Lercanidipin kann Schwindel, Kopfschmerzen, Wärmegefühl, Hautrötung und Wassereinlagerungen in den Beinen verursachen.
- Sie dürfen Lercanidipin nicht einnehmen bei einer starken Leber- oder Nierenfunktionseinschränkung, einigen Herzerkrankungen, Schwangerschaft, Stillzeit und Unverträglichkeit.

2.1.2 Betablocker

2.1.2.1 Arzneistoff: Bisoprolol

Häufige Medikamente mit Bisoprolol

- Biso Lich
- Bisoprolol-ratiopharm
- BisoHEXAL
- Bisoprolol-1 A Pharma
- Bisoprolol Dexcel
- Bisoprolol AbZ
- Concor
- Bisoprolol-CT
- Bisoprolol STADA
- Bisobeta

Die aufgezählten Medikamente sind die häufigsten Präparate des Arzneistoffs Bisoprolol. Sie sind, wenn sie in gleicher Dosis vorliegen, gegeneinander austauschbar. Sie sind keine Empfehlungen, sondern dienen lediglich als Beispiele.

Wichtig

Bisoprolol ist ein sicherer, wirksamer und lang erprobter Arzneistoff für die Behandlung von Bluthochdruck, Herzschwäche und koronarer Herzkrankheit.

Wie wirkt Bisoprolol?

Bisoprolol **senkt** den **Blutdruck** und **verringert** die Anzahl der Herzschläge pro Minute (**Puls**). Durch diese beiden Wirkungen entlastet Bisoprolol das Herz.

Gut zu wissen

Bisoprolol blockiert bestimmte Bindungsstellen, sogenannte β-Rezeptoren, für die Botenstoffe Adrenalin und Noradrenalin am Herzen. Deswegen wird Bisoprolol auch als „Betablocker" bezeichnet. Vielleicht haben Sie diesen Begriff schon einmal gehört. Betablocker lassen sich an der Endung -olol erkennen. Wie zum Beispiel Nebivolol (Abschn. 2.1.2.3), Metoprolol (Abschn. 2.1.2.2) und eben Bisoprolol.

Ab Blutdruckwerten, die dauerhaft über 140/90 mmHg liegen, spricht man von Bluthochdruck. Aber wie kommt es überhaupt zu Bluthochdruck? Es gibt für die Entstehung nicht die eine Ursache. Vielmehr ist es ein Zusammenspiel aus verschiedenen Faktoren, die die Entstehung eines Bluthochdrucks begünstigen, da sie einen schädigenden Einfluss auf die Blutgefäße oder das Herz haben. Dazu zählen vor allem Übergewicht, Rauchen (Nikotin), der Konsum von Alkohol, eine unbehandelte Zuckerkrankheit (Diabetes), erhöhtes Lebensalter und Stress. Hoher Blutdruck belastet die Blutgefäße und das Herz. Gefährliche Folgeerkrankungen sind vor allem Herzinfarkt, Herzversagen, Schlaganfall und Nierenversagen. Daher ist es wichtig, Bluthochdruck konsequent zu behandeln, auch wenn Sie durch den Bluthochdruck erstmal keine Beschwerden haben. Es gibt viele Arzneistoffe, die auf unterschiedliche Weise wirken, sodass für jede Person eine gute Behandlungsmöglichkeit gefunden werden kann. Ein weiterer wichtiger Aspekt ist die Änderung des Lebensstils. Genauso wie es schädigende Faktoren gibt, gibt es auch Faktoren, die sich positiv auf den Blutdruck auswirken. Dazu gehören Gewichtsreduktion, körperliche Aktivität, gesunde Ernährung, Verzicht auf Rauchen und Alkohol, sowie Stressreduktion. Es gibt viele Hilfsmöglichkeiten, die auch zum Teil von den Krankenkassen unterstützt werden. Sprechen Sie Ihren Hausarzt darauf an; er wird Ihnen bei der Änderung Ihres Lebensstils zur Seite stehen.

Bei welchen Beschwerden hilft Bisoprolol?

Bisoprolol wird eingesetzt bei Erkrankungen, bei denen das **Herz** belastet ist. Dazu zählen: **Herzschwäche** (Herzinsuffizienz), **Bluthochdruck, KHK** (koronare Herzkrankheit) und **Brustenge** (chronisch stabile Angina pectoris). Außerdem wird es eingesetzt zur Vorbeugung von Herzinfarkten UND bei Personen, die bereits einen Herzinfarkt hatten

Was muss unbedingt beachtet werden?

1. Einnahme und Dosierung

Bisoprolol wird morgens während oder nach dem Frühstück eingenommen.

Meist wird die Bisoprolol-Einnahme mit einer Dosis von 2,5 mg oder 5 mg am Tag begonnen und kann dann bis zu maximal 20 mg pro Tag gesteigert werden.

Wenn Bisoprolol gegen eine Herzschwäche (Herzinsuffizienz) eingenommen wird, kann die Dosierung abweichen.

Wichtig bei der Einnahme von Bisoprolol ist, dass es **ein-** und **ausgeschlichen** werden muss. Das heißt, wenn es neu eingesetzt wird, wird die Dosis langsam gesteigert. Auch wenn Bisoprolol aus bestimmten Gründen nicht mehr eingenommen werden soll, muss die Dosis langsam verringert werden, bis es abgesetzt werden kann. Bei einem abrupten Absetzten von Bisoprolol kann es zu Anfällen von Brustenge (Angina pectoris), starkem Blutdruckanstieg und im schlimmsten Fall zu einem Herzinfarkt kommen.

Bei **schwerer Leber-** oder **Nierenfunktionsstörung** muss die Dosis gegebenenfalls angepasst werden. Es dürfen maximal 10 mg Bisoprolol pro Tag eingenommen werden.

Die Einnahme von Bisoprolol kann zu einem **positiven Doping-Test** führen.

2. Unerwünschte Wirkungen (Nebenwirkungen)
Sehr häufige Nebenwirkungen: ($\geq$ 10 von 100)
Keine

Häufige Nebenwirkungen: (1–10 von 100)

Vor allem zu Beginn der Behandlung kann es zu **Schwindelgefühl** und **Kopfschmerzen** kommen. Diese Beschwerden gehen aber meist nach 1–2 Wochen von allein weg.

Durch die Bisoprolol-Einnahme kann sich ein bestehendes **Asthma bronchiale** oder eine bestehende **chronische Bronchitis** verschlechtern.

Unter Einnahme von Bisoprolol kann es vermehrt zu **Müdigkeit** und **kalten Fingern** kommen.

Weitere wichtige Nebenwirkungen

Bisoprolol kann einen bereits **bestehenden Diabetes mellitus verschlechtern.** Außerdem können die Symptome einer Unterzuckerung durch die Bisoprolol-Einnahme verschleiert werden. Daher sollten Sie, wenn Sie einen Diabetes haben, zu Behandlungsbeginn Ihren Blutzucker engmaschig kontrollieren.

3. Wechselwirkungen mit anderen Arzneistoffen

Ibuprofen (Abschn. 2.4.1.2), Diclofenac (Abschn. 2.4.1.1), ASS (hochdosiert) (Abschn. 2.2.1.1)
Diese Arzneistoffe können die blutdrucksenkende Wirkung von Bisoprolol abschwächen.

Amiodaron, Diltiazem, Verapamil

Diese Arzneistoffe werden bei Herzrhythmusstörungen eingesetzt. Wird Bisoprolol mit einem dieser Arzneistoffe kombiniert, kann es vermehrt zu Herzschwäche und Herzrhythmusstörungen kommen.

4. Gegenanzeigen

Bisoprolol darf nicht eingenommen werden bei **Überempfindlichkeit** gegen Bisoprolol.

Bei einigen **Vorerkrankungen** darf Bisoprolol nicht eingenommen werden. Dazu zählen bestimmte Herzerkrankungen **(AV-Block II. oder III. Grades), schweres Asthma bronchiale, schwere PAVK** (periphere arterielle Verschlusskrankheit), schwere Formen des **Raynaud-Syndroms** (Durchblutungsstörung der Finger).

In **Schwangerschaft** und **Stillzeit** kann Bisoprolol nach gründlichem Abwägen eingesetzt werden. Metoprolol (Abschn. 2.1.2.2) stellt eine gute Alternative dar.

5. Alternativen

Bei Lieferengpässen von Bisoprolol können folgende Arzneistoffe alternativ angewendet werden: Metoprolol (Abschn. 2.1.2.2), Nebivolol (Abschn. 2.1.2.3).

Merke

- Bisoprolol wird eingesetzt zur Behandlung von Bluthochdruck, Herzschwäche und KHK.
- Vor allem zu Beginn der Behandlung können Beschwerden wie Müdigkeit und Schwindel auftreten. Diese legen sich aber nach einigen Tagen.
- Setzen Sie Bisoprolol nicht abrupt ab.
- Wenn bei Ihnen eine Zuckerkrankheit besteht, sollten Sie bei der Einnahme von Bisoprolol zu Beginn besonders auf sich und Ihren Blutzuckerspiegel achten. Das Risiko für Unterzuckerungen ist erhöht.

2.1.2.2 Arzneistoff: Metoprolol

Häufige Medikamente mit Metoprolol

- MetoHEXAL/MetoHEXAL succ
- Metoprolol/-succ-1 A Pharma
- Metoprolol/-succinat/-Z AL
- Metoprolol/-succ-ratiopharm
- Metodura/Metoprololsucc.dura
- Metoprolol/-succ. AbZ
- Metobeta
- Beloc
- Metoprolol/-succ. Heumann
- Metoprolol/-succ/-Zot STADA

Die aufgezählten Medikamente sind die häufigsten Präparate des Arzneistoffs Metoprolol. Sie sind keine Empfehlungen, sondern dienen lediglich als Beispiele.

Der Zusatz „succinat" oder „-succ" im Namen des Medikaments bezieht sich darauf, dass dieses Präparat einen bestimmten Zusatzstoff enthält. Dadurch verändert sich die Wirkdauer des Arzneistoffs. Diese Präparate wirken länger und gleichmäßiger und müssen nur einmal täglich eingenommen werden. Außerdem werden sie niedriger dosiert.

Sie können die oben genannten Präparate aufgrund der unterschiedlichen Wirkdauer und Dosierung nicht ohne Weiteres gegeneinander austauschen.

Wichtig

Metoprolol ist ein sicherer, wirksamer und lang erprobter Arzneistoff für die Behandlung von Bluthochdruck, Herzschwäche, koronarer Herzerkrankung und Herzrhythmusstörungen.

Außerdem wird Metoprolol eingesetzt zur Vorbeugung von Migräneattacken.

Wie wirkt Metoprolol?

Metoprolol **senkt** den **Blutdruck** und **verringert** die Anzahl der Herzschläge pro Minute **(Puls)**. Durch diese beiden Wirkungen entlastet Metoprolol das Herz.

Gut zu wissen

Metoprolol blockiert bestimmte Bindungsstellen, sogenannte β-Rezeptoren, für die Botenstoffe Adrenalin und Noradrenalin am Herzen. Deswegen wird Metoprolol auch als „Betablocker" bezeichnet. Vielleicht haben Sie diesen Begriff schon einmal gehört. Betablocker lassen sich an der Endung -olol erkennen. Wie zum Beispiel Nebivolol (Abschn. 2.1.2.3), Biosprolol (Abschn. 2.1.2.1) und eben Metoprolol.

Ab Blutdruckwerten, die dauerhaft über 140/90 mmHg liegen, spricht man von Bluthochdruck. Aber wie kommt es überhaupt zu Bluthochdruck? Es gibt für die Entstehung nicht die eine Ursache. Vielmehr ist es ein Zusammenspiel aus verschiedenen Faktoren, die die Entstehung eines Bluthochdrucks begünstigen, da sie einen schädigenden Einfluss auf die Blutgefäße oder das Herz haben. Dazu zählen vor allem Übergewicht, Rauchen (Nikotin), der Konsum von Alkohol, eine unbehandelte Zuckerkrankheit (Diabetes), erhöhtes Lebensalter und Stress. Hoher Blutdruck belastet die Blutgefäße und das Herz. Gefährliche Folgeerkrankungen sind vor allem Herzinfarkt, Herzversagen, Schlaganfall und Nierenversagen. Daher ist es wichtig, Bluthochdruck konsequent zu behandeln, auch wenn Sie durch den Bluthochdruck erstmal keine Beschwerden haben. Es gibt viele Arzneistoffe, die auf unterschiedliche Weise wirken, sodass für jede Person eine gute Behandlungsmöglichkeit gefunden werden kann. Ein weiterer wichtiger Aspekt ist die Änderung des Lebensstils. Genauso wie es schädigende Faktoren gibt, gibt es auch Faktoren, die sich positiv auf den Blutdruck auswirken. Dazu gehören Gewichtsreduktion, körperliche Aktivität, gesunde Ernährung, Verzicht auf Rauchen und Alkohol, sowie Stressreduktion. Es gibt viele Hilfsmöglichkeiten, die auch zum Teil von den Krankenkassen unterstützt werden. Sprechen Sie Ihren Hausarzt darauf an; er wird Ihnen bei der Änderung des Lebensstils zur Seite stehen.

Bei welchen Beschwerden hilft Metoprolol?

Metoprolol wird eingesetzt bei Erkrankungen, bei denen das **Herz** belastet ist. Dazu zählen: **Herzschwäche** (Herzinsuffizienz), **Bluthochdruck, Herzrhythmusstörungen und die koronare Herzkrankheit** (KHK). Außerdem wird es eingesetzt zur **Vorbeugung von Herzinfarkten** bei Personen, die bereits einen Herzinfarkt hatten.

Metoprolol ist geeignet zur Behandlung eines Bluthochdrucks in der Schwangerschaft.

Ein weiteres Einsatzgebiet von Metoprolol ist die **Vorbeugung von Migräneattacken.**

Was muss unbedingt beachtet werden?

1. Einnahme und Dosierung

Metoprolol wird, je nachdem, um welches Präparat es sich handelt, **ein- oder zweimal täglich** eingenommen. „Retardpräparate", zu denen auch

Metoprololsuccinat gehört, haben eine längere Wirkdauer und werden daher nur einmal täglich eingenommen, am besten zum Frühstück.

Die Dosierung von Metoprolol wird individuell je nach Krankheitsbild festgelegt. Sie hängt außerdem davon ab, ob es sich um Metoprolol oder Metoprololsuccinat handelt.

Metoprolol wird in Dosen zwischen 50 mg und 200 mg eingenommen.

Metoprololsuccinat wird in Dosen zwischen 11,88 mg und 190 mg eingenommen.

Wichtig bei der Einnahme von Metoprolol ist, dass es **ein-** und **ausgeschlichen** werden muss. Das heißt, wenn es neu eingesetzt wird, wird mit einer sehr geringen Dosis gestartet. Die Dosis kann dann langsam gesteigert werden. Wenn Metoprolol aus bestimmten Gründen nicht mehr eingenommen werden soll, muss die Dosis langsam verringert werden, bis es abgesetzt werden kann. Bei einem abrupten Absetzten von Metoprolol kann es zu Anfällen von Brustenge (Angina pectoris), starkem Blutdruckanstieg und im schlimmsten Fall zu einem Herzinfarkt kommen.

Bei **schwerer Leberfunktionsstörung** muss die Dosis gegebenenfalls angepasst werden.

Die Einnahme von Metoprolol kann zu einem **positiven Doping-Test** führen.

2. Unerwünschte Wirkungen (Nebenwirkungen)
Sehr häufige Nebenwirkungen: (≥ 10 von 100)
Unter der Einnahme von Metoprolol kommt es zu einem Abfall des Blutdrucks. Dies ist ja auch Ziel der Behandlung mit Metoprolol. Dieser **Blutdruckabfall** kann bei einem Lagewechsel als störend empfunden werden. Als **Lagewechsel** bezeichnet man zum Beispiel das Hinsetzen aus dem Liegen oder das Aufstehen nach dem Sitzen. Es kann dann zu einem kurzen **Schwindelgefühl** kommen. Wenn es bei Ihnen vermehrt zu vorübergehendem Schwindel nach einem Lagewechsel kommt, sollten sie hastiges Aufstehen vermeiden und sich lieber langsam aufrichten. Bei Problemen sprechen Sie mit Ihrem Arzt.

Vor allem zu Beginn der Behandlung mit Metoprolol kann es vermehrt zu **Müdigkeit** kommen.

Häufige Nebenwirkungen: (1–10 von 100)
Unter Einnahme von Metoprolol kann es zu einem **niedrigen Puls,** zu **Gleichgewichtsstörungen** und zu einer **verstärkten Wahrnehmung der Herzschläge** kommen (medizinisch auch als Palpitation bezeichnet).

Durch die Metoprolol-Einnahme kann sich ein bestehendes **Asthma bronchiale** oder eine bestehende **chronische Bronchitis** verschlechtern.

Unter Einnahme von Metoprolol kann es vor allem zu Behandlungsbeginn vermehrt zu **Kopfschmerzen** und **Schwindel** kommen.

Außerdem kann es sein, dass Sie vermehrt **kalte Finger** haben.

Unter Einnahme von Metoprolol kann es zu **Beschwerden des Magen-Darmtraktes** kommen, wie zum Beispiel Übelkeit, Bauchschmerzen, aber auch Veränderungen der Stuhlgewohnheiten.

Weitere wichtige Nebenwirkungen

Unter Einnahme von Betablockern kann es zu **Störungen der Sexualfunktion** kommen. Es kann bei Metoprolol-Einnahme zu mangelnder sexueller Lust (Libido) und zur erektilen Dysfunktion beim Mann kommen.

Metoprolol kann die **Symptome einer Unterzuckerung verschleiern.** Daher sollten Sie, wenn Sie einen Diabetes haben, zu Behandlungsbeginn Ihren Blutzucker engmaschig kontrollieren.

3. Wechselwirkungen mit anderen Arzneistoffen

Ibuprofen (Abschn. 2.4.1.2), Diclofenac (Abschn. 2.4.1.1), ASS (hochdosiert) (Abschn. 2.2.1.1)

Diese Arzneistoffe können die blutdrucksenkende Wirkung von Metoprolol abschwächen.

Diltiazem, Verapamil

Diese Arzneistoffe werden bei Herzrhythmusstörungen eingesetzt. Die Kombination von Metoprolol mit einem dieser Arzneistoffe kann vermehrt zu Herzschwäche und Herzrhythmusstörungen führen.

MAO-Inhibitoren

MAO-Inhibitoren dürfen nicht mit Metoprolol kombiniert werden. MAO-Inhibitoren werden eingesetzt zur Behandlung einer schweren Depression. Zu den MAO-Hemmern zählen Moclobemid und Tranylcypromin.

Timolol-haltige Augentropfen

Wie Sie an der Wortendung -olol erkennen können, ist Timolol ein Arzneistoff, der zu den Betablockern gehört, genau wie Metoprolol. Timolol wird in Form von Augentropfen angewendet bei einem Glaukom („Grüner Star"). Bei gleichzeitiger Anwendung mit Metoprolol werden sowohl Wirkung als auch Nebenwirkungen verstärkt. Eine Kombination dieser Arzneistoffe sollte vermieden werden.

4. Gegenanzeigen

Metoprolol darf nicht eingenommen werden bei **Überempfindlichkeit** gegen Metoprolol.

Bei einigen **Vorerkrankungen** darf Metoprolol nicht eingenommen werden. Dazu zählen bestimmte Herzerkrankungen **(AV-Block II. oder III. Grades), schweres Asthma bronchiale, schwere COPD** (chronisch obstruktive Lungenerkrankung), **schwere PAVK** (periphere arterielle Verschlusskrankheit), schwere Formen des **Raynaud-Syndroms** (Durchblutungsstörung der Finger).

5. Alternativen

Bei Lieferengpässen mit Metoprolol können alternativ folgende Arzneistoffe genutzt werden: Bisoprolol (Abschn. 2.1.2.1), Nebivolol (Abschn. 2.1.2.3).

Merke

- Metoprolol wird eingesetzt zur Behandlung von Bluthochdruck, Herzschwäche, Herzrhythmusstörungen, KHK, Brustenge und Migräne.
- Vor allem zu Beginn der Behandlung können Beschwerden wie Müdigkeit und Schwindel auftreten. Diese legen sich aber nach einigen Tagen.
- Setzen Sie Metoprolol nicht abrupt ab.
- Wenn bei Ihnen eine Zuckerkrankheit besteht, sollten Sie bei der Einnahme von Metoprolol zu Beginn besonders auf sich und Ihren Blutzuckerspiegel achten. Das Risiko für unbemerkte Unterzuckerungen ist erhöht.

2.1.2.3 Arzneistoff: Nebivolol

Häufige Medikamente mit Nebivolol

- Nebivolol Glenmark
- Nebivolol STADA
- Nebivolol AL
- Nebilet
- Nebivolol-PUREN
- Nebivolol Heumann
- Nebivolol- Actavis

Die aufgezählten Medikamente sind die häufigsten Präparate des Arzneistoffs Nebivolol. Sie sind, wenn sie in gleicher Dosis vorliegen, gegeneinander austauschbar. Sie sind keine Empfehlungen, sondern dienen lediglich als Beispiele.

> **Wichtig**
>
> Nebivolol ist ein sicherer, wirksamer und lang erprobter Arzneistoff für die Behandlung von Bluthochdruck und Herzschwäche.

Wie wirkt Nebivolol?

Nebivolol **senkt** den **Blutdruck** und **verringert** die Anzahl der Herzschläge pro Minute (**Puls**). Durch diese beiden Wirkungen entlastet Nebivolol das Herz.

Gut zu wissen

Nebivolol blockiert bestimmte Bindungsstellen, sogenannte β-Rezeptoren, für die Botenstoffe Adrenalin und Noradrenalin am Herzen. Deswegen wird Nebivolol auch als „Betablocker" bezeichnet. Vielleicht haben Sie diesen Begriff schon einmal gehört. Betablocker lassen sich an der Endung -olol erkennen. Wie zum Beispiel Metoprolol (Abschn. 2.1.2.2), Bisoprolol (Abschn. 2.1.2.1) und eben Nebivolol.

Ab Blutdruckwerten, die dauerhaft über 140/90 mmHg liegen, spricht man von Bluthochdruck. Aber wie kommt es überhaupt zu Bluthochdruck? Es gibt für die Entstehung nicht die eine Ursache. Vielmehr ist es ein Zusammenspiel aus verschiedenen Faktoren, die die Entstehung eines Bluthochdrucks begünstigen, da sie einen schädigenden Einfluss auf die Blutgefäße oder das Herz haben. Dazu zählen vor allem Übergewicht, Rauchen (Nikotin), der Konsum von Alkohol, eine unbehandelte Zuckerkrankheit (Diabetes), erhöhtes Lebensalter und Stress. Hoher Blutdruck belastet die Blutgefäße und das Herz. Gefährliche Folgeerkrankungen sind vor allem Herzinfarkt, Herzversagen, Schlaganfall und Nierenversagen. Daher ist es wichtig Bluthochdruck konsequent zu behandeln, auch wenn Sie durch den Bluthochdruck erstmal keine Beschwerden haben. Es gibt viele Arzneistoffe, die auf unterschiedliche Weise wirken, sodass für jede Person eine gute Behandlungsmöglichkeit gefunden werden kann. Ein weiterer wichtiger Aspekt ist die Änderung des Lebensstils. Genauso wie es schädigende Faktoren gibt, gibt es auch Faktoren, die sich positiv auf den Blutdruck auswirken. Dazu gehören Gewichtsreduktion, körperliche Aktivität, gesunde Ernährung, Verzicht auf Rauchen und Alkohol, sowie Stressreduktion. Es gibt viele Hilfsmöglichkeiten, die auch zum Teil von den Krankenkassen unterstützt werden. Sprechen Sie Ihren Hausarzt darauf an; er wird Ihnen bei der Änderung Ihres Lebensstils zur Seite stehen.

Bei welchen Beschwerden hilft Nebivolol?

Nebivolol wird eingesetzt bei Erkrankungen, bei denen das **Herz** belastet ist. Dazu zählen: **Herzschwäche** (Herzinsuffizienz), **Bluthochdruck, koronare Herzkrankheit** (KHK), **Herzrhythmusstörungen** und **Vorbeugung von Herzinfarkten** bei Personen, die bereits einen Herzinfarkt hatten.

Was muss unbedingt beachtet werden?

1. Einnahme und Dosierung

Nebivolol wird **einmal täglich** immer zur gleichen Zeit eingenommen. Meist werden Dosierungen zwischen 1,25 mg und 10 mg eingesetzt. Die Standarddosis bei Bluthochdruck beträgt 5 mg.

Die blutdrucksenkende Wirkung ist meist nach ca. 1–2 Wochen erreicht.

Wichtig bei der Einnahme von Nebivolol ist, dass es **ein-** und **ausgeschlichen** werden muss. Das heißt, wenn es neu eingesetzt wird, wird mit einer sehr geringen Dosis gestartet. Die Dosis kann dann langsam gesteigert werden. Wenn Nebivolol aus bestimmten Gründen nicht mehr eingenommen werden soll, muss die Dosis langsam verringert werden, bis es abgesetzt werden kann. Bei einem abrupten Absetzten von Nebivolol kann es zu Anfällen von Brustenge (Angina pectoris), starkem Blutdruckanstieg und im schlimmsten Fall zu einem Herzinfarkt kommen.

Nebivolol kann gut mit anderen blutdrucksenkenden Arzneistoffen kombiniert werden (z. B. mit Hydrochlorothiazid (Abschn. 2.7.2.1)).

Die Einnahme von Nebivolol kann zu einem **positiven Doping-Test** führen.

2. Unerwünschte Wirkungen (Nebenwirkungen)

Sehr häufige Nebenwirkungen: (≥ 10 von 100)

Keine

Häufige Nebenwirkungen: (1–10 von 100)

Durch die Nebivolol-Einnahme kann sich ein bestehendes **Asthma bronchiale** oder eine bestehende **chronische Bronchitis** verschlechtern.

Unter Einnahme von Nebivolol kann es vor allem zu Behandlungsbeginn vermehrt zu **Müdigkeit, Kopfschmerzen** und **Schwindel** kommen.

Nebivolol kann außerdem zu **Wassereinlagerungen** (Ödemen) in den Beinen führen.

Außerdem kann es sein, dass Sie vermehrt **kalte Finger** haben.

Unter Einnahme von Nebivolol kann es zu Beschwerden im **Magen-Darm-Trakt** kommen.

Weitere wichtige Nebenwirkungen

Die Einnahme von Betablockern allgemein und somit auch von Nebivolol kann zu einer **erektilen Dysfunktion** und einer **Verminderung der sexuellen Lust** führen.

Die Einnahme von Nebivolol kann zu einer verminderten Produktion der Tränenflüssigkeit führen. Wenn Sie **Kontaktlinsen** tragen, kann es daher besonders zu **trockenen und gereizten Augen** kommen.

Bei einem bestehenden **Diabetes mellitus** besteht unter Einnahme von Nebivolol die Gefahr, dass Unterzuckerungen nicht erkannt werden. Nebivolol verschleiert die Symptome einer Unterzuckerung. Daher sollten Sie, wenn Sie einen Diabetes haben, zu Behandlungsbeginn Ihren Blutzucker engmaschig kontrollieren.

3. Wechselwirkungen mit anderen Arzneistoffen
NSAR (Ibuprofen (Abschn. 2.4.1.2) und Diclofenac (Abschn. 2.4.1.1), ASS (hochdosiert) (Abschn. 2.2.1.1))
Diese Arzneistoffe können die blutdrucksenkende Wirkung von Nebivolol abschwächen.

Amiodaron, Diltiazem, Verapamil
Bei diesen Arzneistoffen handelt es sich um Arzneistoffe, die eingesetzt werden bei Herzrhythmusstörungen. Bei einer Kombination von Nebivolol mit einem dieser Arzneistoffe kann es vermehrt zu Herzschwäche und Herzrhythmusstörungen kommen.

MAO-Inhibitoren
MAO-Inhibitoren dürfen nicht mit Nebivolol kombiniert werden. MAO-Inhibitoren werden eingesetzt zur Behandlung einer schweren Depression.

Timolol-haltige Augentropfen
Wie Sie an der Endung -olol erkennen können, ist Timolol auch ein Arzneistoff, der zu den Betablockern gehört. Er wird in Form von Augentropfen bei einem Glaukom („Grüner Star") angewendet. Bei gleichzeitiger Anwendung mit Nebivolol werden sowohl Wirkung als auch Nebenwirkung verstärkt. Eine Kombination dieser Arzneistoffe sollte daher vermieden werden.

4. Gegenanzeigen
Nebivolol darf nicht eingenommen werden bei **Überempfindlichkeit** gegen Nebivolol.

Bei einigen **Vorerkrankungen** darf Nebivolol nicht eingenommen werden. Dazu zählen bestimmte Herzerkrankungen **(AV-Block II. oder III. Grades), schweres Asthma bronchiale, schwere COPD** (chronisch obstruktive Lungenerkrankung), **schwere PAVK** (periphere arterielle

Verschlusskrankheit), schwere Formen des **Raynaud-Syndroms** (Durchblutungsstörung der Finger).

Bei **schwerer Nieren- oder Leberfunktionsstörung** soll Nebivolol nicht angewendet werden.

In Schwangerschaft und Stillzeit soll Nebivolol nicht angewendet werden, da es für diese Situationen nicht ausreichend untersucht ist. Besser geeignet sind Alpha-Methyldopa oder Metoprolol (Abschn. 2.1.2.2).

5. Alternativen

Bei Lieferengpässen von Nebivolol können folgende Arzneistoffe alternativ angewendet werden: Bisoprolol (Abschn. 2.1.2.1), Metoprolol (Abschn. 2.1.2.2).

Merke

- Nebivolol wird eingesetzt zur Behandlung von Bluthochdruck, Herzschwäche, Herzrhythmusstörungen und Brustenge.
- Vor allem zu Beginn der Behandlung können Beschwerden wie Müdigkeit und Schwindel auftreten. Diese legen sich aber nach einigen Tagen.
- Setzen Sie Nebivolol nicht abrupt ab.
- Wenn bei Ihnen eine Zuckerkrankheit besteht, sollten Sie bei der Einnahme von Nebivolol zu Beginn besonders auf sich und Ihren Blutzuckerspiegel achten. Das Risiko für unbemerkte Unterzuckerungen ist erhöht.

2.1.3 Sartane

2.1.3.1 Arzneistoff: Candesartan

Häufige Medikamente mit Candesartan

- Candecor
- Candaxiro
- Candesartan-1 A Pharma
- Candesartan Zentiva
- Candesartan Heumann
- Candesartan BASICS
- Candesartan-ratiopharm
- Candesartan AbZ
- Candesartancilexetil Mylan
- Candesartan HEXAL

Die aufgezählten Medikamente sind die häufigsten Präparate des Arzneistoffs Candesartan. Sie sind, wenn sie in gleicher Dosis vorliegen, gegeneinander austauschbar. Sie sind keine Empfehlungen, sondern dienen lediglich als Beispiele.

Candesartan gehört zu den „Sartanen". Alle Sartane haben den gleichen Wirkmechanismus und die Endung _sartan im Arzneistoffnamen.

Candesartan kann als Alternative zu Ramipril (Abschn. 2.1.4.3) oder anderen Arzneistoffen aus der Gruppe der sogenannten ACE-Hemmer eingesetzt werden. Bei einer Ramipril-Unverträglichkeit kann es zu Reizhusten und Schwellungen im Gesicht und Mund kommen. Diese Nebenwirkung tritt bei Candesartan nicht auf.

Wichtig

Candesartan ist ein sicherer, wirksamer und lang erprobter Arzneistoff für die Behandlung von Bluthochdruck und Herzschwäche.

Wie wirkt Candesartan?

Candesartan wird in der Behandlung von Bluthochdruck und Herzschwäche eingesetzt. Es blockiert eine Bindungsstelle für einen gefäßverengenden Botenstoff und verhindert somit, dass die Blutgefäße sich verengen. Dadurch bleiben die **Blutgefäße weit** und der **Blutdruck sinkt**. Dies **schont** das **Herz** vor einer Überlastung.

Gut zu wissen

Ab Blutdruckwerten, die dauerhaft über 140/90 mmHg liegen, spricht man von Bluthochdruck. Aber wie kommt es überhaupt zu Bluthochdruck? Es gibt für die Entstehung nicht die eine Ursache. Vielmehr ist es ein Zusammenspiel aus verschiedenen Faktoren, die die Entstehung eines Bluthochdrucks begünstigen, da sie einen schädigenden Einfluss auf die Blutgefäße oder das Herz haben. Dazu zählen vor allem Übergewicht, Rauchen (Nikotin), der Konsum von Alkohol, eine unbehandelte Zuckerkrankheit (Diabetes), erhöhtes Lebensalter und Stress. Hoher Blutdruck belastet die Blutgefäße und das Herz. Gefährliche Folgeerkrankungen sind vor allem Herzinfarkt, Herzversagen, Schlaganfall und Nierenversagen. Daher ist es wichtig, Bluthochdruck konsequent zu behandeln, auch wenn Sie durch den Bluthochdruck erst einmal keine Beschwerden haben. Es gibt viele Arzneistoffe, die auf unterschiedliche Weise wirken, sodass für jede Person eine gute Behandlungsmöglichkeit gefunden werden kann. Ein weiterer wichtiger Aspekt ist die Änderung des Lebensstils. Genauso wie es schädigende Faktoren gibt, gibt es auch Faktoren, die sich positiv auf den Blutdruck auswirken. Dazu gehören Gewichtsreduktion, körperliche Aktivität, gesunde Ernährung, Verzicht auf Rauchen und Alkohol, sowie Stressreduktion. Es gibt viele Hilfsmöglichkeiten, die auch zum Teil von den Krankenkassen unterstützt werden. Sprechen Sie Ihren Hausarzt darauf an; er wird Ihnen bei der Änderung des Lebensstils zur Seite stehen.

Bei welchen Beschwerden hilft Candesartan?

Candesartan wird eingesetzt zur Behandlung von **Bluthochdruck** (arterielle Hypertonie) und **Herzschwäche** (Herzinsuffizienz).

Außerdem wirkt sich Candesartan positiv auf die Niere aus, es wirkt also **nierenschützend**.

Was muss unbedingt beachtet werden?

1. Einnahme und Dosierung

Candesartan wird morgens eingenommen. Die Dosis beginnt meist bei 4–8 mg pro Tag und kann dann langsam bis zum Erreichen des optimalen Blutdrucks gesteigert werden. Die maximale Dosis beträgt 32 mg pro Tag.

Häufig wird Candesartan auch mit anderen blutdrucksenkenden Arzneistoffen kombiniert, z. B. Hydrochlorothiazid (Abschn. 2.1.3.2).

Die blutdrucksenkende Wirkung ist nach 4 Wochen erreicht und bleibt bei Langzeittherapie erhalten. Candesartan wird meist langfristig eingesetzt.

Wenn Sie eine **eingeschränkte Leberfunktion** haben, wird bei Ihnen nur eine geringe Dosis Candesartan eingesetzt.

Bei einer **sehr schweren Nierenfunktionsstörung** (Niereninsuffizienz) muss die Einnahme von Candesartan besonders vorsichtig erfolgen. Wenn Sie Candesartan bei schwerer Nierenfunktionseinschränkung einnehmen sollen, wird die Behandlung bei Ihnen mit der geringsten Dosierung begonnen und Ihre Nierenwerte werden regelmäßig überprüft.

2. Unerwünschte Wirkungen (Nebenwirkungen)
Sehr häufige Nebenwirkungen: ($\geq$ 10 von 100)
Keine

Häufige Nebenwirkungen: (1–10 von 100)
Candesartan kann zu **Kopfschmerzen** und **Schwindel** führen.

Unter Einnahme von Candesartan kann es vermehrt zu **Infekten der Atemwege** kommen.

Weitere wichtige Nebenwirkungen

Candesartan kann den **Kalium-Gehalt** im Blut **erhöhen**. Kalium ist ein wichtiger Bestandteil der Blutsalze, auch Elektrolyte genannt. Ist der Kalium-Spiegel im Blut zu hoch, kann es zu Herzrhythmusstörungen kommen. Daher kann es sein, dass Ihr Kaliumwert regelmäßig kontrolliert werden muss. Candesartan kann aber mit anderen blutdrucksenkenden Arzneistoffen kombiniert werden, die den Kaliumwert senken (z. B. Hydrochlorothiazid (Abschn. 2.7.2.1)). So kann der Blutdruck gut gesenkt werden, und der Kaliumspiegel bleibt in einem normalen Bereich.

3. Wechselwirkungen mit anderen Arzneistoffen und Nahrungsmitteln
Kaliumpräparate, kaliumsparende Diuretika (z. B. Triamteren, Spironolacton),
Diese Arzneistoffe sollen vermieden werden, da sie zusätzlich den Kaliumspiegel erhöhen.

ASS (Abschn. 2.2.1.1), Ibuprofen (Abschn. 2.4.1.2), Diclofenac (Abschn. 2.4.1.1)
Der länger andauernde Konsum von Schmerzmitteln wie ASS (hochdosiert), Ibuprofen und Diclofenac erhöht den Blutdruck und kann damit die blutdrucksenkende Wirkung von Candesartan abschwächen. Außerdem kann die Kombination dieser Arzneistoffe mit Candesartan sich negativ auf Nierenfunktion auswirken.

Kaliumreiche Nahrungsmittel
Vermeiden Sie den übermäßigen Verzehr von kaliumreichen Nahrungsmitteln, da diese den Kaliumspiegel zusätzlich erhöhen. Zu den kaliumreichen Nahrungsmitteln zählen Bananen, Trockenobst und Nüsse.

Ramipril (Abschn. 2.1.4.3)
Dabei handelt es sich ebenfalls um einen Arzneistoff zur Senkung des Blutdrucks. Er darf nicht mit Candesartan kombiniert werden, da die unerwünschten Wirkungen des Arzneistoffs verstärkt auftreten können.

4. Gegenanzeigen
Sie dürfen Candesartan bei **Überempfindlichkeit** gegen Candesartan oder andere Sartane nicht einnehmen.

Bei der folgenden **Nierenerkrankung** dürfen Sie Candesartan nicht einnehmen: Verengung der Nierenarterien (beidseitige Nierenarterienstenose).

Bei **schwerer Leberfunktionsstörung** dürfen Sie Candesartan nicht einnehmen.

In der **Schwangerschaft** dürfen Sie Candesartan nicht einnehmen, da es sich schädlich auf die Entwicklung der Nieren des ungeborenen Kindes auswirkt. Besser geeignete Arzneistoffe zur Behandlung von Bluthochdruck sind Metoprolol (Abschn. 2.1.2.2) oder Alpha-Methyldopa.

In der **Stillzeit** dürfen Sie Candesartan nicht einnehmen.

5. Alternativen

Falls es zu Lieferengpässen von Candesartan kommt, sind folgende Arzneistoffe mögliche Alternativen: Losartan (Abschn. 2.1.3.3), Telmisartan (Abschn. 2.1.3.4), Valsartan (Abschn. 2.1.3.5).

Merke

- Candesartan wird eingesetzt zur Behandlung von Bluthochdruck und Herzschwäche.
- Candesartan hat eine nierenschützende Wirkung.
- Candesartan wird häufig mit Arzneistoffen wie HCT kombiniert, da sich diese Arzneistoffkombination positiv auf den Kaliumwert auswirkt.

2.1.3.2 Arzneistoff-Kombination: Candesartan und Hydrochlorothiazid (HCT)

Häufige Medikamente mit Candesartan und Hydrochlorothiazid

- Candecor comp
- Candesartancilex./HCT Mylan
- Candesartan comp AbZ
- Candesartan plus-1 A Pharma
- Candesartan Zentiva comp
- Candesartan/HCT Heumann
- Candesartan-ratiopharm comp
- Candesartan HEXAL comp
- Candesarplus AL
- Atacand plus/plus forte

Die aufgezählten Medikamente enthalten die Arzneistoffe **Candesartan und Hydrochlorothiazid als Kombination** in einer Tablette. Sie sind, wenn sie in gleicher Dosis vorliegen, gegeneinander austauschbar. Diese Kombinationspräparate sind die häufigsten Präparate mit Candesartan und HCT. Sie sind keine Empfehlungen, sondern dienen lediglich als Beispiele.

Die einzelnen Arzneistoffe Candesartan (Abschn. 2.1.3.1) und Hydrochlorothiazid (kurz: HCT) (Abschn. 2.7.2.1) werden häufig kombiniert. Sie haben beide eine blutdrucksenkende Wirkung und passen bezüglich der Nebenwirkungen gut zusammen.

> **Wichtig**
>
> Candesartan und HCT sind sichere, wirksame und lang erprobte Arzneistoffe für die Behandlung von Bluthochdruck.

Wie wirken Candesartan und HCT?

Candesartan wirkt **gefäßerweiternd** und senkt dadurch den **Blutdruck.** **Hydrochlorothiazid** gehört zu den sogenannten Diuretika (umgangssprachlich als Entwässerungstabletten bezeichnet) und wirkt ebenfalls gefäßerweiternd, führt aber auch zu einer vermehrten Ausscheidung von Wasser und Mineralstoffen. Insgesamt wirkt HCT also **blutdrucksenkend** und **vermindert Wassereinlagerungen** (Ödeme) in den Unterschenkeln und der Lunge.

Warum werden diese Arzneistoffe kombiniert?

Beide Arzneistoffe werden häufig zur Senkung von zu hohem Blutdruck verordnet. Sie werden kombiniert, wenn ein Arzneistoff allein den Blutdruck nicht ausreichend senkt. Candesartan hat die Nebenwirkung, dass es zu einem hohen Kaliumgehalt im Körper kommen kann. Diese Nebenwirkung kann zu Herzrhythmusstörungen führen. Hydrochlorothiazid kann dem entgegenwirken, da es als Nebenwirkung den Kaliumgehalt im Körper senkt. Durch die Kombination dieser beiden Arzneistoffe kann folglich der **Kaliumspiegel im normalen Bereich** gehalten werden und eine **gute blutdrucksenkende Wirkung** erzielt werden.

Wenn diese beiden Arzneistoffe nicht genügen, um den Blutdruck ausreichend zu senken, können sie mit weiteren blutdrucksenkenden Arzneistoffen kombiniert werden.

Gut zu wissen

Ab Blutdruckwerten, die dauerhaft über 140/90 mmHg liegen, spricht man von Bluthochdruck. Aber wie kommt es überhaupt zu Bluthochdruck? Es gibt für die Entstehung nicht die eine Ursache. Vielmehr ist es ein Zusammenspiel aus verschiedenen Faktoren, die die Entstehung eines Bluthochdrucks begünstigen, da sie einen schädigenden Einfluss auf die Blutgefäße oder das Herz haben. Dazu zählen vor allem Übergewicht, Rauchen (Nikotin), der Konsum von Alkohol, eine unbehandelte Zuckerkrankheit (Diabetes), erhöhtes Lebensalter und Stress. Hoher Blutdruck belastet die Blutgefäße und das Herz. Gefährliche Folgeerkrankungen sind vor allem Herzinfarkt, Herzversagen, Schlaganfall und Nierenversagen. Daher ist es wichtig, Bluthochdruck konsequent zu behandeln, auch wenn Sie durch den Bluthochdruck erst einmal keine Beschwerden haben. Es gibt viele Arzneistoffe, die auf unterschiedlich Weise wirken, sodass für jede Person eine gute Behandlungsmöglichkeit gefunden werden kann. Ein weiterer wichtiger Aspekt ist die Änderung des Lebensstils. Genauso wie es schädigende Faktoren gibt, gibt es auch Faktoren, die sich positiv auf den Blutdruck auswirken. Dazu gehören Gewichtsreduktion, körperliche Aktivität, gesunde Ernährung, Verzicht auf Rauchen und Alkohol sowie Stressreduktion. Es gibt viele Hilfsmöglichkeiten, die auch zum Teil von den Krankenkassen unterstützt werden. Sprechen Sie Ihren Hausarzt darauf an; er wird Ihnen bei der Änderung Ihres Lebensstils zur Seite stehen.

Bei welchen Beschwerden hilft die Arzneistoffkombination aus Candesartan und HCT?
Eine Arzneistoffkombination aus Candesartan und Hydrochlorothiazid (HCT) wird eingesetzt gegen **Bluthochdruck**. Die Arzneistoffkombination kommt dann zum Einsatz, wenn einer der Arzneistoffe allein den Blutdruck nicht ausreichend senkt.

Was muss unbedingt beachtet werden?

1. Einnahme und Dosierung
Diese Arzneistoffkombination wird einmal täglich bei oder nach dem Frühstück eingenommen.

Wenn Sie eine **leichte bis mittlere Leber-** oder **Nierenfunktionsstörung** haben, muss die Dosis gegebenenfalls angepasst werden.

Bis die vollständige blutdrucksenkende Wirkung erreicht ist, dauert es ca. vier Wochen.

2. Unerwünschte Wirkungen (Nebenwirkungen)
Es können bei dieser Arzneistoff-Kombination die gleichen Nebenwirkungen wie bei den einzelnen enthaltenen Arzneistoffen **Candesartan** (Abschn. 2.1.3.1) und **HCT** (Abschn. 2.7.2.1) auftreten. Bitte lesen Sie die Nebenwirkungen im jeweiligen Arzneistoffsteckbrief nach.

Das Auftreten von **zu hohen oder zu niedrigen Kaliumwerten** im Blut ist durch diese Arzneistoffkombination **deutlich seltener** als bei der Einnahme von Candesartan oder HCT allein.

3. Wechselwirkungen mit anderen Arzneistoffen
Lithium
Lithium wird vom Psychiater zur Behandlung der bipolaren Störung (manisch-depressive Erkrankung) verschrieben. Bei gleichzeitiger Anwendung von Candesartan und HCT wird die Wirkung von Lithium und damit auch die Nebenwirkungen von Lithium verstärkt. Die Kombination von Lithium und Candesartan + HCT wird nicht empfohlen.

Ibuprofen (Abschn. 2.4.1.2), Diclofenac (Abschn. 2.4.1.1), hochdosiertes ASS (Abschn. 2.2.1.1)
Die Kombination aus **Candesartan** + einem **Diuretikum** (wie HCT) + einem **Schmerzmittel** aus der Gruppe NSAR (dazu gehören Ibuprofen, Diclofenac und hochdosiertes ASS) sollte unbedingt vermieden werden! Diese Kombination nennt man Triple Whammy, was so viel bedeutet wie dreifacher Angriff. Diese Schmerzmittel dürfen auf keinen Fall mit Candesartan und HCT eingenommen werden. Es kann zu einem **akuten Nierenversagen** kommen. Wenn Sie ein Schmerzmittel benötigen, sollten Sie auf ein anderes Schmerzmittel zurückgreifen, z. B. Paracetamol oder Metamizol (Abschn. 2.4.1.2).

Unproblematisch ist die Kombination von Candesartan und Hydrochlorothiazid mit ASS in niedriger Dosierung als Plättchenhemmer.

4. Gegenanzeigen
Sie dürfen die Arzneistoffkombination nicht bei einer **Überempfindlichkeit** gegen Candesartan oder Hydrochlorothiazid einnehmen.

Wenn Sie eine **schwere Nieren-** oder **Leberfunktionsstörung** haben, dürfen Sie Candesartan und HCT nicht einnehmen.

Bei einer **eingeschränkten Nierenfunktion** kann die Wahl eines anderen blutdrucksenkenden Arzneistoffs sinnvoll sein. HCT gehört zu den „Thiaziddiuretika", bei eingeschränkter Nierenfunktion werden jedoch meist sogenannte Schleifendiuretika (z. B. Furosemid (Abschn. 2.7.1.1) oder Torasemid (Abschn. 2.7.1.2)) bevorzugt.

In der **Schwangerschaft** dürfen Sie die Arzneistoffkombination Candesartan und HCT nicht einnehmen.

In der **Stillzeit** wird die Einnahme der Arzneistoffe Candesartan und HCT nicht empfohlen.

Bei einer **vorbestehenden chronischen Gicht** wird die Einnahme von Candesartan und HCT nicht empfohlen. Es gibt andere Arzneistoffe, die sich bei vorbestehender Gicht besser eignen zur Therapie eines Bluthochdrucks.

5. Alternativen

Statt Candesartan gibt es auch andere Sartane, die mit HCT kombiniert werden können.

> **Merke**
> - Die Arzneistoffkombination aus Candesartan und HCT wird eingesetzt zur Behandlung von Bluthochdruck.
> - Wenn Sie Candesartan und HCT einnehmen, verzichten Sie auf die Schmerzmittel Ibuprofen (Abschn. 2.4.1.2), Diclofenac (Abschn. 2.4.1.1) und ASS (hochdosiert) (Abschn. 2.2.1.1). Geeignetere Schmerzmittel sind Paracetamol und Metamizol (Abschn. 2.4.1.2).

2.1.3.3 Arzneistoff: Losartan

Häufige Medikamente mit Losartan

- Losartan Axiromed
- Losartan-1 A Pharma
- Losartan Aristo
- Losartan HEXAL
- Losartan-Kalium TAD
- Losartan Atid
- Losartan Heumann
- Losartan STADA
- Losartan AL
- Losartan-ratiopharm

Die aufgezählten Medikamente enthalten den Arzneistoff Losartan und sind, wenn sie in gleicher Dosis vorliegen, gegeneinander austauschbar. Sie sind keine Empfehlungen, sondern dienen lediglich als Beispiele.

Losartan gehört zu den „Sartanen". Alle Sartane haben den gleichen Wirkmechanismus und die Endung _sartan im Arzneistoffnamen.

Losartan kann als Alternative zu Ramipril (Abschn. 2.1.4.3) oder anderen Arzneistoffen aus der Gruppe der sogenannten ACE-Hemmer eingesetzt werden. Bei einer Ramipril-Unverträglichkeit kann es zu Reizhusten und Schwellungen im Gesicht und Mund kommen. Diese Nebenwirkung tritt bei Losartan nicht auf.

Wichtig

Losartan ist ein sicherer, wirksamer und lang erprobter Arzneistoff für die Behandlung von Bluthochdruck und Herzschwäche.

Wie wirkt Losartan?

Losartan wird in der Behandlung von **Bluthochdruck** und **Herzschwäche** eingesetzt. Es blockiert eine Bindungsstelle für einen gefäßverengenden Botenstoff und verhindert somit, dass die Blutgefäße sich verengen. Dadurch bleiben die Blutgefäße weit und der Blutdruck sinkt. Dies schützt das Herz vor Überlastung.

Außerdem kann Losartan eingesetzt werden zum **Schutz der Nieren** bei der diabetischen Nephropathie. Dabei handelt es sich um eine Nierenerkrankung, die als Spätfolge einer Zuckerkrankheit entstehen kann.

Gut zu wissen

Ab Blutdruckwerten, die dauerhaft über 140/90 mmHg liegen, spricht man von Bluthochdruck. Aber wie kommt es überhaupt zu Bluthochdruck? Es gibt für die Entstehung nicht die eine Ursache. Vielmehr ist es ein Zusammenspiel aus verschiedenen Faktoren, die die Entstehung eines Bluthochdrucks begünstigen, da sie einen schädigenden Einfluss auf die Blutgefäße oder das Herz haben. Dazu zählen vor allem Übergewicht, Rauchen (Nikotin), der Konsum von Alkohol, eine unbehandelte Zuckerkrankheit (Diabetes), erhöhtes Lebensalter und Stress. Hoher Blutdruck belastet die Blutgefäße und das Herz. Gefährliche Folgeerkrankungen sind vor allem Herzinfarkt, Herzversagen, Schlaganfall und Nierenversagen. Daher ist es wichtig, Bluthochdruck konsequent zu behandeln, auch wenn Sie durch den Bluthochdruck erst einmal keine Beschwerden haben. Es gibt viele Arzneistoffe, die auf unterschiedliche Weise wirken, sodass für jede Person eine gute Behandlungsmöglichkeit gefunden werden kann. Ein weiterer wichtiger Aspekt ist die Änderung des Lebensstils. Genauso wie es schädigende Faktoren gibt, gibt es auch Faktoren, die sich positiv auf den Blutdruck auswirken. Dazu gehören Gewichtsreduktion, körperliche Aktivität, gesunde Ernährung, Verzicht auf Rauchen und Alkohol sowie Stressreduktion. Es gibt viele Hilfsmöglichkeiten, die auch zum Teil von den Krankenkassen unterstützt werden. Sprechen Sie Ihren Hausarzt darauf an. Er wird Ihnen bei der Änderung Ihres Lebensstils zur Seite stehen.

Bei welchen Beschwerden hilft Losartan?

Losartan wird eingesetzt gegen **Bluthochdruck** (arterielle Hypertonie). Es kann außerdem eingesetzt werden zur Behandlung von **Herzschwäche** (Herzinsuffizienz), wenn ACE-Hemmer (z. B. Ramipril) nicht eingenommen werden können.

Außerdem wirkt sich Losartan positiv auf die Niere aus. Deswegen wird es auch bei der Behandlung der **diabetischen Nephropathie** eingesetzt.

Was muss unbedingt beachtet werden?

1. Einnahme und Dosierung

Losartan wird **morgens** eingenommen. Losartan wird eingenommen in Dosen zwischen 12,5 mg und maximal 150 mg. Begonnen wird mit einer niedrigen Dosierung. Diese kann dann langsam bis zum Erreichen des optimalen Blutdrucks gesteigert werden.

Häufig wird Losartan **mit anderen blutdrucksenkenden Arzneistoffen** kombiniert, z. B. Hydrochlorothiazid (Abschn. 2.7.2.1).

Die blutdrucksenkende **Wirkung** setzt nach einigen Tagen ein. Bis die volle Wirkung erreicht ist, kann es **3–6 Wochen** dauern. Diese Wirkung bleibt bei Langzeittherapie erhalten. Losartan wird meist langfristig eingesetzt.

Wenn Sie eine **Leberfunktionsstörung** haben, wird bei Ihnen nur eine geringe Dosis Losartan eingesetzt.

2. Unerwünschte Wirkungen (Nebenwirkungen)

Sehr häufige Nebenwirkungen: ($\geq$ 10 von 100)
Keine

Häufige Nebenwirkungen: (1–10 von 100)
Die Einnahme von Losartan kann zu **Müdigkeit, Kopfschmerzen** und **Schwindel** führen. Der Schwindel kann vor allem nach einem schnellen Lagewechsel (zum Beispiel Hinsetzen aus dem Liegen oder Aufstehen nach dem Sitzen) auftreten.

Losartan kann den **Kalium**-Gehalt im Blut erhöhen. Kalium ist ein wichtiger Bestandteil der Blutsalze, auch Elektrolyte genannt. Ist der Kalium-Spiegel im Blut zu hoch, kann es zu Herzrhythmusstörungen kommen. Daher muss Ihr Kaliumwert regelmäßig kontrolliert werden. Losartan kann aber mit anderen blutdrucksenkenden Arzneistoffen kombiniert werden, die den Kaliumwert senken (z. B. Hydrochlorothiazid (Abschn. 2.7.2.1)). So kann der Blutdruck gut gesenkt werden und der Kaliumspiegel bleibt ausgeglichen.

3. Wechselwirkungen mit anderen Arzneistoffen
Kaliumpräparate, kaliumsparende Diuretika (z. B. Triamteren, Spironolacton),
Diese Arzneistoffe sollen vermieden werden, da sie zusätzlich den Kaliumspiegel erhöhen.

ASS (Abschn. 2.2.1.1), Ibuprofen (Abschn. 2.4.1.2), Diclofenac (Abschn. 2.4.1.1)
Der länger andauernde Konsum von Schmerzmitteln wie ASS (hochdosiert), Ibuprofen und Diclofenac erhöht den Blutdruck und kann damit die blutdrucksenkende Wirkung von Losartan abschwächen. Außerdem kann die Kombination dieser Arzneistoffe mit Losartan sich negativ auf Nierenfunktion auswirken.

Kaliumreiche Nahrungsmittel
Vermeiden Sie den übermäßigen Verzehr von kaliumreichen Nahrungsmitteln, da diese den Kaliumspiegel zusätzlich erhöhen. Zu kaliumreichen Nahrungsmitteln zählen Bananen, Trockenobst und Nüsse.

Ramipril (Abschn. 2.1.4.3)
Dabei handelt es sich ebenfalls um einen Arzneistoff zur Senkung des Blutdrucks. Er darf nicht mit Losartan kombiniert werden, da die unerwünschten Wirkungen des Arzneistoffs verstärkt auftreten können.

4. Gegenanzeigen
Sie dürfen Losartan nicht einnehmen bei **Überempfindlichkeit** gegen Losartan oder anderen Sartanen, z. B. Candesartan (Abschn. 2.1.3.1).

Bei **schwerer Leberfunktionsstörung** dürfen Sie Losartan nicht einnehmen.

Bei einer **beidseitigen Nierenarterienstenose** darf Losartan nur mit größter Vorsicht eingesetzt werden.

In der **Schwangerschaft** dürfen Sie Losartan nicht einnehmen, da es sich schädlich auf die Nieren des ungeborenen Kindes auswirkt.

In der **Stillzeit** dürfen Sie Losartan nicht einnehmen.

5. Alternativen

Wenn es zu Lieferengpässen von Losartan kommt, sind folgende Arzneistoffe mögliche Alternativen: Candesartan (Abschn. 2.1.3.1), Telmisartan (Abschn. 2.1.3.4), Valsartan (Abschn. 2.1.3.5).

Merke

- Losartan wird eingesetzt zur Behandlung von Bluthochdruck, Herzschwäche, diabetischer Nephropathie und zur Vorbeugung von Schlaganfällen bei Vergrößerung der linken Herzkammer.
- Losartan wird häufig mit Arzneistoffen wie HCT kombiniert, da sich diese Kombination positiv auf den Kalium-Wert auswirkt.

2.1.3.4 Arzneistoff: Telmisartan

Häufige Medikamente mit Telmisartan

- Telmisartan Heumann
- Telmisartan Micro Labs
- Telmisartan Glenmark
- Telmisartan Zentiva
- Telmisartan Fair-Med
- Telmisartan-1 A Pharma
- Telmisartan AbZ
- Telmisartan STADA
- Telmisartan-ratiopharm
- Telmisartan HEXAL

Die aufgezählten Medikamente sind die häufigsten Präparate des Arzneistoffs Telmisartan. Sie sind, wenn sie in gleicher Dosis vorliegen, gegeneinander austauschbar. Sie sind keine Empfehlungen, sondern dienen lediglich als Beispiele.

Telmisartan gehört zu den „Sartanen". Alle Sartane haben den gleichen Wirkmechanismus und die Endung _sartan im Arzneistoffnamen.

Telmisartan kann als Alternative zu Ramipril (Abschn. 2.1.4.3) oder anderen Arzneistoffen aus der Gruppe der sogenannten ACE-Hemmer eingesetzt werden. Bei einer Ramipril-Unverträglichkeit kann es zu Reizhusten und Schwellungen im Gesicht und Mund kommen. Diese Nebenwirkung tritt bei Telmisartan nicht auf.

> **Wichtig**
>
> Telmisartan ist ein sicherer, wirksamer und lang erprobter Arzneistoff für die Behandlung von Bluthochdruck und zur Vorbeugung von Herzerkrankungen bei bestehenden Vorerkrankungen.

Wie wirkt Telmisartan?

Telmisartan wird in der Behandlung von **Bluthochdruck** eingesetzt. Es blockiert eine Bindungsstelle für einen gefäßverengenden Botenstoff und verhindert somit, dass die Blutgefäße sich verengen. Dadurch bleiben die Blutgefäße weit und der Blutdruck sinkt.

Außerdem hat Telmisartan eine **schützende Wirkung auf das Herz.**

Gut zu wissen

Ab Blutdruckwerten, die dauerhaft über 140/90 mmHg liegen, spricht man von Bluthochdruck. Aber wie kommt es überhaupt zu Bluthochdruck? Es gibt für die Entstehung nicht die eine Ursache. Vielmehr ist es ein Zusammenspiel aus verschiedenen Faktoren, die die Entstehung eines Bluthochdrucks begünstigen, da sie einen schädigenden Einfluss auf die Blutgefäße oder das Herz haben. Dazu zählen vor allem Übergewicht, Rauchen (Nikotin), der Konsum von Alkohol, eine unbehandelte Zuckerkrankheit (Diabetes), erhöhtes Lebensalter und Stress. Hoher Blutdruck belastet die Blutgefäße und das Herz. Gefährliche Folgeerkrankungen sind vor allem Herzinfarkt, Herzversagen, Schlaganfall und Nierenversagen. Daher ist es wichtig, Bluthochdruck konsequent zu behandeln, auch wenn Sie durch den Bluthochdruck erst einmal keine Beschwerden haben. Es gibt viele Arzneistoffe, die auf unterschiedliche Weise wirken, sodass für jede Person eine gute Behandlungsmöglichkeit gefunden werden kann. Ein weiterer wichtiger Aspekt ist die Änderung des Lebensstils. Genauso wie es schädigende Faktoren gibt, gibt es auch Faktoren, die sich positiv auf den Blutdruck auswirken. Dazu gehören Gewichtsreduktion, körperliche Aktivität, gesunde Ernährung, Verzicht auf Rauchen und Alkohol, sowie Stressreduktion. Es gibt viele Hilfsmöglichkeiten, die auch zum Teil von den Krankenkassen unterstützt werden. Sprechen Sie Ihren Hausarzt darauf an; er wird Ihnen bei der Änderung Ihres Lebensstils zur Seite stehen.

Bei welchen Beschwerden hilft Telmisartan?

Telmisartan wird eingesetzt gegen **Bluthochdruck** (arterielle Hypertonie).

Außerdem kann Telmisartan vorbeugend eingesetzt werden **zum Schutz des Herzens** bei bestimmten Vorerkrankungen, z. B. bei koronarer Herzerkrankung (KHK), nach einem Schlaganfall, bei peripher arterieller Verschlusskrankheit (PaVK), sowie bei fortgeschrittenem Diabetes mellitus.

Was muss unbedingt beachtet werden?

1. Einnahme und Dosierung

Telmisartan wird eingenommen in Dosen zwischen 20 mg bis 80 mg pro Tag. Die Dosis wird individuell an Sie angepasst. Begonnen wird mit einer niedrigen Dosis. Diese kann langsam bis zum Erreichen des optimalen Blutdrucks gesteigert werden.

Wenn Sie Telmisartan vorbeugend zum Schutz des Herzens einnehmen, wird meist eine Dosis von 80 mg verordnet.

Telmisartan kann unabhängig von den Mahlzeiten einmal täglich mit Wasser eingenommen werden.

Häufig wird Telmisartan auch **mit anderen blutdrucksenkenden Arzneistoffen** kombiniert, z. B. Hydrochlorothiazid (Abschn. 2.7.2.1).

Die blutdrucksenkende **Wirkung** setzt nach einigen Tagen ein. Bis die volle Wirkung erreicht ist, kann es **4–8 Wochen** dauern. Diese Wirkung bleibt bei Langzeittherapie erhalten. Telmisartan wird meist langfristig eingesetzt.

Wenn Sie eine **Leberfunktionsstörung** haben, wird bei Ihnen nur eine geringe Dosis Telmisartan eingesetzt.

Bei **eingeschränkter Nierenfunktion** wird die Niere unter der Therapie mit Telmisartan gegebenenfalls besonders beobachtet. Es kann sein, dass regelmäßige Kontrollen einiger Blutwerte nötig sind (z. B. die Kontrolle des Kaliums und des Kreatinin-Werts). Bei **starker Nierenfunktionseinschränkung** wird die Dosis von Telmisartan reduziert.

2. Unerwünschte Wirkungen (Nebenwirkungen)
Sehr häufige Nebenwirkungen: (≥10 von 100)
Keine

Häufige Nebenwirkungen: (1–10 von 100)
Keine

Weitere wichtige Nebenwirkungen
Telmisartan kann den **Kalium**-Gehalt im Blut erhöhen. Kalium ist ein wichtiger Bestandteil der Blutsalze, auch Elektrolyte genannt. Ist der Kaliumwert (im Praxis-Alltag auch als Kalium-Spiegel bezeichnet) im Blut zu hoch, kann es zu Herzrhythmusstörungen kommen. Daher kann es sein, dass Ihr Kaliumwert regelmäßig kontrolliert werden muss. Telmisartan kann aber mit anderen blutdrucksenkenden Arzneistoffen kombiniert werden, die den Kaliumwert senken (z. B. Hydrochlorothiazid (Abschn. 2.7.2.1)). So

kann der Blutdruck gut gesenkt werden und der Kaliumspiegel bleibt ausgeglichen.

Telmisartan kann zu **Kopfschmerzen** und **Schwindel** führen.

Unter Einnahme von Telmisartan kann es zu einem **zu niedrigen Blutdruck** kommen. Insbesondere, wenn zusätzlich ein Flüssigkeitsmangel oder ein Natriummangel vorliegen. Ein zu niedriger Blutdruck kann sich in Form von Schwindel und Kopfschmerzen äußern.

3. Wechselwirkungen mit anderen Arzneistoffen
Kaliumpräparate, kaliumsparende Diuretika (z. B. Triamteren, Spironolacton),
Diese Arzneistoffe sollen vermieden werden, da sie zusätzlich den Kaliumspiegel erhöhen.

ASS (Abschn. 2.2.1.1), Ibuprofen (Abschn. 2.4.1.2), Diclofenac (Abschn. 2.4.1.1)
Der länger andauernde Konsum von Schmerzmitteln wie ASS (hochdosiert), Ibuprofen und Diclofenac erhöht den Blutdruck und kann damit die blutdrucksenkende Wirkung von Telmisartan abschwächen. Außerdem kann die Kombination dieser Arzneistoffe mit Telmisartan sich negativ auf die Nierenfunktion auswirken.

Kaliumreiche Nahrungsmittel
Vermeiden Sie den übermäßigen Verzehr von kaliumreichen Nahrungsmitteln, da diese den Kaliumspiegel zusätzlich erhöhen. Zu kaliumreichen Nahrungsmitteln zählen Bananen, Trockenobst und Nüsse.

ACE-Hemmer (z. B. Ramipril (Abschn. 2.1.4.3), Lisinopril (Abschn. 2.1.4.2))
Dabei handelt es sich ebenfalls um Arzneistoffe zur Senkung des Blutdrucks. Sie dürfen nicht mit Telmisartan kombiniert werden, da die unerwünschten Wirkungen der Arzneistoffe verstärkt auftreten können.

4. Gegenanzeigen
Sie dürfen Telmisartan nicht einnehmen bei **Überempfindlichkeit** gegen Telmisartan oder anderen Sartanen, z. B. Candesartan (Abschn. 2.1.3.1).

Bei **schwerer Leberfunktionsstörung** dürfen Sie Telmisartan nicht einnehmen.

Telmisartan darf nicht eingesetzt werden, wenn Sie eine Gallenblasenprobleme haben. Bei einer Störung der Gallebildung, Galleausschüttung oder des Galleabflusses dürfen Sie Telmisartan nicht einnehmen.

Bei einer Verengung der Nierengefäße **(beidseitige Nierenarterienstenose)** dürfen Sie Telmisartan nicht einnehmen. Deshalb wird gegebenenfalls vor dem Beginn einer Behandlung mit Telmisartan eine Ultraschalluntersuchung der Nieren durchgeführt, um eine Verengung der Nierengefäße zu erkennen.

In der **Schwangerschaft** dürfen Sie Telmisartan nicht einnehmen, da es sich schädlich auf die Nieren des ungeborenen Kindes auswirkt. Es gibt Arzneistoffe, die besser geeignet sind für die Behandlung von Bluthochdruck in der Schwangerschaft. Dazu zählen Alpha-Methyldopa und Metoprolol (Abschn. 2.1.2.2).

In der **Stillzeit** dürfen Sie Telmisartan nicht einnehmen, da die Einnahme von Telmisartan in der Stillzeit nicht gut erforscht ist.

5. Alternativen

Wenn es zu Lieferengpässen von Telmisartan kommt, sind folgende Arzneistoffe mögliche Alternativen: Candesartan (Abschn. 2.1.3.1), Valsartan (Abschn. 2.1.3.5), Losartan (Abschn. 2.1.3.3). Alle Sartane haben den gleichen Wirkungsmechanismus.

> **Merke**
>
> - Telmisartan wird eingesetzt zur Behandlung von Bluthochdruck sowie zum Schutz des Herzens bei bestimmten Vorerkrankungen, die das Herz oder die Blutgefäße betreffen.

2.1.3.5 Arzneistoff: Valsartan

Häufige Medikamente mit Valsartan

- Valsartan BASICS
- Valsartan dura
- Valsacor
- Valsartan-1 A Pharma
- Valsartan AL
- Valsartan STADA

- Valsartan HEXAL
- Diovan
- Valsartan Hennig
- Valsaraxiro

Die aufgezählten Medikamente sind die häufigsten Präparate des Arzneistoffs Valsartan. Sie sind, wenn sie in gleicher Dosis vorliegen, gegeneinander austauschbar. Sie sind keine Empfehlungen, sondern dienen lediglich als Beispiele.

Valsartan gehört zu den „Sartanen". Alle Sartane haben den gleichen Wirkmechanismus und die Endung _sartan im Arzneistoffnamen.

Valsartan kann als Alternative zu Ramipril (Abschn. 2.1.4.3) oder anderen Arzneistoffen aus der Gruppe der sogenannten „ACE-Hemmer" eingesetzt werden. Bei einer Ramipril-Unverträglichkeit kann es zu Reizhusten und Schwellungen im Gesicht und Mund kommen. Diese Nebenwirkung tritt bei Valsartan nicht auf.

Wichtig

Valsartan ist ein sicherer, wirksamer und lang erprobter Arzneistoff für die Behandlung von Bluthochdruck und Herzschwäche.

Wie wirkt Valsartan?

Valsartan wird in der Behandlung von **Bluthochdruck** und **Herzschwäche** eingesetzt. Es blockiert eine Bindungsstelle für einen gefäßverengenden Botenstoff und verhindert somit, dass die Blutgefäße sich verengen. Dadurch bleiben die Blutgefäße weit und der Blutdruck sinkt. Dies schützt das Herz vor einer Überlastung.

Gut zu wissen

Ab Blutdruckwerten, die dauerhaft über 140/90 mmHg liegen, spricht man von Bluthochdruck. Aber wie kommt es überhaupt zu Bluthochdruck? Es gibt für die Entstehung nicht die eine Ursache. Vielmehr ist es ein Zusammenspiel aus verschiedenen Faktoren, die die Entstehung eines Bluthochdrucks begünstigen, da sie einen schädigenden Einfluss auf die Blutgefäße oder das Herz haben. Dazu zählen vor allem Übergewicht, Rauchen (Nikotin), der Konsum von Alkohol, eine unbehandelte Zuckerkrankheit (Diabetes), erhöhtes Lebensalter und Stress. Hoher Blutdruck belastet die Blutgefäße und das Herz. Gefährliche Folgeerkrankungen sind vor allem Herzinfarkt, Herzversagen, Schlaganfall und Nierenversagen. Daher ist es wichtig, Bluthochdruck konsequent zu behandeln, auch wenn Sie durch den Bluthochdruck erst einmal keine Beschwerden haben. Es gibt viele Arzneistoffe, die auf unterschiedliche Weise wirken, sodass für jede Person eine gute Behandlungsmöglichkeit gefunden werden kann. Ein weiterer wichtiger Aspekt ist die Änderung des Lebensstils. Genauso wie es schädigende Faktoren gibt, gibt es auch Faktoren, die sich positiv auf den Blutdruck auswirken. Dazu gehören Gewichtsreduktion, körperliche Aktivität, gesunde Ernährung, Verzicht auf Rauchen und Alkohol sowie Stressreduktion. Es gibt viele Hilfsmöglichkeiten, die auch zum Teil von den Krankenkassen unterstützt werden. Sprechen Sie Ihren Hausarzt darauf an; er wird Ihnen bei der Änderung Ihres Lebensstils zur Seite stehen.

Bei welchen Beschwerden hilft Valsartan?

Valsartan wird eingesetzt gegen **Bluthochdruck** (arterielle Hypertonie). Es kann außerdem eingesetzt werden zur Behandlung von **Herzschwäche** (Herzinsuffizienz), wenn ACE-Hemmer (z. B. Ramipril (Abschn. 2.1.4.3)) nicht eingenommen werden können.

Außerdem kann Valsartan eingesetzt werden, um der Entwicklung einer Herzschwäche vorzubeugen. Dies wird vor allem kurz nach einem Herzinfarkt genutzt.

Was muss unbedingt beachtet werden

1. Einnahme und Dosierung

Valsartan wird eingenommen in Dosen zwischen einmal täglich 80 mg bis zweimal täglich 160 mg. Die Dosis wird individuell an Sie angepasst und kann langsam bis zum Erreichen des optimalen Blutdrucks gesteigert werden (maximal 320 mg Valsartan pro Tag).

Wenn Sie Valsartan nach einem Herzinfarkt einnehmen sollen, wird mit einer geringeren Dosierung begonnen, die dann ebenfalls langsam gesteigert werden kann.

Häufig wird Valsartan auch **mit anderen blutdrucksenkenden Arzneistoffen** kombiniert, z. B. Hydrochlorothiazid (Abschn. 2.7.2.1).

Die blutdrucksenkende **Wirkung** setzt nach einigen Tagen ein. Bis die volle Wirkung erreicht ist, kann es **3–6 Wochen** dauern. Diese Wirkung bleibt bei Langzeittherapie erhalten. Valsartan wird meist langfristig eingesetzt.

Wenn Sie eine **Leberfunktionsstörung** haben, wird bei Ihnen nur eine geringe Dosis Valsartan eingesetzt.

2. Unerwünschte Wirkungen (Nebenwirkungen)

Sehr häufige Nebenwirkungen: (≥ 10 von 100)

Keine

Häufige Nebenwirkungen: (1–10 von 100)
Valsartan kann zu **Kopfschmerzen** und **Schwindel** führen.

Unter Einnahme von Valsartan kann es zu einem **zu niedrigen Blutdruck** kommen. Insbesondere, wenn zusätzlich ein Flüssigkeitsmangel oder ein Natriummangel vorliegen. Ein zu niedriger Blutdruck kann sich in Form von Schwindel und Kopfschmerzen zeigen.

Unter Einnahme von Valsartan kann es zu einer **Einschränkung der Nierenfunktion** kommen. Die Nierenfunktion kann durch eine Blutentnahme regelmäßig kontrolliert werden.

Weitere wichtige Nebenwirkungen
Valsartan kann den **Kalium**-Gehalt im Blut erhöhen. Kalium ist ein wichtiger Bestandteil der Blutsalze, auch Elektrolyte genannt. Ist der Kaliumwert (Kaliumspiegel) im Blut zu hoch, kann es zu Herzrhythmusstörungen kommen. Daher kann es sein, dass Ihr Kaliumwert regelmäßig kontrolliert werden muss. Valsartan kann aber mit anderen blutdrucksenkenden Arzneistoffen kombiniert werden, die den Kaliumwert senken (z. B. Hydrochlorothiazid (Abschn. 2.7.2.1)). So kann der Blutdruck gut gesenkt werden und der Kaliumspiegel bleibt in einem normalen Bereich.

3. Wechselwirkungen mit anderen Arzneistoffen
Kaliumpräparate, kaliumsparende Diuretika (z. B. Triamteren, Spironolacton)
Diese Arzneistoffe sollen vermieden werden, da sie zusätzlich den Kaliumspiegel erhöhen.

ASS hochdosiert (Abschn. 2.2.1.1), Ibuprofen (Abschn. 2.4.1.2), Diclofenac (Abschn. 2.4.1.1)
Der länger andauernde Konsum von Schmerzmitteln wie ASS (hochdosiert), Ibuprofen und Diclofenac erhöht den Blutdruck und kann damit die blutdrucksenkende Wirkung von Valsartan abschwächen. Außerdem kann die Kombination dieser Arzneistoffe mit Valsartan sich negativ auf die Nierenfunktion auswirken.

Kaliumreiche Nahrungsmittel
Vermeiden Sie den übermäßigen Verzehr von kaliumreichen Nahrungsmitteln, da diese den Kaliumspiegel zusätzlich erhöhen. Zu kaliumreichen Nahrungsmitteln zählen Bananen, Trockenobst und Nüsse.

ACE-Hemmer   (z. B.   Ramipril   (Abschn. 2.1.4.3)**,   Lisinopril (Abschn.** 2.1.4.2)**)**

Dabei handelt es sich ebenfalls um Arzneistoffe zur Senkung des Blutdrucks. Sie dürfen nicht mit Valsartan kombiniert werden, da die unerwünschten Wirkungen der Arzneistoffe verstärkt auftreten können.

4. Gegenanzeigen

Sie dürfen Valsartan bei **Überempfindlichkeit** gegen Valsartan oder anderen Sartanen, z. B. Candesartan (Abschn. 2.1.3.1), nicht einnehmen.

Bei **schwerer Leberfunktionsstörung** dürfen Sie Valsartan nicht einnehmen.

Bei der folgenden **Nierenerkrankung** dürfen Sie Valsartan nicht einnehmen: Verengung der Nierengefäße **(beidseitige Nierenarterienstenose)**. Deshalb wird gegebenenfalls vor dem Beginn einer Behandlung mit Valsartan eine Ultraschalluntersuchung der Nieren durchgeführt, um eine Verengung der Nierengefäße zu erkennen.

In der **Schwangerschaft** dürfen Sie Valsartan nicht einnehmen, da es sich schädlich auf die Entwicklung der Nieren des ungeborenen Kindes auswirkt. Es gibt Arzneistoffe, die besser für die Behandlung von Bluthochdruck in der Schwangerschaft geeignet sind. Dazu zählen Alpha-Methyldopa und Metoprolol (Abschn. 2.1.2.2).

In der **Stillzeit** dürfen Sie Valsartan nicht einnehmen, da die Einnahme von Valsartan in der Stillzeit nicht gut erforscht ist.

5. Alternativen

Wenn es zu Lieferengpässen von Valsartan kommt, sind folgende Arzneistoffe mögliche Alternativen: Candesartan (Abschn. 2.1.3.1), Telmisartan (Abschn. 2.1.3.4), Losartan (Abschn. 2.1.3.3).

Merke

- Valsartan wird eingesetzt zur Behandlung von Bluthochdruck und Herzschwäche.
- Valsartan wird häufig mit Arzneistoffen wie Hydrochlorothiazid kombiniert, da sich diese Arzneistoffkombination positiv auf den Kaliumwert auswirkt.

2.1.4 ACE-Hemmer

2.1.4.1 Arzneistoff: Enalapril

Häufige Medikamente mit Enalapril

- Enalapril AL
- Corvo
- Enalapril-ratiopharm
- Enalapril AbZ
- Enalapril-1 A Pharma
- Benalapril
- Enalapril STADA
- Xanef
- Enalapril- CT
- Enalapril Vitabalans

Die aufgezählten Medikamente sind die häufigsten Präparate des Arzneistoffs Enalapril. Sie sind, wenn sie in gleicher Dosis vorliegen, gegeneinander austauschbar. Sie sind keine Empfehlungen, sondern dienen lediglich als Beispiele.

Enalapril gehört in die Gruppe der **ACE-Hemmer**. Diese Gruppe ist erkennbar an dem Namensbestandteil **-pril**. In diese Gruppe gehören somit auch Ramipril (Abschn. 2.1.4.3) und Lisinopril (Abschn. 2.1.4.2). Alle Arzneistoffe aus dieser Gruppe haben die gleiche Wirkweise und die gleichen Nebenwirkungen.

Wichtig

Enalapril ist ein sicherer, wirksamer und lang erprobter Arzneistoff für die Behandlung von Bluthochdruck und Herzschwäche.

Wie wirkt Enalapril?

Bei Enalapril handelt es sich um einen sogenannten „ACE-Hemmer". ACE-Hemmer verhindern die Herstellung eines Botenstoffs, der die Blutgefäße verengt. Wenn die Blutgefäße sich verengen, steigt der Blutdruck. Das ist auf Dauer belastend für das Herz. Bei der Einnahme von Enalapril bleiben die Blutgefäße weit, der **Blutdruck** sinkt. Dies schützt sowohl die Blutgefäße als auch das Herz.

Gut zu wissen

Ab Blutdruckwerten, die dauerhaft über 140/90 mmHg liegen, spricht man von Bluthochdruck. Aber wie kommt es überhaupt zu Bluthochdruck? Es gibt für die Entstehung nicht die eine Ursache. Vielmehr ist es ein Zusammenspiel aus verschiedenen Faktoren, die die Entstehung eines Bluthochdrucks begünstigen, da sie einen schädigenden Einfluss auf die Blutgefäße oder das Herz haben. Dazu zählen vor allem Übergewicht, Rauchen (Nikotin), der Konsum von Alkohol, eine unbehandelte Zuckerkrankheit (Diabetes), erhöhtes Lebensalter und Stress. Hoher Blutdruck belastet die Blutgefäße und das Herz. Gefährliche Folgeerkrankungen sind vor allem Herzinfarkt, Herzversagen, Schlaganfall und Nierenversagen. Daher ist es wichtig, Bluthochdruck konsequent zu behandeln, auch wenn Sie durch den Bluthochdruck erstmal keine Beschwerden haben. Es gibt viele Arzneistoffe, die auf unterschiedliche Weise wirken, sodass für jede Person eine gute Behandlungsmöglichkeit gefunden werden kann. Ein weiterer wichtiger Aspekt ist die Änderung des Lebensstils. Genauso wie es schädigende Faktoren gibt, gibt es auch Faktoren, die sich positiv auf den Blutdruck auswirken. Dazu gehören Gewichtsreduktion, körperliche Aktivität, gesunde Ernährung, Verzicht auf Rauchen und Alkohol sowie Stressreduktion. Es gibt viele Hilfsmöglichkeiten, die auch zum Teil von den Krankenkassen unterstützt werden. Sprechen Sie Ihren Hausarzt darauf an; er wird Ihnen bei der Änderung Ihres Lebensstils zur Seite stehen.

Bei welchen Beschwerden hilft Enalapril?

Enalapril wird eingesetzt zur dauerhaften Behandlung von **Bluthochdruck** (arterielle Hypertonie) und **Herzschwäche** (Herzinsuffizienz). Grundsätzlich hat Enalapril außerdem einen schützenden Effekt auf das Herz, die Blutgefäße und die Nieren, was bei der Behandlung von Bluthochdruck und der Vorbeugung von Folgeerkrankungen sehr vorteilhaft ist.

Was muss unbedingt beachtet werden?

1. Einnahme und Dosierung

Wichtig bei der Einnahme von Enalapril ist, dass die **Dosis** zu Beginn **langsam gesteigert** wird, bis der Ziel-Blutdruck erreicht ist.

Enalapril wird zu Behandlungsbeginn in einer Dosis von 1-mal täglich 2,5 mg bis 5 mg morgens eingenommen. Nach 2 bis 4 Wochen kann die Dosis gesteigert werden auf 5 mg bis 10 mg täglich.

Enalapril kann unabhängig von den Mahlzeiten mit Wasser eingenommen werden.

Bei Menschen **über 65 Jahren,** Menschen mit **eingeschränkter Nierenfunktion** oder **Herzschwäche** muss die Dosis besonders vorsichtig gesteigert werden, da es bei einer zu hohen Dosis zu einem Blutdruckabfall kommen kann.

Bei einer Leberfunktionsstörung muss die Dosis reduziert werden.

Enalapril kann bei mangelndem Therapieerfolg, das heißt, wenn der Blutdruck weiterhin zu hoch ist, gut mit anderen blutdrucksenkenden Arzneistoffen kombiniert werden. Zum Beispiel sind Kombinationen mit HCT (Abschn. 2.7.2.1) oder Lercandipin (Abschn. 2.1.1.2) häufig.

2. Unerwünschte Wirkungen (Nebenwirkungen)
Sehr häufige Nebenwirkungen: (≥10 von 100)
Unter Einnahme von Enalapril kann es zu unerwünschten Wirkungen kommen wie **Verschwommensehen, Schwindel und Übelkeit.**

Unter der Einnahme von Enalapril sowie allen anderen ACE-Hemmern, kann es zu**Reizhusten** kommen. Dieser Reizhusten ist meist nur vorübergehend und kein Grund zum Absetzen. Wenn es bei Ihnen unter der Einnahme von Enalapril zu starkem Reizhusten kommt, besprechen Sie dies mit Ihrem Arzt. Ein anderer Arzneistoff zur Behandlung von Bluthochdruck kann für Sie besser sein, zum Beispiel Candesartan (Abschn. 2.1.3.1). Dieser Arzneistoff gehört zu einer anderen Arzneistoffgruppe, nämlich den Angiotensinrezeptorblockern, auch als Sartane bezeichnet, und verursacht keinen Reizhusten.

Häufige Nebenwirkungen: (1–10 von 100)
Es kann unter der Einnahme von Enalapril zu **erhöhten Kaliumwerten im Blut** kommen. Gegebenenfalls muss der Kaliumwert bei Ihnen mittels einer Blutentnahme überprüft werden.

Unter der Einnahme von Enalapril kann es außerdem zu **Kopfschmerzen, Müdigkeit und depressiven Symptomen** kommen.

Durch die Einnahme von Enalapril kann es auch zu **zu niedrigem Blutdruck** kommen. Dieser kann sich äußern durch Schwindel nach dem Aufstehen und schnellem Herzschlag.

Unter Enalapril-Einnahme kann es außerdem zu **Magen-Darmbeschwerden** und **Atemnot** kommen.

Achtung

Unter der Einnahme von Enalapril kann es in seltenen Fällen zu **Schwellungen im Gesicht Hals, Zunge, Lippen und/oder Kehlkopf** kommen. Wenn Sie nach der Einnahme von Enalapril eine Schwellung im Gesicht oder Hals bemerken, nehmen Sie Enalapril auf keinen Fall weiter ein und suchen Sie dringend einen **Arzt** auf. Ein Zuschwellen der Atemwege ist selten, kann jedoch zu einer lebensbedrohlichen **Atemnot** führen. Das ist ein Notfall, rufen Sie den Rettungsdienst **(112)**.

> Wenn bei Ihnen nach der Einnahme von Enalapril oder einem anderen ACE-
> Hemmer diese gefährlichen Nebenwirkungen schon einmal aufgetreten sind,
> dürfen Sie nie wieder Enalapril oder einen anderen ACE-Hemmer (z. B. Ramip-
> ril (Abschn. 2.1.4.3)) einnehmen. Diese Reaktion kann bei Ihnen bei allen ACE-
> Hemmern auftreten.
>
> Aber kein Grund zur Sorge: es gibt Alternativen zu den ACE-Hemmern. Sie
> bekommen stattdessen von Ihrem Arzt einen Angiotensinrezeptorblocker wie
> Candesartan (Abschn. 2.1.3.1) verschrieben. Diese Arzneistoffe haben eine ge-
> nauso gute Wirkung wie die ACE-Hemmer, aber kein Risiko für Gesichtsschwel-
> lungen.
>
> Wenn Sie einen **ACE-Hemmer gut vertragen**, besteht keine Notwendigkeit,
> dass Ihr Arzt Sie auf einen Angiotensinrezeptorblocker umstellt.

3. Wechselwirkungen mit anderen Arzneistoffen
Kaliumsalze, Kaliumsparende Diuretika (Eplerenon, Spironolacton, Tri-amteren, Amilorid)

Bei gleichzeitiger Anwendung mit Enalapril kann es zu einem Anstieg von
Kalium im Blut kommen. Ein zu hoher Kaliumwert kann zu Herzrhythmusstörungen führen. Eine Kombination sollte daher vermieden werden.

ASS hochdosiert (Abschn. 2.2.1.1), Ibuprofen (Abschn. 2.4.1.2), Diclo-fenac (Abschn. 2.4.1.1)

Werden ASS (hochdosiert), Ibuprofen oder Diclofenac gemeinsam mit
Enalapril eingenommen, schwächen sie die blutdrucksenkende Wirkung
von Enalapril ab. Die regelmäßige oder länger andauernde gemeinsame Einnahme sollte daher vermieden werden.

4.Gegenanzeigen

In der **Schwangerschaft** dürfen Sie Enalapril nicht einnehmen, da es
durch die Einnahme von Enalapril zu Nierenfehlbildungen des ungeborenen Kindes kommen kann. Unter der Einnahme von Enalapril müssen Sie
eine konsequente Verhütung sicherstellen. Zur Behandlung von Bluthochdruck in der Schwangerschaft sind Alpha-Methyldopa und Metoprolol (Abschn. 2.1.2.2) besser geeignet.

In der **Stillzeit** sollte die Einnahme von Enalapril nur erfolgen, wenn besser erprobte Arzneistoffe in der Stillzeit nicht eingenommen werden können.

Sie dürfen Enalapril nicht einnehmen, wenn Sie bereits einmal **mit
Schwellungen im Gesicht oder Hals** auf einen Arzneistoff aus der
Gruppe der ACE-Hemmer reagiert haben. Dazu gehören: Ramipril (Ab-
schn. 2.1.4.3), Enalapril und Lisinopril (Abschn. 2.1.4.2).

Sie dürfen Enalapril nicht einnehmen, wenn bei Ihnen eine sogenannte **beidseitige Nierenarterienstenose** vorliegt, das heißt, wenn die Blutgefäße der Nieren stark verengt sind.

5. Alternativen
Bei Lieferengpässen von Enalapril können folgende Arzneistoffe alternativ angewendet werden: Ramipril (Abschn. 2.1.4.3), Lisinopril (Abschn. 2.1.4.2).

Merke
- Enalapril gehört zu den sogenannten **ACE-Hemmern.**
- Es wird eingesetzt zur Behandlung von **Bluthochdruck** und **Herzschwäche.**
- Zu den wichtigsten Nebenwirkungen von Enalapril zählen Reizhusten und Gesichtsschwellungen.
  Reizhusten tritt häufig auf, ist jedoch ungefährlich.
  Gesichtsschwellungen treten selten auf, können jedoch sehr gefährlich sein. Treten bei Ihnen Schwellungen im Gesicht auf, nehmen Sie Enalapril nicht weiter ein und suchen Sie direkt einen Arzt auf.

2.1.4.2 Arzneistoff: Lisinopril

Häufige Medikamente mit Lisinopril

- Lisi Lich
- Lisinopril AbZ
- Lisinopril-1 A Pharma
- Lisinopril AL
- Lisinopril-ratiopharm
- Lisinopril STADA
- Lisinopril-TEVA
- Lisi-Hennig
- LisiHEXAL
- Lisinopril Heumann

Die aufgezählten Medikamente sind die häufigsten Präparate des Arzneistoffs Lisinopril. Sie sind, wenn sie in gleicher Dosis vorliegen, gegeneinander austauschbar. Sie sind keine Empfehlungen, sondern dienen lediglich als Beispiele.

Lisinopril gehört in die Gruppe der **ACE-Hemmer.** Diese Arzneistoff-gruppe ist erkennbar an dem Namensbestandteil **-pril.** In diese Gruppe gehören somit auch Rami**pril** (Abschn. 2.1.4.3) und Enala**pril** (Ab-schn. 2.1.4.1). Alle Arzneistoffe aus dieser Gruppe haben eine gleiche Wirk-weise und die gleichen Nebenwirkungen.

Wichtig

Lisinopril ist ein sicherer, wirksamer und lang erprobter Arzneistoff für die Be-handlung von Bluthochdruck und Herzschwäche.

Wie wirkt Lisinopril?

Bei Lisinopril handelt es sich um einen **ACE-Hemmer.** ACE-Hemmer ver-hindern die Herstellung eines Botenstoffs, der die Blutgefäße verengt. Wenn die Blutgefäße sich verengen, steigt der Blutdruck. Das ist auf Dauer belas-tend für das Herz. Bei der Einnahme von Lisinopril bleiben die Blutgefäße weit, der **Blutdruck** sinkt. Dies schützt sowohl die Blutgefäße als auch das Herz.

Gut zu wissen

Ab Blutdruckwerten, die dauerhaft über 140/90 mmHg liegen, spricht man von Bluthochdruck. Aber wie kommt es überhaupt zu Bluthochdruck? Es gibt für die Entstehung nicht die eine Ursache. Vielmehr ist es ein Zusammenspiel aus ver-schiedenen Faktoren, die die Entstehung eines Bluthochdrucks begünstigen, da sie einen schädigenden Einfluss auf die Blutgefäße oder das Herz haben. Dazu zählen vor allem Übergewicht, Rauchen (Nikotin), der Konsum von Alkohol, eine unbe-handelte Zuckerkrankheit (Diabetes), erhöhtes Lebensalter und Stress. Hoher Blut-druck belastet die Blutgefäße und das Herz. Gefährliche Folgeerkrankungen sind vor allem Herzinfarkt, Herzversagen, Schlaganfall und Nierenversagen. Daher ist es wichtig, Bluthochdruck konsequent zu behandeln, auch wenn Sie durch den Blut-hochdruck erstmal keine Beschwerden haben. Es gibt viele Arzneistoffe, die auf un-terschiedliche Weise wirken, sodass für jede Person eine gute Behandlungsmöglich-keit gefunden werden kann. Ein weiterer wichtiger Aspekt ist die Änderung des Le-bensstils. Genauso wie es schädigende Faktoren gibt, gibt es auch Faktoren, die sich positiv auf den Blutdruck auswirken. Dazu gehören Gewichtsreduktion, körperliche Aktivität, gesunde Ernährung, Verzicht auf Rauchen und Alkohol, sowie Stressre-duktion. Es gibt viele Hilfsmöglichkeiten, die auch zum Teil von den Krankenkas-sen unterstützt werden. Sprechen Sie Ihren Hausarzt darauf an. Er wird Ihnen bei der Änderung Ihres Lebensstils zur Seite stehen.

Bei welchen Beschwerden hilft Lisinopril?

Lisinopril wird eingesetzt zur dauerhaften Behandlung von **Bluthochdruck** (arterielle Hypertonie) und **Herzschwäche** (Herzinsuffizienz). Grundsätzlich hat Lisinopril außerdem einen schützenden Effekt auf das Herz, die Blutgefäße und die Nieren, was bei der Behandlung von Bluthochdruck und der Vorbeugung von Folgeerkrankungen sehr vorteilhaft ist.

Lisinopril kann für 6 Wochen auch **direkt nach einem Herzinfarkt** angewendet werden, weil es einen positiven Einfluss auf den geschädigten Herzmuskel hat.

Lisinopril kann angewendet werden zur **Behandlung von Nierenkomplikationen** bei bestehender Zuckerkrankheit (Diabetes mellitus) und Bluthochdruck.

Was muss unbedingt beachtet werden?

1. Einnahme und Dosierung

Wichtig bei der Einnahme von Lisinopril ist, dass die **Dosis** zu Beginn der Therapie **langsam gesteigert** wird, bis der Ziel-Blutdruck erreicht ist.

Die Dosierung von Lisinopril ist abhängig von der zugrunde liegenden Erkrankung.

Lisinopril wird zu Behandlungsbeginn in einer Dosis von einmal täglich 2,5 mg bis 10 mg morgens eingenommen. Nach 2 bis 4 Wochen kann die Dosis gesteigert werden auf 5 mg bis 40 mg täglich. Die maximale Dosis beträgt 80 mg pro Tag.

Lisinopril kann unabhängig von den Mahlzeiten mit Wasser eingenommen werden. Es sollte jedoch **täglich um die gleiche Zeit** eingenommen werden.

Bei Menschen **über 65 Jahren,** Menschen mit **eingeschränkter Nierenfunktion** oder **Herzschwäche** muss die Dosis besonders vorsichtig gesteigert werden, da es bei einer zu hohen Dosis zu einem Blutdruckabfall kommen kann.

Lisinopril kann bei mangelndem Therapieerfolg, das heißt, wenn weiterhin ein zu hoher Blutdruck besteht, gut mit anderen blutdrucksenkenden Arzneistoffen, z. B. HCT (Abschn. 2.7.2.1) oder Lercanidipin (Abschn. 2.1.1.2), kombiniert werden.

2. Unerwünschte Wirkungen (Nebenwirkungen)
Sehr häufige Nebenwirkungen: (≥10 von 100)
Keine

Häufige Nebenwirkungen: (1–10 von 100)

Bei der Lisinopril-Einnahme kann es vermehrt zu einem Gefühl von **Benommenheit** und **Kopfschmerzen** kommen.

Durch die blutdrucksenkende Wirkung von Lisinopril kann der **Blutdruck zu stark absinken**. Dies kann zu Beschwerden wie Schwindel nach dem Aufstehen aus einer liegenden oder sitzenden Position führen. Wenn dies bei Ihnen vermehrt auftritt, kann Ihr Arzt die Dosierung überprüfen und gegebenenfalls anpassen.

Unter der Einnahme von Lisinopril, sowie allen anderen ACE-Hemmern, kann es zu Reizhusten kommen. Dieser Reizhusten ist meist nur vorübergehend und kein Grund zum Absetzen. Wenn es bei Ihnen unter der Einnahme von Lisinopril zu starkem Reizhusten kommt, besprechen Sie dies mit Ihrem Arzt. Ein anderer Arzneistoff zur Behandlung von Bluthochdruck kann für Sie besser sein, zum Beispiel Candesartan (Abschn. 2.1.3.1). Dieser Arzneistoff gehört zu einer anderen Arzneistoffgruppe, nämlich den Angiotensinrezeptorblockern, auch als Sartane bezeichnet, und verursacht keinen Reizhusten.

Außerdem kann es unter Lisinopril-Einnahme zu **Magen-Darm-Beschwerden** kommen.

Unter Lisinopril-Einnahme kann es zu einer nachlassenden **Nierenfunktion** kommen. Wenn Sie eine Nierenvorerkrankung haben, ist eine regelmäßige Kontrolle der Nierenfunktion gegebenenfalls sinnvoll.

Weitere wichtige Nebenwirkungen

Es kann unter der Einnahme von Lisinopril zu **erhöhten Kaliumwerten im Blut** kommen. Deshalb muss der Kaliumwert bei Ihnen mittels einer Blutentnahme regelmäßig überprüft werden.

Wenn Sie wegen einer **Zuckerkrankheit (Diabetes mellitus)** behandelt werden, kann es sein, dass Lisinopril die Wirkung Ihrer Diabetes-Medikamente verstärkt. Es kann also zu einer Unterzuckerung kommen. Messen Sie vor allem am Anfang der Therapie mit Lisinopril regelmäßig Ihren Blutzuckerspiegel.

Achtung

Unter der Einnahme von Lisinopril kann es in seltenen Fällen zu **Schwellungen im Gesicht Hals, Zunge, Lippen und/oder Kehlkopf** kommen. Wenn Sie nach der Einnahme von Lisinopril eine Schwellung im Gesicht oder Hals bemerken, nehmen Sie Lisinopril auf keinen Fall weiter ein und suchen Sie dringend einen **Arzt** auf. Ein Zuschwellen der Atemwege ist sehr selten, kann jedoch zu einer lebensbedrohlichen **Atemnot** führen. Das ist ein Notfall, rufen Sie den Rettungsdienst (**112**).

Wenn bei Ihnen nach der Einnahme von Lisinopril oder einem anderen ACE-Hemmer diese gefährlichen Nebenwirkungen schon einmal aufgetreten sind, dürfen Sie nie wieder Lisinopril oder einen anderen ACE-Hemmer (z. B. Ramipril (Abschn. 2.1.4.3)) einnehmen. Diese Reaktion kann bei Ihnen bei allen ACE-Hemmern auftreten.

Aber kein Grund zur Sorge: es gibt Alternativen zu den ACE-Hemmern. Sie bekommen stattdessen von Ihrem Arzt einen Angiotensinrezeptorblocker wie Candesartan (Abschn. 2.1.3.1) verschrieben. Diese Arzneistoffe haben eine genauso gute Wirkung wie die ACE-Hemmer, aber kein Risiko für Gesichtsschwellungen.

Wenn Sie einen **ACE-Hemmer gut vertragen,** besteht keine Notwendigkeit, dass Ihr Arzt Sie auf einen Angiotensinrezeptorblocker umstellt.

3. Wechselwirkungen mit anderen Arzneistoffen
Kaliumsalze, kaliumsparende Diuretika (Eplerenon, Spironolacton, Triamteren, Amilorid)

Bei gleichzeitiger Anwendung mit Lisinopril kann es zu einem Anstieg von Kalium im Blut kommen. Ein zu hoher Kaliumwert kann zu Herzrhythmusstörungen führen. Eine Kombination sollte daher vermieden werden.

ASS hochdosiert (Abschn. 2.2.1.1), Ibuprofen (Abschn. 2.4.1.2), Diclofenac (Abschn. 2.4.1.1)

Werden ASS (hochdosiert), Ibuprofen oder Diclofenac gemeinsam mit Lisinopril eingenommen, schwächen sie die blutdrucksenkende Wirkung von Lisinopril ab. Die regelmäßige oder länger andauernde gemeinsame Einnahme sollte daher vermieden werden.

Lithium

Lithium wird vom Psychiater zur Behandlung der bipolaren Störung (manisch-depressive Erkrankung) verschrieben. Es soll nicht oder nur mit besonderer Vorsicht mit Lisinopril angewendet werden.

4. Gegenanzeigen

In der **Schwangerschaft** dürfen Sie Lisinopril nicht einnehmen, da es durch die Einnahme von Lisinopril zu Nierenfehlbildungen des ungeborenen Kindes kommen kann. Unter der Einnahme von Lisinopril müssen Sie eine konsequente Verhütung sicherstellen. Zur Behandlung von Bluthochdruck in der Schwangerschaft sind Alpha-Methyldopa und Metoprolol (Abschn. 2.1.2.2) besser geeignet.

In der **Stillzeit** sollte die Einnahme von Lisinopril nur erfolgen, wenn besser erprobte Arzneistoffe in der Stillzeit nicht eingenommen werden können.

Sie dürfen Lisinopril nicht einnehmen, wenn Sie schon einmal **mit Schwellungen im Gesicht oder Hals** auf einen Arzneistoff aus der Gruppe der ACE-Hemmer reagiert haben. Dazu gehören: Ramipril (Abschn. 2.1.4.3), Enalapril (Abschn. 2.1.4.1) und Lisinopril.

Sie dürfen Lisinopril nicht einnehmen, wenn bei Ihnen eine sogenannte **„beidseitige Nierenarterienstenose"** vorliegt, das heißt, wenn die Blutgefäße der Niere stark verengt sind.

5. Alternativen

Bei Lieferengpässen von Lisinopril können folgende Arzneistoffe alternativ eingenommen werden: Ramipril (Abschn. 2.1.4.3), Enalapril (Abschn. 2.1.4.1).

Merke

- Lisinopril gehört zu den sogenannten **ACE-Hemmern.**
- Es wird eingesetzt zur Behandlung von **Bluthochdruck, Herzschwäche,** nach einem **Herzinfarkt** und bei **Nierenerkrankung** bei bestehender Zuckerkrankheit.
- Zu den wichtigsten Nebenwirkungen von Lisinopril zählen Reizhusten und Gesichtsschwellungen.
  Reizhusten tritt häufig auf, ist jedoch ungefährlich.
  Gesichtsschwellungen treten selten auf, können jedoch sehr gefährlich sein. Treten bei Ihnen Schwellungen im Gesicht auf, nehmen Sie Lisinopril nicht weiter ein und suchen Sie direkt einen Arzt auf.

2.1.4.3 Arzneistoff: Ramipril

Häufige Medikamente mit Ramipril

- RamiLich
- Ramipril-1 A Pharma
- Ramipril AbZ
- Ramipril HEXAL
- Ramipril-PUREN
- Ramipril AL
- Ramipril-ratiopharm
- Delix/-protect
- Ramipril STADA
- Ramipril-CT

Die aufgezählten Medikamente sind die häufigsten Präparate des Arzneistoffs Ramipril. Sie sind, wenn sie in gleicher Dosis vorliegen, gegeneinander austauschbar. Sie sind keine Empfehlungen, sondern dienen lediglich als
Beispiele.

Ramipril gehört zu den sogenannten **ACE-Hemmern.** Diese Arzneistoff-
Gruppe ist erkennbar an der Namensendung **-pril**. In diese Gruppe gehören somit auch Lisinopril (Abschn. 2.1.4.2) und Enalapril (Abschn. 2.1.4.1).
Alle Arzneistoffe aus dieser Gruppe haben eine gleiche Wirkweise und die
gleichen Nebenwirkungen.

Wichtig

Ramipril ist ein sicherer, wirksamer und lang erprobter Arzneistoff für die Behandlung von Bluthochdruck und Herzschwäche.

Wie wirkt Ramipril?

Bei Ramipril handelt es sich um einen sogenannten „ACE-Hemmer". ACE-
Hemmer verhindern die Herstellung eines Botenstoffs, der die Blutgefäße
verengt. Wenn die Blutgefäße sich verengen, steigt der Blutdruck. Das ist
auf Dauer belastend für das Herz. Bei der Einnahme von Ramipril bleiben
die Blutgefäße weit, der **Blutdruck** sinkt. Dies schützt sowohl die Blutgefäße als auch das Herz.

Gut zu wissen

Ab Blutdruckwerten, die dauerhaft über 140/90 mmHg liegen, spricht man von
Bluthochdruck. Aber wie kommt es überhaupt zu Bluthochdruck? Es gibt für die
Entstehung nicht die eine Ursache. Vielmehr ist es ein Zusammenspiel aus verschiedenen Faktoren, die die Entstehung eines Bluthochdrucks begünstigen, da sie
einen schädigenden Einfluss auf die Blutgefäße oder das Herz haben. Dazu zählen
vor allem Übergewicht, Rauchen (Nikotin), der Konsum von Alkohol, eine unbehandelte Zuckerkrankheit (Diabetes), erhöhtes Lebensalter und Stress. Hoher Blutdruck belastet die Blutgefäße und das Herz. Gefährliche Folgeerkrankungen sind
vor allem Herzinfarkt, Herzversagen, Schlaganfall und Nierenversagen. Daher ist
es wichtig, Bluthochdruck konsequent zu behandeln, auch wenn Sie durch den
Bluthochdruck erstmal keine Beschwerden haben. Es gibt viele Arzneistoffe, die
auf unterschiedliche Weise wirken, sodass für jede Person eine gute Behandlungsmöglichkeit gefunden werden kann. Ein weiterer wichtiger Aspekt ist die Änderung
des Lebensstils. Genauso wie es schädigende Faktoren gibt, gibt es auch Faktoren,
die sich positiv auf den Blutdruck auswirken. Dazu gehören Gewichtsreduktion,
körperliche Aktivität, gesunde Ernährung, Verzicht auf Rauchen und Alkohol
sowie Stressreduktion. Es gibt viele Hilfsmöglichkeiten, die auch zum Teil von den

Krankenkassen unterstützt werden. Sprechen Sie Ihren Hausarzt darauf an; er wird Ihnen bei der Änderung Ihres Lebensstils zur Seite stehen.

Bei welchen Beschwerden hilft Ramipril?

Ramipril wird eingesetzt zur dauerhaften Behandlung von **Bluthochdruck** (arterielle Hypertonie) und **Herzschwäche** (Herzinsuffizienz). Grundsätzlich hat Ramipril einen schützenden Effekt auf das Herz, die Blutgefäße und die Nieren, was bei der Behandlung von Bluthochdruck und der Vorbeugung von Folgeerkrankungen sehr vorteilhaft ist.

Außerdem kann Ramipril **nach einem Herzinfarkt** angewendet werden.

Ramipril kann angewendet werden zur **Behandlung von Nierenerkrankungen** mit oder ohne weitere Erkrankungen wie der Zuckerkrankheit (Diabetes mellitus) oder Bluthochdruck.

Was muss unbedingt beachtet werden?

1. Einnahme und Dosierung

Wichtig bei der Einnahme von Ramipril ist, dass die **Dosis** zu Beginn **langsam gesteigert** wird, bis der Ziel-Blutdruck erreicht ist.

Die Dosierung von Ramipril ist abhängig von der zugrunde liegenden Erkrankung.

Ramipril wird zu **Behandlungsbeginn** in einer Dosis von einmal täglich 1,25 mg bis 2,5 mg morgens eingenommen. Nach 2 bis 4 Wochen kann die Dosis verdoppelt werden, bis der Blutdruck ausreichend gesenkt werden konnte oder die **maximale Dosis** von **10 mg** pro Tag erreicht ist.

Meist wird Ramipril nur einmal täglich eingenommen. Bei Herzschwäche (Herzinsuffizienz) kann die Tagesdosis von Ramipril auch aufgeteilt werden, sodass es morgens und abends eingenommen wird.

Ramipril kann unabhängig von den Mahlzeiten mit Wasser eingenommen werden. Es sollte jedoch **täglich um die gleiche Zeit** eingenommen werden.

Bei Menschen **über 65 Jahren,** Menschen mit **eingeschränkter Nierenfunktion** oder **Herzschwäche** muss die Dosis besonders vorsichtig gesteigert werden, da es bei einer zu hohen Dosis zu einem Blutdruckabfall kommen kann.

Wenn Ihre **Leber** nur eingeschränkt funktioniert, beträgt die maximale Dosis von Ramipril 2,5 mg pro Tag.

Ramipril kann bei mangelndem Therapieerfolg, das heißt, wenn der Blutdruck weiterhin zu hoch ist, gut mit anderen blutdrucksenkenden

Arzneistoffen kombiniert werden. Zum Beispiel sind Kombinationen mit HCT (Abschn. 2.7.2.1) oder Lercanidipin (Abschn. 2.1.1.2) häufig. Ramipril in Kombination mit HCT gehört zu den am meisten verschriebenen Arzneistoffkombinationen und hat in diesem Buch einen eigenen Steckbrief (Ramipril und HCT (Abschn. 2.1.4.4)). Wenn Sie die Arzneistoffkombination aus Ramipril und HCT einnehmen, lesen Sie bitte auch die Einzel-Steckbriefe zu Ramipril und HCT.

2. Unerwünschte Wirkungen (Nebenwirkungen)
Sehr häufige Nebenwirkungen: (≥10 von 100)
Keine

Häufige Nebenwirkungen: (1–10 von 100)
Unter der Einnahme von Ramipril, sowie allen anderen ACE-Hemmern, kann es zu Reizhusten kommen. Dieser Reizhusten ist meist nur vorübergehend und kein Grund zum Absetzen. Wenn es bei Ihnen unter der Einnahme von Ramipril zu starkem Reizhusten kommt, besprechen Sie dies mit Ihrem Arzt. Ein anderer Arzneistoff zur Behandlung von Bluthochdruck kann für Sie besser sein,, zum Beispiel Candesartan (Abschn. 2.1.3.1). Dieser Arzneistoff gehört zu einer anderen Arzneistoffgruppe, nämlich den Angiotensinrezeptorblockern, auch als Sartane bezeichnet, und verursacht keinen Reizhusten.

Es kann unter der Einnahme von Ramipril zu **erhöhten Kaliumwerten im Blut** kommen. Gegebenenfalls muss der Kaliumwert bei Ihnen mittels einer Blutentnahme überprüft werden.

Des Weiteren kann es zu unerwünschten Wirkungen kommen wie **Kopfschmerzen, Schwindel, Magen- und Darmbeschwerden.**

Außerdem kann es bei einer Einnahme von Ramipril zu Hautrötungen, Muskelkrämpfen und Muskelschmerzen sowie zu Müdigkeit kommen.

Weitere wichtige Nebenwirkungen
Bei älteren Personen kann es durch die Einnahme von Ramipril zu einem **Mangel an Natrium** im Blut kommen. Auch dieser Wert muss gegebenenfalls regelmäßig mittels einer Blutentnahme überprüft werden.

Wenn Sie wegen einer **Zuckerkrankheit (Diabetes mellitus)** behandelt werden, kann es sein, dass Ramipril die Wirkung Ihrer Diabetes-Medikamente verstärken kann. Es kann also zu einer Unterzuckerung kommen. Messen Sie vor allem am Anfang der Therapie mit Ramipril regelmäßig Ihren Blutzuckerspiegel.

Achtung

Unter der Einnahme von Ramipril kann es in seltenen Fällen zu **Schwellungen im Gesicht Hals, Zunge, Lippen und/oder Kehlkopf** kommen. Wenn Sie nach der Einnahme von Ramipril eine Schwellung im Gesicht oder Hals bemerken, nehmen Sie Ramipril auf keinen Fall weiter ein und suchen Sie dringend einen **Arzt** auf. Ein Zuschwellen der Atemwege ist sehr selten, kann jedoch zu einer lebensbedrohlichen **Atemnot** führen. Das ist ein Notfall, rufen Sie den Rettungsdienst **(112)**.

Wenn bei Ihnen nach der Einnahme von Ramipril oder einem anderen ACE-Hemmer diese gefährlichen Nebenwirkungen schon einmal aufgetreten sind, dürfen Sie nie wieder Ramipril oder einen anderen ACE-Hemmer einnehmen. Diese Reaktion kann bei Ihnen bei allen ACE-Hemmern auftreten.

Aber kein Grund zur Sorge: es gibt Alternativen zu den ACE-Hemmern. Sie bekommen stattdessen von Ihrem Arzt einen Angiotensinrezeptorblocker wie Candesartan (Abschn. 2.1.3.1) verschrieben. Diese Arzneistoffe haben eine genauso gute Wirkung wie die ACE-Hemmer, aber kein Risiko für Gesichtsschwellungen.

Wenn Sie einen **ACE-Hemmer gut vertragen,** besteht keine Notwendigkeit, dass Ihr Arzt Sie auf einen Angiotensinrezeptorblocker umstellt.

---

3. Wechselwirkungen mit anderen Arzneistoffen
Kaliumsalze, Kaliumsparende Diuretika (Eplerenon, Spironolacton, Triamteren, Amilorid)

Bei gleichzeitiger Anwendung mit Ramipril kann es zu einem Anstieg des Kaliumwerts im Blut kommen. Ein zu hoher Kaliumwert kann zu Herzrhythmusstörungen führen. Eine Kombination sollte daher vermieden werden.

NSAR wie ASS hochdosiert (Abschn. 2.2.1.1), Ibuprofen (Abschn. 2.4.1.2), Diclofenac (Abschn. 2.4.1.1)

Werden ASS (hochdosiert), Ibuprofen oder Diclofenac gemeinsam mit Ramipril eingenommen, schwächen Sie die blutdrucksenkende Wirkung von Ramipril ab. Die regelmäßige oder länger andauernde gemeinsame Einnahme sollte daher vermieden werden.

Lithium

Lithium wird vom Psychiater zur Behandlung der bipolaren Störung (manisch-depressive Erkrankung) verschrieben. Es soll nicht oder nur mit besonderer Vorsicht mit Ramipril angewendet werden.

4. Gegenanzeigen

In der **Schwangerschaft** dürfen Sie Ramipril nicht einnehmen, da es durch die Einnahme von ACE-Hemmern zu Nierenfehlbildungen des ungeborenen Kindes kommen kann. Unter der Einnahme von Ramipril müssen Sie eine konsequente Verhütung sicherstellen. Zur Behandlung von Bluthochdruck in der Schwangerschaft sind Alpha-Methyldopa und Metoprolol (Abschn. 2.1.2.2) besser geeignet.

In der **Stillzeit** sollte die Einnahme von Ramipril nur erfolgen, wenn besser erprobte Arzneistoffe in der Stillzeit nicht eingenommen werden können.

Sie dürfen Ramipril nicht einnehmen, wenn Sie schon einmal **mit Schwellungen im Gesicht oder Hals** auf einen Arzneistoff aus der Gruppe der ACE-Hemmer reagiert haben. Dazu gehören: Ramipril, Enalapril (Abschn. 2.1.4.1) und Lisinopril (Abschn. 2.1.4.2).

Sie dürfen Ramipril nicht einnehmen, wenn bei Ihnen eine sogenannte „beidseitige Nierenarterienstenose" vorliegt, das heißt, wenn die Blutgefäße der Nieren stark verengt sind.

5. Alternativen
Bei Lieferengpässen von Ramipril können folgende Arzneistoffe alternativ angewendet werden: Lisinopril (Abschn. 2.1.4.2), Enalapril (Abschn. 2.1.4.1).

Merke
- Ramipril gehört zu den sogenannten **ACE-Hemmern.**
- Es wird eingesetzt zur Behandlung von **Bluthochdruck, Herzschwäche,** nach einem **Herzinfarkt** und bei **Nierenerkrankungen.**
- Zu den wichtigsten Nebenwirkungen von Ramipril zählen Reizhusten und Gesichtsschwellungen.
  Reizhusten tritt häufig auf, ist jedoch ungefährlich.
  Gesichtsschwellungen treten selten auf, können jedoch sehr gefährlich sein. Treten bei Ihnen Schwellungen im Gesicht auf, nehmen Sie Ramipril nicht weiter ein und suchen Sie direkt einen Arzt auf.

2.1.4.4 Arzneistoff-Kombination: Ramipril und Hydrochlorothiazid (HCT)

Häufige Medikamente mit Ramipril und Hydrochlorothiazid

- RamiLich comp
- Ramiplus AL
- Ramipril-1 A Pharma plus
- Ramipril comp AbZ
- Ramipril-ratiopharm comp

- Ramipril HEXAL comp
- Delix plus
- Ramipril-comp PUREN
- Ramiplus STADA
- Ramiclair plus

Die aufgezählten Medikamente sind die häufigsten Präparate, die die Arzneistoffkombination aus Ramipril und Hydrochlorothiazid enthalten. Sie sind, wenn sie in gleicher Dosis vorliegen, gegeneinander austauschbar. Die hier aufgezählten Präparate sind keine Empfehlungen, sondern dienen lediglich als Beispiele.

Die in einer Tablette enthaltenen Arzneistoffe Ramipril (Abschn. 2.1.4.3) und Hydrochlorothiazid (kurz: HCT) (Abschn. 2.7.2.1) werden häufig miteinander kombiniert. Sie haben beide eine blutdrucksenkende Wirkung und ergänzen sich bezüglich ihrer Nebenwirkungen (keine Beeinflussung des Mineralstoffhaushaltes, genauer des Kaliumhaushaltes).

Wichtig

Bei der Arzneistoffkombination aus Ramipril und HCT handelt es sich um eine sichere und wirksame Arzneistoffkombination zur Behandlung von Bluthochdruck.

Wie wirken Ramipril und HCT?

Ramipril wirkt gefäßerweiternd und senkt dadurch den **Blutdruck. Hydrochlorothiazid (HCT)** gehört zu den sogenannten Diuretika (umgangssprachlich ‚Entwässerungstabletten' genannt) und wirkt ebenfalls gefäßerweiternd, führt aber auch zu einer vermehrten Ausscheidung von Wasser und Mineralstoffen. Insgesamt wirkt HCT also **blutdrucksenkend** und **vermindert Wassereinlagerungen** (Ödeme) in den Unterschenkeln und der Lunge.

Warum werden diese beiden Arzneistoffe kombiniert?

Beide Arzneistoffe sind häufige Arzneistoffe zur Senkung von zu hohem Blutdruck. Sie werden kombiniert, wenn Ramipril oder HCT allein den Blutdruck nicht ausreichend senken. Der Vorteil der Kombination dieser beiden Arzneistoffe darüber hinaus ist, dass der Kaliumspiegel im Blut in einem normalen Bereich gehalten werden kann. Unter der Einnahme von

Ramipril kann es zu einem zu hohen Kaliumgehalt im Körper kommen. Diese Nebenwirkung kann zu Herzrhythmusstörungen führen. Hydrochlorothiazid hingegen bewirkt einen Kaliumverlust, d. h. es ist weniger Kalium im Blut messbar. HCT wirkt also der unerwünschten Wirkung von Ramipril entgegen. Durch die Kombination von Ramipril und HCT kann also der **Kaliumspiegel im normalen Bereich** gehalten und eine **gute blutdrucksenkende Wirkung** erzielt werden.

Wenn diese beiden Arzneistoffe nicht genügen, um den Blutdruck ausreichend zu senken, können sie mit weiteren blutdrucksenkenden Arzneistoffen kombiniert werden.

Gut zu wissen

Ab Blutdruckwerten, die dauerhaft über 140/90 mmHg liegen, spricht man von Bluthochdruck. Aber wie kommt es überhaupt zu Bluthochdruck? Es gibt für die Entstehung nicht die eine Ursache. Vielmehr ist es ein Zusammenspiel aus verschiedenen Faktoren, die die Entstehung eines Bluthochdrucks begünstigen, da sie einen schädigenden Einfluss auf die Blutgefäße oder das Herz haben. Dazu zählen vor allem Übergewicht, Rauchen (Nikotin), der Konsum von Alkohol, eine unbehandelte Zuckerkrankheit (Diabetes), erhöhtes Lebensalter und Stress. Hoher Blutdruck belastet die Blutgefäße und das Herz. Gefährliche Folgeerkrankungen sind vor allem Herzinfarkt, Herzversagen, Schlaganfall und Nierenversagen. Daher ist es wichtig, Bluthochdruck konsequent zu behandeln, auch wenn Sie durch den Bluthochdruck erst einmal keine Beschwerden haben. Es gibt viele Arzneistoffe, die auf unterschiedliche Weise wirken, sodass für jede Person eine gute Behandlungsmöglichkeit gefunden werden kann. Ein weiterer wichtiger Aspekt ist die Änderung des Lebensstils. Genauso wie es schädigende Faktoren gibt, gibt es auch Faktoren, die sich positiv auf den Blutdruck auswirken. Dazu gehören Gewichtsreduktion, körperliche Aktivität, gesunde Ernährung, Verzicht auf Rauchen und Alkohol, sowie Stressreduktion. Es gibt viele Hilfsmöglichkeiten, die auch zum Teil von den Krankenkassen unterstützt werden. Sprechen Sie Ihren Hausarzt darauf an; er wird Ihnen bei der Änderung Ihres Lebensstils zur Seite stehen.

Bei welchen Beschwerden hilft die Arzneistoffkombination aus Ramipril und HCT?

Die Arzneistoffkombination aus Ramipril und Hydrochlorothiazid (HCT) wird eingesetzt gegen **Bluthochdruck.** Die Arzneistoffkombination kommt dann zum Einsatz, wenn einer der Wirkstoffe allein den Blutdruck nicht ausreichend senkt. Ramipril ist ein sogenannter ACE-Hemmer, HCT gehört in die Gruppe der Diuretika.

Was muss unbedingt beachtet werden?

1. Einnahme und Dosierung

Diese Arzneistoffkombination wird **einmal täglich,** am besten morgens, eingenommen. Dies kann **unabhängig von den Mahlzeiten** erfolgen. Wichtig ist, dass Sie die Tablette immer **zur gleichen Uhrzeit** einnehmen.

Zu **Beginn** der Behandlung wird eine **möglichst niedrige Dosis** eingenommen. Wenn der Blutdruck dadurch noch nicht ausreichend gesenkt werden konnte, kann Ihr Arzt die Dosis gegebenenfalls erhöhen oder einen weiteren Arzneistoff zur Senkung des Blutdrucks verordnen. Bei älteren Menschen (über 65 Jahre) muss die Dosis besonders vorsichtig gesteigert werden.

Wenn Sie eine **leichte bis mittlere Leber-** oder **Nierenfunktionsstörung** haben, muss die Dosis gegebenenfalls angepasst werden.

Die Kombinationspräparate aus Ramipril und HCT sind in folgenden Dosierungen erhältlich:

- Ramipril 2,5 mg und HCT 12,5 mg
- Ramipril 5 mg und HCT 25 mg

Vor einer Operation kann es sein, dass Sie die Arzneistoffkombination aus Ramipril und HCT nicht einnehmen dürfen. Dies teilt Ihnen der zuständige Anästhesist (Narkosearzt) in einem Vorgespräch mit. Alle Ärzte müssen also unbedingt über die Medikamente, die Sie einnehmen, Bescheid wissen.

2. Unerwünschte Wirkungen (Nebenwirkungen)

Die Nebenwirkungen, die bei der Arzneistoffkombination aus Ramipril und HCT auftreten können, sind die gleichen wie auch bei den einzelnen enthaltenen Arzneistoffen **Ramipril** (Abschn. 2.1.4.3) und **HCT** (Abschn. 2.7.2.1). Lesen Sie die Nebenwirkungen bitte in den Einzelsteckbriefen nach.

Das Auftreten von **zu hohen oder zu niedrigen Kaliumwerten** im Blut ist durch diese Arzneistoffkombination deutlich **seltener** als bei der Einnahme von Ramipril oder HCT allein.

Zu Beginn der Behandlung mit dieser Arzneistoffkombination müssen Ihre **Nierenwerte** eventuell regelmäßig überprüft werden. Außerdem werden Ihre **Blutsalze** (z. B. Natrium und Kalium) regelmäßig mittels einer Blutentnahme überprüft.

3. Wechselwirkungen mit anderen Arzneistoffen

Es gelten die gleichen Wechselwirkungen wie bei den einzelnen Arzneistoffen Ramipril (Abschn. 2.1.4.3) und HCT (Abschn. 2.7.2.1).

4. Gegenanzeigen

Sie dürfen die Arzneistoffkombination nicht einnehmen, wenn Sie eine **Überempfindlichkeit** gegen Ramipril oder Hydrochlorothiazid haben. Dazu zählt auch, wenn Sie schon einmal mit Schwellungen im Gesicht oder Hals auf einen Arzneistoff aus der Gruppe der ACE-Hemmer reagiert haben. Dazu gehören Ramipril, Enalapril (Abschn. 2.1.4.1) und Lisinopril (Abschn. 2.1.4.2).

Wenn Sie eine **schwere Nieren-** oder **Leberfunktionsstörung** haben, dürfen Sie Ramipril und HCT nicht einnehmen.

Bei einer **eingeschränkten Nierenfunktion** kann die Wahl eines anderen blutdrucksenkenden Arzneistoffs sinnvoll sein. HCT gehört zu den „Thiaziddiuretika", bei eingeschränkter Nierenfunktion werden jedoch meist sogenannte Schleifendiuretika (z. B. Furosemid (Abschn. 2.7.1.1) oder Torasemid (Abschn. 2.7.1.2)) bevorzugt.

In der **Schwangerschaft** dürfen Sie die Arzneistoffkombination Ramipril und HCT nicht einnehmen. Besser geeignete Arzneistoffe zur Behandlung von Bluthochdruck in der Schwangerschaft sind Alpha-Methyldopa und Metoprolol (Abschn. 2.1.2.2).

In der **Stillzeit** wird die Einnahme der Arzneistoffe Ramipril und HCT nicht empfohlen.

Merke

- Die Arzneistoffkombination aus Ramipril und HCT wird eingesetzt zur Senkung des Blutdrucks bei Bluthochdruck, wenn ein Arzneistoff allein den Blutdruck nicht ausreichend senkt.
- Es bestehen die gleichen unerwünschten Wirkungen wie bei den einzelnen Arzneistoffen Ramipril (Abschn. 2.1.4.3) und HCT (Abschn. 2.7.2.1). Bitte lesen Sie diese in den jeweiligen Steckbriefen nach.
  Zu hohe oder zu niedrige Kaliumwerte im Blut sind bei der Kombination dieser Arzneistoffe seltener.

---

5. Alternativen

Statt Ramipril können auch andere ACE-Hemmer mit HCT kombiniert werden. Eine weitere häufige Arzneistoffkombination ist die Kombination aus HCT und Candesartan (Abschn. 2.1.3.1).

2.1.5 Reserve-Blutdrucksenker

2.1.5.1 Arzneistoff: Moxonidin

Häufige Medikamente mit Moxonidin

- Moxonidin Heumann
- Moxonidin-1 A Pharma
- Moxonidin AL
- Moxonidin AAA Pharma
- Moxonidin AbZ
- Moxonidin HEXAL
- Moxonidin STADA
- Moxonidin-ratiopharm
- Moxonidin- CT
- Physiotens

Die aufgezählten Medikamente sind die häufigsten Präparate des Arzneistoffs Moxonidin. Sie sind, wenn sie in gleicher Dosis vorliegen, gegeneinander austauschbar. Sie sind keine Empfehlungen, sondern dienen lediglich als Beispiele.

Wichtig

Moxonidin ist ein sicherer, wirksamer und lang erprobter Arzneistoff für die Behandlung von Bluthochdruck, der nicht mit ACE-Hemmern, Angiotensinrezeptorblockern, Betablockern, Calciumantagonisten und Diuretika behandelt werden kann.

Er wird aufgrund der Nebenwirkungen (vor allem Schläfrigkeit) als Reservearzneistoff bei therapieresistentem Bluthochdruck angewendet.

Wie wirkt Moxonidin?

Moxonidin wirkt am vegetativen Nervensystem, genauer gesagt **hemmt** es den **Sympathikus.** Normalerweise führt der Sympathikus unter anderem zu einem Anstieg des Pulses und des Blutdrucks. Moxonidin hemmt den Sympathikus und führt so zu einer **Blutdrucksenkung** und zu einem **niedrigeren Puls** (Herzschläge pro Minute).

Gut zu wissen

Ab Blutdruckwerten, die dauerhaft über 140/90 mmHg liegen, spricht man von Bluthochdruck. Aber wie kommt es überhaupt zu Bluthochdruck?

Es gibt für die Entstehung nicht die eine Ursache. Vielmehr ist es ein Zusammenspiel aus verschiedenen Faktoren, die die Entstehung eines Bluthochdrucks begünstigen, da sie einen schädigenden Einfluss auf die Blutgefäße oder das Herz haben. Dazu zählen vor allem Übergewicht, Rauchen (Nikotin), der Konsum von Alkohol, eine unbehandelte Zuckerkrankheit (Diabetes), erhöhtes Lebensalter und Stress.

Hoher Blutdruck belastet die Blutgefäße und das Herz. Gefährliche Folgeerkrankungen sind vor allem Herzinfarkt, Herzversagen, Schlaganfall und Nierenversagen

Daher ist es wichtig Bluthochdruck konsequent zu behandeln, auch wenn Sie durch den Bluthochdruck erst einmal keine Beschwerden haben. Es gibt viele Arzneistoffe, die auf unterschiedliche Weise wirken, sodass für jede Person eine gute Behandlungsmöglichkeit gefunden werden kann.

Ein weiterer wichtiger Aspekt ist die Änderung des Lebensstils. Genauso wie es schädigende Faktoren gibt, gibt es auch Faktoren, die sich positiv auf den Blutdruck auswirken. Dazu gehören Gewichtsreduktion, körperliche Aktivität, gesunde Ernährung, Verzicht auf Rauchen und Alkohol sowie Stressreduktion. Es gibt viele Hilfsmöglichkeiten, die auch zum Teil von den Krankenkassen unterstützt werden. Sprechen Sie Ihren Hausarzt darauf an; er wird Ihnen bei der Änderung des Lebensstils zur Seite stehen.

Das vegetative Nervensystem

Das vegetative Nervensystem ist ein eigenständiges Nervensystem. Es beeinflusst viele verschiedene Organe (z. B. Herz, Lunge, Magen-Darm-Trakt) und passt sie automatisch an die aktuelle Lebenssituation an. Es gibt zwei Anteile des vegetativen Nervensystems, den Sympathikus und den Parasympathikus. Häufig haben sie entgegengesetzte Funktionen.

Das vegetative Nervensystem spielte schon beim Urmenschen eine wichtige Rolle. Der Sympathikus war aktiv, wenn der Urmensch vor einem Säbelzahntiger fliehen musste. Er ist dazu da, den Körper in Alarmbereitschaft zu versetzen. Wenn der Körper unter Stress steht, ist der Sympathikus auch heute noch aktiv und steigert die Leistungsfähigkeit in Belastungssituationen.

Der Parasympathikus ist für Entspannung und Erholung zuständig. Er ist aktiv, wenn wir in Sicherheit sind und füllt unsere Reserven auf. Diese beiden Systeme waren früher überlebensnotwendig. Heute sind sie immer noch wichtig, um den Körper an aktuelle Lebenslagen anzupassen. Jedoch gibt es auch einige Probleme, die dieses uralte Nervensystem mit sich bringt. Wenn wir, zum Beispiel bei der Arbeit, gestresst sind, reagiert immer noch der Sympathikus und versetzt uns in Alarmbereitschaft, als müssten wir jeden Moment vor einem Säbelzahntiger fliehen oder ein Mammut erlegen.

Das erklärt unter anderem, warum dauerhafter Stress nicht gut für unseren Körper ist. Was hat das Ganze jetzt in diesem Kapitel verloren? Moxonidin wirkt am vegetativen Nervensystem, genauer gesagt hemmt es den Sympathikus. Normalerweise führt der Sympathikus unter anderem zu einem Anstieg des Pulses und des Blutdrucks. Moxonidin hemmt den Sympathikus und führt so zu einer Blutdrucksenkung und zu einem niedrigeren Puls.

Bei welchen Beschwerden hilft Moxonidin?

Moxonidin wird eingesetzt bei einem Bluthochdruck, der sich durch andere blutdrucksenkende Arzneistoffe (Betablocker, Calciumantagonisten, Diuretika, ACE-Hemmer, Sartane) nicht gut einstellen lässt und gilt somit als **Reservearzneistoff** bei Bluthochdruck.

Was muss unbedingt beachtet werden?

1. Einnahme und Dosierung

Moxonidin wird **ein- und ausschleichend** dosiert. Dies bedeutet, dass die Behandlung mit einer niedrigen Dosis begonnen und dann langsam gesteigert wird, bis der Blutdruck ausreichend gesenkt oder die höchste Tagesdosis erreicht wurde. Setzen Sie Moxonidin nicht abrupt ab, sondern reduzieren Sie die Dosis schrittweise, um die Therapie gegebenenfalls zu beenden.

Moxonidin wird **morgens** mit einem Glas Wasser zum oder nach dem Frühstück eingenommen.

Begonnen wird meist mit einer Dosis von 0,2 mg pro Tag. Die **maximale Tagesdosis** beträgt **0,6 mg.** Die maximale Einzeldosis beträgt 0,4 mg. Wenn Sie eine höhere Dosis Moxonidin einnehmen (also mehr als 0,4 mg pro Tag), wird die Dosis aufgeteilt und morgens und abends eingenommen.

Bei **eingeschränkter Nierenfunktion** wird die Dosis von Moxonidin angepasst.

2. Unerwünschte Wirkungen (Nebenwirkungen)

Sehr häufige Nebenwirkungen: (≥10 von 100)

Unter Einnahme von Moxonidin kann es zu **Mundtrockenheit** kommen.

Häufige Nebenwirkungen: (1–10 von 100)

Unter Einnahme von Moxonidin kann es zu **Schlafstörungen, Schwäche** und **Kopfschmerzen** kommen. Außerdem kann es sein, dass Sie sich **benommen** fühlen oder Ihnen **schwindelig** ist. Diese Beschwerden treten jedoch meist nur in den ersten Wochen nach Behandlungsbeginn auf.

Auch **Magen-Darm-Beschwerden** und Rückenschmerzen können unter der Einnahme von Moxonidin auftreten.

Es kann zu **allergischen Hautreaktionen** kommen. Treten diese bei Ihnen auf, suchen Sie bitte einen Arzt auf. Gegebenenfalls muss ein Arzneistoffwechsel erfolgen.

3. Wechselwirkungen mit Alkohol und Arzneistoffen
Andere blutdrucksenkende Arzneistoffe
Wird Moxonidin gemeinsam mit anderen Arzneistoffen gegen Bluthochdruck kombiniert, verstärkt sich die Wirkung. Es kann zu einer zu starken Senkung des Blutdrucks kommen.

Antidepressiva
Die blutdrucksenkende Wirkung von Moxonidin sinkt bei gleichzeitiger Einnahme von sogenannten trizyklischen Antidepressiva. Die dämpfende Wirkung erhöht sich jedoch. Eine Kombination dieser Arzneistoffe soll daher vermieden werden. Zu den trizyklischen Antidepressiva gehören: Amitriptylin, Doxepin, Imipramin, Clomipramin, Nortriptylin, Trimipramin.

Alkohol
Alkoholkonsum erhöht die dämpfende, schläfrig machende Wirkung von Moxonidin. Eine Kombination von Moxonidin und Alkohol soll daher vermieden werden.

4. Gegenanzeigen
Bei **Überempfindlichkeit** gegen Moxonidin darf Moxonidin nicht eingenommen werden.

Moxonidin darf nicht eingesetzt werden bei einer **Herzschwäche** (Herzinsuffizienz).

Bei **niedrigem Puls** (<50 Schläge pro Minute) dürfen Sie Moxonidin nicht einnehmen.

Bei einem **AV-Block** dürfen Sie Moxonidin nicht einnehmen. Ein AV-Block ist eine Reizweiterleitungsstörung im Herzen. Diese kann mittels einer EKG-Untersuchung festgestellt werden.

Moxonidin soll nicht in der **Schwangerschaft oder Stillzeit** angewendet werden, da es dafür nicht ausreichend erforscht ist. Besser geeignete Arzneistoffe zur Behandlung von Bluthochdruck in der Schwangerschaft und Stillzeit sind Alpha-Methyldopa und Metoprolol (Abschn. 2.1.2.2).

5. Alternativen
Bei Lieferengpässen von Moxonidin kann gegebenenfalls auf folgende Arzneistoffe ausgewichen werden: Clonidin, Alpha-Methyldopa.

> **Merke**
>
> - Moxonidin wird eingesetzt als Reservearzneistoff bei bisher nicht ausreichend behandeltem Bluthochdruck.
> - Es wirkt am vegetativen Nervensystem. Zu den Nebenwirkungen gehören vor allem Müdigkeit, Benommenheit und Mundtrockenheit.

2.2 Erkrankungen der Gefäße (Thrombosen und Embolien)

2.2.1 Plättchenhemmer

2.2.1.1 Arzneistoff: Acetylsalicylsäure (ASS)

Häufige Medikamente mit ASS

- ASS 100/-protect-1 A Pharma
- ASS Dexcel 100/-protect
- ASS AbZ protect/-TAH
- ASS AL TAH/-protect
- ASS TAD protect
- Herz ASS/ASS-TAH -ratiopharm
- ASS Fair-Med/Medbond 100
- ASS 100 HEXAL/-protect
- Aspirin N/-protect
- ASS STADA 100

Die aufgezählten Medikamente enthalten den Arzneistoff Acetylsalicylsäure (ASS). Sie sind nur Beispiele und keine Empfehlung. Die ASS-Präparate können gegeneinander ausgetauscht werden, wenn sie in gleicher Dosierung vorliegen.

Von dem Medikament **Aspirin** haben Sie sicherlich schon einmal gehört. Aspirin ist ein bekanntes Schmerzmittel, jedoch handelt es sich bei dem Namen Aspirin um einen Markennamen und nicht um den enthaltenen Arzneistoff. Der Arzneistoff, der in Aspirin enthalten ist, heißt Acetylsalicylsäure, kurz: ASS. Er kann gegen Schmerzen oder zur Hemmung der Blutgerinnung eingesetzt werden.

> **Wichtig**
>
> ASS in niedriger Dosis ist ein sicherer, wirksamer und lang erprobter Arzneistoff für die Vorbeugung von Blutgerinnseln.
> ASS in hoher Dosis kann zur Behandlung von Schmerzen eingesetzt werden. Dies ist jedoch aufgrund der Nebenwirkungen nicht empfehlenswert.

Wie wirkt ASS?

ASS hat je nach Dosierung eine unterschiedliche Wirkungsweise und wird daher auch bei unterschiedlichen Erkrankungen eingesetzt.

1. ASS als Plättchenhemmer

ASS **verhindert** die **Verklumpung von Blutplättchen** (Thrombozyten). Daher wird ASS auch als Plättchenhemmer bezeichnet (medizinischer Fachbegriff: Thrombozytenaggregationshemmer, TAH). Das Verklumpen der Blutplättchen ist ein natürlicher Prozess, um Blutungen zu stillen. Wenn ein Blutgefäß verletzt ist, blutet es. Um die Blutung zu stoppen, verklumpen die Blutplättchen und bilden einen Pfropf, der die defekte Stelle verstopft. Diesen Blutpropf nennt man auch Blutgerinnsel. Die Blutung ist gestillt.

Bei einer vorbestehenden **Verkalkung der Blutgefäße (Arteriosklerose)** kann es vermehrt zur Bildung von Blutgerinnseln innerhalb eines Blutgefäßes kommen. Das Blutgefäß verstopft. Die Organe, die hinter dem Blutpfropf liegen, werden mit zu wenig Blut versorgt. Je nachdem, an welcher Stelle im Körper sich der Blutpfropf (= Blutgerinnsel) befindet, kommt es zu unterschiedlichen Krankheitsbildern. Geschieht es im Gehirn, kommt es zu einem Schlaganfall, liegt das Gerinnsel in den Gefäßen, die das Herz mit Blut versorgen (Herzkranzgefäße), kann es zum Herzinfarkt kommen.

Da ASS die Entstehung eines Blutpfropfes verhindert, kann es zur **Vorbeugung von Blutgerinnseln** bei bestimmten Erkrankungen **dauerhaft in niedriger Dosis** eingenommen werden.

2. ASS als Schmerzmittel

Wird **ASS hochdosiert** verabreicht, kommt zu der plättchenhemmenden Wirkung zusätzlich eine **schmerzstillende und entzündungshemmende Wirkung.** Daher wird und wurde ASS lange auch als Schmerzmittel genutzt. Dies ist jedoch **nicht empfehlenswert,** da nicht nur die schmerzstillende Wirkung von ASS eintritt, sondern eben auch die länger anhaltende pättchenhemmende Wirkung. Es kann zu schwerwiegenden Nebenwirkungen, z. B. Blutungen, kommen. Greifen Sie deswegen auf besser geeignete Schmerzmittel zurück, z. B. Ibuprofen (Abschn. 2.4.1.2), Diclofenac (Abschn. 2.4.1.1) oder Paracetamol. Bei Fragen sprechen Sie mit Ihrem Arzt oder Apotheker.

Gut zu wissen

Manchmal muss ASS vor einer Operation abgesetzt werden. Bei kleineren Operationen darf ASS häufig normal weiter eingenommen werden. Es gibt jedoch auch Operationen, bei denen ASS vorher abgesetzt werden muss. Besprechen Sie daher vor einer Operation unbedingt mit den zuständigen Ärzten, ob sie ASS vor der Operation absetzen müssen oder nicht.

Obwohl ASS als Schmerzmittel sehr bekannt ist, wird es aufgrund der erhöhten Blutungsgefahr und des erhöhten Risikos eines Magen- oder Zwölffingerdarmgeschwürs nicht mehr empfohlen. Es gibt andere Arzneistoffe, die geeigneter sind zur Behandlung von Schmerzen (z. B. Ibuprofen (Abschn. 2.4.1.2), Diclofenac (Abschn. 2.4.1.1), Paracetamol).

Bei welchen Beschwerden hilft ASS?

In **niedriger Dosis** wird ASS eingesetzt, um die Entstehung eines Blutpfropfes innerhalb des Gefäßsystems zu verhindern (Plättchenhemmer). Es wird eingenommen zur Vorbeugung eines erneuten **Herzinfarkts** und **Schlaganfalls** sowie zur Vorbeugung von Blutgerinnseln (**Thrombosen**) nach dem Einsetzen eines Stents oder nach einer OP an den Blutgefäßen (gefäßchirurgischer Eingriff). ASS wird außerdem eingesetzt bei der koronaren Herzkrankheit (**KHK**) und der peripher arteriellen Verschlusskrankheit (**pAVK**), die auch unter dem Namen ‚Schaufensterkrankheit' bekannt ist. In niedriger Dosierung (also als Plättchenhemmer) hat ASS keine schmerzstillende und entzündungshemmende Wirkung.

Auch zur Vorbeugung der **Präeklampsie** wird ASS in niedriger Dosis eingesetzt. Präeklampsie ist eine Erkrankung des Kreislaufsystems, die während einer Schwangerschaft auftreten kann. Dabei kommt es zu Bluthochdruck und weiteren Beschwerden, z. B. Eiweiß im Urin. Um bei bestimmten Risikofaktoren einer Präeklampsie vorzubeugen, kann ASS eingenommen werden.

Wenn bei Ihnen ein **Stent** eingesetzt wurde, wird ASS häufig mit anderen Plättchenhemmern kombiniert (z. B. Clopidogrel (Abschn. 2.2.1.2)). Ein Stent ist ein rohrförmiges Drahtgeflecht, das über einen Katheter in ein Blutgefäß eingesetzt wird, um es offen zu halten. Stents dienen also als „Gefäßstütze". Diese Stents können in unterschiedlichen Gefäßen eingesetzt werden, je nachdem welches Blutgefäß verengt ist. Häufig kommen Stents in den Blutgefäßen zum Einsatz, die das Herz mit Blut versorgen. Diese

Blutgefäße nennt man Herzkranzgefäße. In diesem Fall wird oft eine sogenannte **duale Plättchenhemmung** angewendet. Das heißt, Sie bekommen
zwei verschiedene Arzneistoffe, um die Blutgerinnung zu verhindern, z. B.
ASS und Clopidogrel (Abschn. 2.2.1.2). Das Risiko für Blutungen ist dem-
entsprechend höher.

ASS in **hoher Dosis** wird nur über einen kurzen Zeitraum eingenommen
zur Behandlung von akuten **leichten bis mittelgradigen Schmerzen** und
Entzündungen, z. B. bei Kopf- oder Zahnschmerzen, Migräne und bei Er-
kältungen.

In hohen Dosen ist das Auftreten von Nebenwirkungen häufiger und das
Blutungsrisiko ist erhöht. **Daher wird ASS zur Behandlung von Schmerzen oder Entzündungen nicht mehr empfohlen.**

Was muss unbedingt beachtet werden?

1. Einnahme und Dosierung
ASS in niedriger Dosis gegen die Verklumpung von Blutplättchen
ASS wird in einer Dosis von meist 100 mg pro Tag eingenommen
(75 mg bis 300 mg). Die Dosierung kann ggf. individuell angepasst werden.
ASS niedrig dosiert zur Hemmung der Blutgerinnung wird häufig **lebens-
lang** eingesetzt.

Zur Vorbeugung der **Präeklampsie** wird ASS in einer Dosis von maximal
100 mg pro Tag eingenommen.

ASS in hoher Dosis gegen Schmerzen
ASS wird gegen Schmerzen in Einzeldosen von 500 mg bis 1000 mg 2- bis
3-mal täglich über wenige Tage eingenommen. Diese Dosis ist 5–10-mal
höher als beim Einsatz von ASS zur Plättchenhemmung. In hoher Dosis
darf ASS maximal 2 Wochen eingenommen werden.

2. Unerwünschte Wirkungen (Nebenwirkungen)
Die unerwünschten Nebenwirkungen von ASS gelten sowohl für ASS als
Plättchenhemmer (niedrig dosiert) als auch für ASS als Schmerzmittel (hoch
dosiert). Das Auftreten vieler **unerwünschter Wirkungen** (Nebenwirkungen) ist jedoch **dosisabhängig** und tritt somit bei hoch dosiertem ASS häufiger auf. **Niedrig dosiertes ASS ist meist gut verträglich.**

Sehr häufige Nebenwirkungen: ($\geq$ 10 von 100)
Keine

Häufige Nebenwirkungen: (1–10 von 100)

Es kommt unter ASS-Einnahme zu einer **verlängerten Blutungszeit,** die sich sowohl nach kleineren Verletzungen (z. B. Schnitt in den Finger) als auch nach größeren Verletzungen zeigt. Außerdem kommt es auch schneller zu **Blutungen.** Dazu gehört zum Beispiel, dass man auch nach einem leichten Trauma, wie zum Beispiel das Stoßen des Arms am Türrahmen, schneller einen blauen Fleck (Hämatom) bekommt. Es kann außerdem vermehrt zu kleinsten Blutungen im Magen-Darm-Trakt kommen (sogenannte Mikroblutungen).

Unter ASS-Einnahme kann es zu **Magen-Darm-Beschwerden** kommen, z. B. Übelkeit, Erbrechen, Durchfall, Verdauungsstörungen.

Weitere wichtige Nebenwirkungen

Außerdem kann es unter ASS-Einnahme zu **Magenschleimhautentzündung** oder zum **Magengeschwür** kommen. Bei hochdosierter ASS-Einnahme gegen Schmerzen ist daher eine kurze Einnahmedauer wichtig.

Wenn Sie ASS langfristig niedrigdosiert zur Plättchenhemmung einnehmen, kann es durchaus empfehlenswert sein, dauerhaft einen sogenannten Magenschutz einzunehmen. Unter Magenschutz versteht man Arzneistoffe wie Pantoprazol (Abschn. 2.3.2.1.3) oder Omeprazol (Abschn. 2.3.2.1.2). Da auch die Arzneistoffe zum Magenschutz unerwünschte Wirkungen haben können, lohnt es sich, am Anfang auszuprobieren, ob Sie überhaupt eine Magenschutz-Tablette benötigen. Ihr Arzt wird das individuell mit Ihnen entscheiden.

ASS kann ein bestehendes **Asthma bronchiale** verschlechtern. Dies wird häufig als **Analgetika-Asthma** bezeichnet. Dieser Begriff ist jedoch missverständlich. Erstens löst ASS kein Asthma aus, sondern kann es lediglich verschlechtern. Zweitens bezieht sich das Analgetika-Asthma nicht auf alle Analgetika (= Schmerzmittel), sondern nur auf Schmerzmittel, die einen ähnlichen Wirkmechanismus im Körper haben. Dazu zählen Ibuprofen (Abschn. 2.4.1.2), Diclofenac (Abschn. 2.4.1.1) und eben ASS.

Achtung

Bei **ungewöhnlichen Blutungen** (Bluthusten, Blut in Erbrochenem oder Urin, schwarzer Stuhl) oder Anzeichen einer **allergischen Reaktion** (plötzliches Keuchen, Anschwellen von Lippen oder Gesicht, Hautausschlag, Ohnmacht, Schluckbeschwerden) soll die Therapie mit ASS abgebrochen und sofort ein **Arzt** aufgesucht werden.

---

3. Wechselwirkungen mit anderen Arzneistoffen
Methotrexat
Bei gleichzeitiger Einnahme steigt das Auftreten von Nebenwirkungen stark an. Die gleichzeitige Einnahme soll unbedingt vermieden werden.

Ibuprofen (Abschn. 2.4.1.2)
ASS hochdosiert darf nicht mit Ibuprofen kombiniert werden.

Bei niedrigdosiertem ASS müssen folgende Einnahmeabstände beachtet werden: Ibuprofen sollte 2 h nach oder 8 h vor ASS-Einnahme eingenommen werden.

Es besteht jedoch ein erhöhtes Risiko für Magengeschwüre oder Blutungen im Magen-Darm-Trakt. Eine dauerhafte oder regelmäßige Einnahme von Ibuprofen und ASS sollte daher vermieden werden.

Diclofenac (Abschn. 2.4.1.1)
ASS in hoher Dosis darf nicht mit Diclofenac kombiniert werden.

ASS in niedriger Dosis, also als Plättchenhemmer, darf mit Diclofenac kombiniert werden. Es besteht jedoch ein erhöhtes Risiko für Magengeschwüre oder Blutungen im Magen-Darm-Trakt. Eine dauerhafte oder regelmäßige Einnahme von Diclofenac und ASS sollte daher vermieden werden.

Arzneistoffe, die die Blutgerinnung beeinflussen
Wenn ASS mit anderen Arzneistoffen eingenommen wird, die ebenfalls die Blutgerinnung verhindern, erhöht sich die Blutungsgefahr. Dabei erhöht sich vor allem die Gefahr für Blutungen im Magen-Darm-Trakt. Diese äußert sich in schwarzem Stuhl. Wenn Sie gerinnungshemmende Arzneistoffe einnehmen und bei sich schwarzen Stuhl bemerken, suchen Sie bitte sofort einen Arzt auf.

Prasugel und Clopidogrel (Abschn. 2.2.1.2)
Diese Arzneistoffe werden zur Verhinderung der Plättchenverklumpung eingesetzt. Werden Sie zusammen mit ASS eingesetzt, erhöht sich das Risiko für Blutungen. Nach einer **Stent-Einlage** kann es jedoch sein, dass Sie eine gewisse Zeit lang zwei Arzneistoffe zur Hemmung der Blutgerinnung einnehmen sollen. Zum Beispiel ASS und Clopidogrel (Abschn. 2.2.1.2) oder ASS und Prasugel. Dies wird dann ‚duale Plättchenhemmung' (siehe oben) genannt. Achten Sie besonders auf Anzeichen einer Blutung, z. B. schwarzen Stuhl.

Phenprocoumon

Dieser Arzneistoff wird zur Hemmung der Blutgerinnung eingesetzt. Er darf aber auf keinen Fall mit ASS kombiniert werden, da es sonst zu lebensgefährlichen Blutungen kommen kann. Phenprocoumon gehört zu den Vitamin-K-Antagonisten. Der Arzneistoff Phenprocoumon ist unter dem Markennamen **Marcumar** besser bekannt.

Rivaroxaban (Abschn. 2.2.2.2), Apixaban (Abschn. 2.2.2.1), Edoxaban

Diese Arzneistoffe gehören zur Gruppe der Faktor-Xa-Inhibitoren und werden zur Hemmung der Blutgerinnung eingesetzt. Sie dürfen nicht mit ASS kombiniert werden, da es sonst zu lebensgefährlichen Blutungen kommen kann.

4. Gegenanzeigen

Sie dürfen ASS nicht einnehmen, wenn Sie ein **Magen- oder Zwölffingerdarmgeschwür** haben.

Außerdem dürfen Sie ASS nicht einnehmen, wenn bei Ihnen eine **Gerinnungsstörung** bekannt ist.

Wenn Sie eine **Allergie** gegen Diclofenac (Abschn. 2.4.1.1), Ibuprofen (Abschn. 2.4.1.2) oder ASS haben, dürfen Sie ASS nicht einnehmen.

Bei fortgeschrittener **Nieren-** oder **Leberfunktionseinschränkungen** soll ASS nicht eingenommen werden.

ASS kann in der **Schwangerschaft** bis zur 28. Schwangerschaftswoche als Schmerzmittel (also hochdosiert) eingenommen werden. Jedoch sollte dies nur nach gründlicher Abwägung erfolgen. Es gibt Schmerzmittel, die besser geeignet sind in der Schwangerschaft und daher bevorzugt werden sollten (z. B. Paracetamol). ASS niedrig dosiert zur Vorbeugung von Präeklampsie kann während der gesamten Schwangerschaft eingenommen werden. Gegebenenfalls wird ASS niedrig dosiert vor der Geburt abgesetzt. Dies wird aber von Ihrem zuständigen Arzt gründlich abgewogen und mit Ihnen besprochen.

In der **Stillzeit** soll ASS nicht in schmerzstillenden Dosen eingenommen werden (also nicht hochdosiert), da ASS in die Muttermilch übergeht. Es gibt in der Stillzeit Schmerzmittel, die besser geeignet sind (z. B. Ibuprofen (Abschn. 2.4.1.2) oder Paracetamol). Niedrig dosiert kann ASS nach gründlichem Abwägen eingenommen werden. Es sollte jedoch beim Neugeborenen auf blaue Flecken (Hämatome) und punktförmige Einblutungen in die Haut geachtet werden (sogenannte Petechien).

Bei **Kindern** oder **Jugendlichen** darf ASS nicht bei **Erkältungssymptomen** oder **fieberhaftem Infekt** eingesetzt werden. Es kann zum sogenannten Reye-Syndrom kommen. Dabei handelt es sich um lebensgefähr-liche Schädigung des Gehirns und der Leber.

5. Alternativen

Als Alternative zu niedrig dosiertem ASS kann Clopidogrel (Ab-schn. 2.2.1.2) zur Plättchenhemmung eingesetzt werden.

Gegen Schmerzen können Sie statt ASS hochdosiert besser Ibuprofen (Abschn. 2.4.1.2), Diclofenac (Abschn. 2.4.1.1), Paracteamol oder Metami-zol (Abschn. 2.4.1.2) einnehmen. Lassen Sie sich dazu von Ihrem Arzt oder Apotheker beraten.

> **Merke**
> - ASS in niedriger Dosis wird eingesetzt, um der Entstehung von Blutgerinn-seln vorzubeugen.
> - ASS niedrig dosiert ist meist sehr gut verträglich. Dennoch verlängert ASS die Blutungszeit. Achten Sie besonders auf ungewöhnliche Blutungen.
> - ASS in hoher Dosierung kann gegen Schmerzen angewendet werden. Je-doch gibt es Schmerzmittel, die besser geeignet sind zur Behandlung von Schmerzen.

2.2.1.2 Arzneistoff: Clopidogrel

Häufige Medikamente mit Clopidogrel

- Clopidogrel Zentiva
- Clopidogrel Heumann
- Clopidogrel Glenmark
- Clopidogrel BASICS
- Grepid
- Clopidogrel HEC Pharm
- Clopidogrel TAD
- Clopidogrel-1 A Pharma
- Clopidogrel AbZ
- Clopidogrel Hennig

Die aufgezählten Medikamente sind die häufigsten Präparate des Arznei-stoffs Clopidogrel. Sie sind, wenn sie in gleicher Dosis vorliegen, gegenein-ander austauschbar. Sie sind keine Empfehlungen, sondern dienen lediglich als Beispiele.

> **Wichtig**
>
> Clopidogrel ist ein sicherer, wirksamer und lang erprobter Arzneistoff, um der Entstehung von Blutgerinnseln vorzubeugen.

Wie wirkt Clopidogrel?

Clopidogrel verhindert die Verklumpung der Blutplättchen (Thrombozyten). Daher gehört Clopidogrel zu den sogenannten **Plättchenhemmern.**

Um der Entstehung von Blutgerinnseln innerhalb der Blutgefäße vorzubeugen, kann Clopidogrel eingenommen werden.

Da Clopidogrel deutlich teurer ist als ASS (Abschn. 2.2.1.1), wird meist ASS eingesetzt zur Plättchenhemmung. Bei Unverträglichkeit gegenüber ASS kann auf Clopidogrel zurückgegriffen werden.

Gut zu wissen

Das Verklumpen der Blutplättchen ist ein natürlicher Prozess. Wenn ein Blutgefäß verletzt ist, blutet es. Um die Blutung zu stoppen, verklumpen die Blutplättchen und bilden einen Pfropf, der die defekte Stelle verstopft. Die Blutung ist gestillt.

Bei einer vorbestehenden Verhärtung der Blutgefäße (Arteriosklerose) kann es jedoch zu einem Blutpfropf innerhalb eines Blutgefäßes kommen, ohne dass eine Verletzung des Blutgefäßes vorliegt. Kommt es nun zur Bildung eines Blutpfropfes, verstopft dieser das Blutgefäß. Die Organe, die hinter dem Blutpfropf liegen, werden zu wenig mit Blut versorgt. Je nachdem, an welcher Stelle im Körper sich der Blutpfropf (= Blutgerinnsel) befindet, kommt es zu unterschiedlichen Krankheitsbildern. Geschieht es im Gehirn, kommt es zu einem Schlaganfall; liegt das Gerinnsel in den Gefäßen, die das Herz mit Blut versorgen (Herzkranzgefäße), kommt es zum Herzinfarkt. Um dies zu verhindern kann Clopidogrel eingenommen werden.

Vielleicht haben Sie die beiden Begriffe Arteriosklerose und Atherosklerose schon einmal gehört, doch wo liegt der Unterschied zwischen diesen Erkrankungen?

Der Begriff Arteriosklerose ist ein Oberbegriff für Erkrankungen bei denen die Blutgefäße (genauer Arterien) sich verhärten können

Bei der Atherosklerose handelt es sich um eine Unterform der Arteriosklerose. Dabei kommt es durch verschiedene schädigende Faktoren und bestimmten Voraussetzungen zu einer Verhärtung der Gefäßwände. Zu den schädigenden Faktoren gehören vor allem das Rauchen, zu hohe Blutfettwerte, Bluthochdruck und Diabetes mellitus (Zuckerkrankheit). Erfreulicherweise lassen sich diese Erkrankungen positiv beeinflussen durch eine Änderung des Lebensstils und medikamentöse Therapien.

In diesem Buch wird der Einfachheit halber meist der Oberbegriff Arteriosklerose genutzt, obwohl es sich meist um eine spezielle Form der Arteriosklerose handelt, nämlich die Atherosklerose.

Bei welchen Beschwerden hilft Clopidogrel?
Clopidogrel wird eingesetzt zur **Vorbeugung eines erneuten Herzinfarktes** bei bestehender **koronarer Herzkrankheit** (KHK), zur **Vorbeugung eines erneuten Schlaganfalls** bei Erkrankung der Blutgefäße im Gehirn, sowie bei **peripher arterieller Verschlusskrankheit** (PAVK), auch Schaufensterkrankheit genannt.

Außerdem wird Clopidogrel bei der sogenannten **dualen Plättchenhemmung** eingesetzt. Diese kommt zum Einsatz, wenn bei Ihnen ein **Stent** in ein Blutgefäß eingesetzt wurde. Unter einem Stent versteht man ein kleines Röhrchen aus einem Drahtgeflecht, das in einer Operation in ein Blutgefäß eingesetzt wird, um dieses offen zu halten. Diese Gefäßstütze ist anfangs anfälliger für Blutgerinnsel. Daher werden nach einer Stent-Einlage häufig zwei Plättchenhemmer kombiniert, was man als duale Plättchenhemmung bezeichnet. Zum Beispiel werden ASS (Abschn. 2.2.1.1) und Clopidogrel kombiniert.

Was muss unbedingt beachtet werden?

1. Einnahme und Dosierung
Clopidogrel wird üblicherweise in einer Dosis von 75 mg täglich eingenommen.

Clopidogrel kann unabhängig von den Mahlzeiten eingenommen werden.

Bei manchen **Operationen** muss Clopidogrel vor der Operation abgesetzt werden. Besprechen Sie dies unbedingt vorher mit Ihrem zuständigen Arzt.

Je nach Krankheitsbild wird Clopidogrel dauerhaft oder über einen begrenzten Zeitraum eingenommen.

2. Unerwünschte Wirkungen (Nebenwirkungen)
Sehr häufige Nebenwirkungen ($\geq$ 10 von 100)
Keine

Häufige Nebenwirkungen: (1–10 von 100)
Es kommt unter Clopidogrel-Einnahme zu einer **verlängerten Blutungszeit,** die sich sowohl nach kleineren Verletzungen (z. B. Schnitt in den Finger) als auch nach größeren Verletzungen zeigt. Außerdem kommt es vermehrt zu einer Blutungsneigung. Das bedeutet, Sie bekommen schneller **blaue Flecken** (Hämatome), auch bei geringen Verletzungen, zum Beispiel, wenn Sie sich den Arm stoßen. Es kann zudem vermehrt zu **Nasenbluten** kommen.

Unter der Einnahme von Clopidogrel kann es zu **Beschwerden im Magen-Darm-Trakt** kommen, z. B. Bauchschmerzen, Übelkeit, Erbrechen, Durchfall.

Achtung

Bei **ungewöhnlichen Blutungen** (Bluthusten, Blut in Erbrochenem oder Urin, schwarzer Stuhl) soll die Therapie mit Clopidogrel abgebrochen werden und sofort ein **Arzt** aufgesucht werden.

---

3. Wechselwirkungen mit anderen Arzneistoffen
ASS (Abschn. 2.2.1.1), Ibuprofen (Abschn. 2.4.1.2), Diclofenac (Abschn. 2.4.1.1)
Wenn Sie Clopidogrel einnehmen, sollten Sie die Einnahmen von Ibuprofen, Diclofenac und ASS (hochdosiert) vermeiden. Es kann bei gleichzeitiger Einnahme zu einer gesteigerten Blutungsneigung kommen.

Omeprazol (Abschn. 2.3.2.1.2), Pantoprazol (Abschn. 2.3.2.1.3)
Bei Omeprazol und Pantoprazol handelt es sich um Arzneistoffe, die zum Schutz des Magens vor Geschwüren eingesetzt werden. Sie sollten nicht mit Clopidogrel kombiniert werden, da sie die Wirkung von Clopidogrel abschwächen.

Arzneistoffe mit Einfluss auf die Blutgerinnung (Heparin, Phenprocoumon, Rivaroxaban (Abschn. 2.2.2.2), Apixaban (Abschn. 2.2.2.1), Edoxaban)
Diese Arzneistoffe werden zur Hemmung der Blutgerinnung eingesetzt. Sie dürfen nicht mit Clopidogrel kombiniert werden, da sich die Blutungsneigung stark erhöht. Es besteht ein deutlich erhöhtes Risiko für Blutungen.

4. Gegenanzeigen
Clopidogrel darf nicht eingenommen werden bei **Überempfindlichkeit** gegen Clopidogrel, Ticlopidin oder Prasugrel.

Wenn Sie ein **Magen- oder Darmgeschwür** haben, dürfen Sie Clopidogrel nicht einnehmen.

Bei einer **schweren Leberfunktionsstörung** darf Clopidogrel nicht eingenommen werden.

Wenn bei Ihnen eine **vorbestehende Blutungsneigung** bekannt ist, dürfen Sie Clopidogrel nicht einnehmen.

In der **Schwangerschaft** kann Clopidogrel nach gründlichem Abwägen eingesetzt werden. Besser erforscht ist jedoch die Anwendung von niedrig dosiertem ASS (Abschn. 2.2.1.1) in der Schwangerschaft. Daher sollte ASS als Plättchenhemmer in der Schwangerschaft bevorzugt werden. Wenn Clopidogrel eingenommen wird, sind gegebenenfalls weitere Vorsorgeuntersuchungen in der Schwangerschaft nötig.

Während der **Stillzeit** soll Clopidogrel nicht angewendet werden, da die Anwendung von Clopidogrel in der Stillzeit nicht gut erforscht ist.

5. Alternativen

Bei Lieferengpässen von Clopidogrel können folgende Arzneistoffe alternativ angewendet werden: Prasugrel, Ticagrelor. Diese Arzneistoffe wirken wie Clopidogrel.

Merke

- Clopidogrel ist ein sogenannter Plättchenhemmer, der eingesetzt wird, um der Bildung von Blutgerinnseln vorzubeugen.
- Bei ungewöhnlichen Blutungen (Bluthusten, Blut in Erbrochenem oder Urin, schwarzer Stuhl) soll die Therapie mit Clopidogrel abgebrochen und sofort ein Arzt aufgesucht werden.

2.2.2 Blutgerinnungshemmer

2.2.2.1 Arzneistoff: Apixaban

Häufige Medikamente mit Apixaban

- Eliquis

Sie finden hier nur das Originalpräparat.

Wichtig

Apixaban ist ein sicherer, wirksamer und lang erprobte Arzneistoff für die Vorbeugung und Behandlung von Blutgerinnseln (Thrombosen).

Wie wirkt Apixaban?

Apixaban ist ein Arzneistoff, der die **Blutgerinnung** hemmt. Normalerweise ist die Blutgerinnung dazu da, Verletzungen an den Blutgefäßen zu schließen und so Blutungen zu stoppen. Ist die Blutgerinnung gestört (z. B. durch verminderten Blutfluss, veränderte Blutzusammensetzung oder eine veränderte Gefäßwand) kann es zur Entstehung von Blutgerinnseln (=Thrombosen) innerhalb der Blutgefäße kommen. Dies kann dann, je nach Lage des Gerinnsels, zu einem **Schlaganfall** oder einer tiefen **Beinvenenthrombose** führen.

Um der Entstehung von Blutgerinnseln innerhalb von Gefäßen vorzubeugen, kann Apixaban eingenommen werden. Es blockiert einen Bestandteil innerhalb der Blutgerinnung und behindert somit die Bildung eines Gerinnsels. Daher wird der Arzneistoff Apixaban auch als Gerinnungshemmer bezeichnet.

Gut zu wissen

Mit dem Arzneistoff Apixaban erhalten Sie einen Patientenausweis. Diesen sollten Sie immer bei sich tragen, da er wichtige Informationen über Ihre Medikamenteneinnahme enthält. Außerdem sollten Sie dort die Kontaktdaten Ihrer nächsten Angehörigen vermerken.

Bei welchen Beschwerden hilft Apixaban?

Apixaban wird eingesetzt zur **Vorbeugung** von **Blutgerinnseln** (Thrombosen) in den Blutgefäßen. Das ist vor allem nötig nach einer stattgehabten **tiefen Beinvenenthrombose** oder einer **Lungenembolie.**

Außerdem wird es eingesetzt, um einer Thrombose vorzubeugen, wenn nach einer **Kniegelenksersatz-OP** oder **Hüftgelenksersatz-OP** nur wenig Bewegung möglich ist.

Des Weiteren wird Apixaban beim **Vorhofflimmern** eingesetzt. Beim Vorhofflimmern ist das Risiko für die Entstehung eines Blutgerinnsels im Herzen erhöht. Entsteht im Herzen ein Blutgerinnsel, kann dieses ins Gehirn transportiert werden kann. Dort kann das Gerinnsel einen **Schlaganfall** auslösen. Um dem vorzubeugen, kann Apixaban eingenommen werden.

Was muss unbedingt beachtet werden?

1. Einnahme und Dosierung

Apixaban wird meist 2-mal täglich eingenommen, immer zur gleichen Uhrzeit. Apixaban kann unabhängig von den Mahlzeiten eingenommen werden. Die Dosis ist abhängig von dem Ziel der Therapie und wird von Ihrem Arzt **individuell** festgelegt.

Meist werden Dosen eingesetzt von 2-mal täglich 2,5 mg oder 2-mal täglich 5 mg. Bei einigen Erkrankungen werden über einen gewissen Zeitraum bis zu 2-mal täglich 10 mg eingenommen.

Bei **Nierenfunktionseinschränkung** muss die Dosis ggf. angepasst werden. Bei einem Alter **über 80 Jahren** muss die Dosis ggf. angepasst werden. Wenn Sie **weniger als 60 kg** wiegen, wird ggf. eine geringe Dosis verabreicht.

Je nach Krankheitsbild wird Apixaban entweder über einen begrenzten Zeitraum (z. B. einige Monate) oder dauerhaft eingenommen.

2. Unerwünschte Wirkungen (Nebenwirkungen)
Sehr häufige Nebenwirkungen: ($\geq$ 10 von 100)
Keine

Häufige Nebenwirkungen: (1–10 von 100)
Durch die Hemmung der Blutgerinnung kann es vermehrt zu **Blutungen** kommen. Durch die herabgesetzte Blutgerinnung kommt es auch dazu, dass Verletzungen von Blutgefäßen langsamer verheilen. Es kommt vermehrt zu **Blutergüssen** und Blutungen, z. B. Nasenbluten. Wenn größere Blutungen auftreten, darf Apixaban nicht weiter eingenommen werden und es muss umgehend ein Arzt aufgesucht werden.

Außerdem kann Apixaban zu **Übelkeit** führen.

Unter Apixaban-Einnahme kann es zur **Blutarmut** (Anämie) kommen. Diese kann sich durch Blässe, Atemnot und Müdigkeit äußern. Eine Anämie kann aber auch ohne Beschwerden bestehen, vor allem wenn sie sich langsam entwickelt.

Unter Einnahme von Apixaban kann es zu einem **niedrigen Blutdruck** kommen. Dieser kann sich durch ein Schwächegefühl oder einen erhöhten Puls (schnelleren Herzschlag) bemerkbar machen.

> **Achtung**
>
> Bei **ungewöhnlichen Blutungen** (Bluthusten, Blut in Erbrochenem oder Urin, schwarzer Stuhl) soll die Therapie mit Apixaban abgebrochen werden. Suchen Sie sofort einen Arzt auf.

3. Wechselwirkungen mit anderen Arzneistoffen
Gerinnungshemmende Arzneistoffe
Apixaban darf nicht gemeinsam mit anderen gerinnungshemmenden Arzneistoffen (z. B. Phenprocoumon, Rivaroxaban (Abschn. 2.2.2.2)oder Hepa-

rin) eingenommen werden, da sich dadurch das Risiko für Blutungen deutlich erhöht.

Die einzige Ausnahme ist, wenn von Apixaban auf einen anderen gerinnungshemmenden Arzneistoff umgestellt werden soll. Dann kann die kurzzeitige gleichzeitige Einnahme nötig sein.

Ibuprofen (Abschn. 2.4.1.2), Diclofenac (Abschn. 2.4.1.1), ASS (Abschn. 2.2.1.1)
Diese Arzneistoffe dürfen nicht mit Apixaban eingenommen werden, da die gemeinsame Einnahme das Risiko für Blutungen erhöht. Bei Schmerzen sind andere Schmerzmittel empfehlenswerter, z. B. Metamizol (Abschn. 2.4.1.2) oder Paracetamol.

4. Gegenanzeigen
Apixaban darf nicht eingenommen werden bei **Überempfindlichkeit** gegenüber Apixaban.

Aufgrund des erhöhten Blutungsrisikos kann es sein, dass Sie Apixaban 48 h **vor chirurgischen Eingriffen** nicht mehr einnehmen dürfen. Dies sollten Sie vor dem Eingriff unbedingt mit dem zuständigen Arzt besprechen.

Bei **Leberfunktionsstörung oder schwerer Nierenfunktionsstörung** darf Apixaban nicht eingenommen werden.

In **Schwangerschaft** und **Stillzeit** darf Apixaban nicht eingenommen werden.

5. Alternativen
Es gibt weitere Arzneistoffe zur Beeinflussung der Blutgerinnung. Dazu zählen unter anderem Rivaroxaban (Abschn. 2.2.2.2) und Edoxaban. Sie haben eine ähnliche Wirkweise wie Apixaban.

Merke
- Apixaban wird eingesetzt zur Vorbeugung von Blutgerinnseln.
- Es soll jeden Tag zur gleichen Uhrzeit eingenommen werden.
- Apixaban hemmt die Blutgerinnung. Daher besteht eine erhöhte Blutungsneigung. Wenn Sie bei sich ungewöhnliche Blutungen (Bluthusten, Blut in Erbrochenem oder Urin, schwarzer Stuhl) bemerken, suchen Sie sofort einen Arzt auf. Nehmen Sie Apixaban nicht weiter ein.
- Nehmen Sie Apixaban nicht mit anderen Arzneistoffen ein, die die Blutgerinnung beeinflussen.

2.2.2.2 Arzneistoff: Rivaroxaban

Häufige Medikamente mit Rivaroxaban

- Xarelto

Sie finden hier nur das Originalpräparat.

> **Wichtig**
>
> Rivaroxaban ist ein sicherer, wirksamer und lang erprobter Arzneistoff für die Vorbeugung und Behandlung von Blutgerinnseln (Thrombosen).

Wie wirkt Rivaroxaban?

Rivaroxaban ist ein Arzneistoff, der die **Blutgerinnung** hemmt. Normalerweise ist die Blutgerinnung dazu da, Verletzungen an den Blutgefäßen zu schließen und so Blutungen zu stoppen. Ist die Blutgerinnung gestört (z. B. durch verminderten Blutfluss, veränderte Blutzusammensetzung oder Verhärtung der Gefäßwand) kann es zur Entstehung von Blutgerinnseln (Thrombosen) innerhalb der Blutgefäße kommen. Dies kann dann, je nach Lage des Gerinnsels, zu einem **Schlaganfall** oder einer tiefen **Beinvenenthrombose** führen.

Um der Entstehung von Blutgerinnseln innerhalb von Gefäßen vorzubeugen, kann Rivaroxaban eingenommen werden. Es blockiert die Blutgerinnung und behindert somit die Bildung eines Gerinnsels. Daher wird der Arzneistoff Rivaroxaban auch als Gerinnungshemmer bezeichnet.

Gut zu wissen

Mit dem Arzneistoff Rivaroxaban erhalten Sie einen Patientenausweis. Diesen sollten Sie immer bei sich tragen, da er wichtige Informationen über Ihre Medikamenteneinnahme enthält. Außerdem sollten Sie dort die Kontaktdaten Ihrer nächsten Angehörigen vermerken.

Bei welchen Beschwerden hilft Rivaroxaban?

Rivaroxaban wird eingesetzt zur **Vorbeugung und Behandlung** von **Blutgerinnseln** (Thrombosen) in den Blutgefäßen. Eine Vorbeugung von Blutgerinnseln erfolgt vor allem dann, wenn Sie bereits eine **tiefe Beinvenenthrombose** oder **Lungenembolie** hatten.

Außerdem wird es eingesetzt. um einer Thrombose vorzubeugen, wenn aufgrund von einer **Kniegelenksersatz-OP** oder **Hüftgelenksersatz-OP** über einen bestimmten Zeitraum nur wenig Bewegung möglich ist.

Des Weiteren wird Rivaroxaban beim **Vorhofflimmern** eingesetzt. Bei Vorhofflimmern ist das Risiko für die Entstehung eines Blutgerinnsels im Herzen erhöht, das ins Gehirn transportiert werden kann. Dort kann das weitertransportierte Gerinnsel einen **Schlaganfall** auslösen. Um dem vorzubeugen, kann Rivaroxaban eingenommen werden.

Rivaroxaban kann außerdem eingesetzt werden bei bestimmten **Durchblutungsstörungen** des **Herzens** (z. B. bei der koronaren Herzkrankheit (KHK)) und der **Beine** (PAVK, periphere arterielle Verschlusskrankheit).

Was muss unbedingt beachtet werden?

1. Einnahme und Dosierung
Rivaroxaban wird meist 1-mal täglich **immer zur gleichen Uhrzeit** eingenommen. Bei einigen Erkrankungen (Behandlung einer akuten Beinvenenthrombose oder Lungenembolie) kann es sein, dass Rivaroxaban 2-mal täglich eingenommen werden soll.

Die Dosis, in der der Arzneistoff eingenommen werden soll, ist abhängig von dem Ziel der Therapie. Die Dosierung wird also vom Arzt **individuell** festgelegt.

Rivaroxaban ist erhältlich in Dosen von 2,5 mg, 10 mg, 15 mg und 20 mg. Die Tageshöchstdosis beträgt 20 mg.

Bei **Nierenfunktionseinschränkung** muss die Dosis ggf. angepasst werden.

Je nach Krankheitsbild wird Rivaroxaban entweder über einen **begrenzten Zeitraum** (z. B. einige Monate) **oder dauerhaft** eingenommen.

Rivaroxaban ist erhältlich als **Tablette,** die mit Wasser geschluckt wird, oder als **Granulat,** das mit etwas Wasser oder Apfelmus angemischt werden kann. Werden Dosierungen von 15 mg oder mehr eingenommen, soll Rivaroxaban zusammen mit einer Mahlzeit eingenommen werden, da es sonst nicht so gut aufgenommen werden kann. Bei einer Dosis unter 15 mg kann Rivaroxaban **unabhängig von den Mahlzeiten** eingenommen werden.

2. Unerwünschte Wirkungen (Nebenwirkungen)
Sehr häufige Nebenwirkungen: (≥ 10 von 100)
Keine

Häufige Nebenwirkungen: (1–10 von 100)
Durch die herabgesetzte Blutgerinnung kommt es auch dazu, dass Verletzungen von Blutgefäßen langsamer verheilen. Es kommt vermehrt zu **Blutergüssen** und **Blutungen,** z. B. Nasenbluten und Zahnfleischbluten. Wenn größere Blutungen auftreten, darf Rivaroxaban nicht weiter eingenommen werden, und es muss umgehend ein Arzt aufgesucht werden.

Außerdem kann Rivaroxaban zu **Übelkeit, Schwindel, Kopfschmerzen und einem Abfall des Blutdrucks** führen.

Unter Rivaroxaban-Einnahme kann es zur **Blutarmut** (Anämie) kommen. Dies kann sich durch Blässe, Atemnot und Müdigkeit äußern. Eine Anämie kann aber auch ohne Beschwerden bestehen, vor allem, wenn sie sich langsam entwickelt.

Außerdem kann es unter Einnahme von Rivaroxaban zu **Magen- und Darmbeschwerden** kommen.

Des Weiteren kann es unter Einnahme von Rivaroxaban zu **Juckreiz** und **Hautrötungen,** Fieber, Wasseransammlungen in den Unterschenkeln und einer verminderten Leistungsfähigkeit kommen.

Achtung

Bei **ungewöhnlichen Blutungen** (Bluthusten, Blut in Erbrochenem oder Urin, schwarzer Stuhl) soll die Therapie mit Rivaroxaban abgebrochen werden. Suchen Sie sofort einen Arzt auf.

---

3. Wechselwirkungen mit anderen Arzneistoffen
Arzneistoffe mit Einfluss auf die Blutgerinnung
Rivaroxaban darf nicht gemeinsam mit anderen gerinnungshemmenden Arzneistoffen eingenommen werden, da sich das Risiko für Blutungen deutlich erhöht. Zu den gerinnungshemmenden Arzneistoffen zählen: Phenprocoumon, Apixaban (Abschn. 2.2.2.1) oder Heparin.

Auch die gleichzeitige Einnahme von Rivaroxaban und Plättchenhemmern wie ASS (Abschn. 2.2.1.1) und Clopidogrel (Abschn. 2.2.1.2) erhöhen die Gefahr für Blutungen und soll daher vermieden werden.

Ibuprofen (Abschn. 2.4.1.2), ASS (hochdosiert) (Abschn. 2.2.1.1) und Diclofenac (Abschn. 2.4.1.1)
Diese Arzneistoffe dürfen nicht mit Rivaroxaban eingenommen werden, da die gemeinsame Einnahme das Risiko für Blutungen erhöht. Bei Schmer-

zen sind andere Schmerzmittel empfehlenswerter, z. B. Metamizol (Abschn. 2.4.1.2) oder Paracetamol.

Antidepressiva wie zum Beispiel Citalopram (Abschn. 2.5.1.1), Escitalopram (Abschn. 2.5.1.2), Sertralin (Abschn. 2.5.1.3) und Venlafaxin (Abschn. 2.5.2.1)
Dabei handelt es sich um Arzneistoffe, die zum Beispiel zur Behandlung von Depression und Angststörungen eingesetzt werden. Bei gleichzeitiger Einnahme dieser Arzneistoffe mit Rivaroxaban erhöht sich das Blutungsrisiko.

Johanniskraut
Wenn Sie Rivaroxaban einnehmen, dürfen Sie kein Johanniskraut einnehmen. Eine gleichzeitige Einnahme von Rivaroxaban und Johanniskraut schwächt die Wirkung von Rivaroxaban ab und erhöht so die Gefahr der Entstehung von Blutgerinnseln.

4. Gegenanzeigen
Rivaroxaban darf nicht eingenommen werden bei **Überempfindlichkeit** gegenüber Rivaroxaban.

Wenn bei Ihnen aktuell eine gefährliche Blutung besteht, dürfen Sie Rivaroxaban nicht einnehmen.

Aufgrund des erhöhten Blutungsrisikos kann es sein, dass Sie Rivaroxaban 48 h **vor chirurgischen Eingriffen** nicht mehr einnehmen dürfen. Dies sollten Sie vor dem Eingriff unbedingt mit dem zuständigen Arzt besprechen. Auch vor zahnärztlichen Eingriffen soll die Einnahme von Rivaroxaban vorher besprochen werden.

Bei **Leberfunktionsstörung oder schwerer Nierenfunktionsstörung** darf Rivaroxaban nicht eingenommen werden.

Bei einem **stark erhöhten Blutdruck** dürfen Sie Rivaroxaban nicht einnehmen.

In der **Schwangerschaft** und **Stillzeit** darf Rivaroxaban nicht eingenommen werden.

5. Alternativen
Es gibt weitere Arzneistoffe zur Beeinflussung der Blutgerinnung. Dazu zählen unter anderem Apixaban (Abschn. 2.2.2.1) und Edoxaban. Sie haben eine ähnliche Wirkweise wie Rivaroxaban.

> **Merke**
> - Rivaroxaban wird eingesetzt zur Vorbeugung und Behandlung von Blutgerinnseln.
> - Es soll jeden Tag zur gleichen Uhrzeit eingenommen werden.

- Rivaroxaban behindert die Blutgerinnung. Daher besteht eine erhöhte Blutungsneigung. Wenn Sie bei sich ungewöhnliche Blutungen (Bluthusten, Blut in Erbrochenem oder Urin, schwarzer Stuhl) bemerken, suchen Sie sofort einen Arzt auf. Nehmen Sie Rivaroxaban nicht weiter ein.
- Nehmen Sie Rivaroxaban nicht mit anderen Arzneistoffen ein, die die Blutgerinnung beeinflussen.

2.3 Erkrankungen des Stoffwechsels und Magen-Darm-Traktes

2.3.1 Diabetes mellitus (Zuckererkrankung)

2.3.1.1 Arzneistoff: Insulin glargin

Häufige Medikamente mit Insulin glargin

- Lantus
- Toujeo
- Abasaglar

Die hier aufgezählten Medikamente sind die häufigsten Präparate mit dem Arzneistoff Insulin glargin. Sie sind keine Empfehlungen, sondern dienen lediglich als Beispiele. Die hier aufgezählten Präparate sind **nicht ohne Weiteres gegeneinander austauschbar.** Eine Umstellung von einem Präparat auf ein anderes erfolgt durch Ihren Arzt.

Insulin glargin ist ein sogenanntes **Insulin-Analogon.** Der Begriff „Analogon" bedeutet, dass es sich hier um einen künstlich hergestellten Arzneistoff handelt, der dem körpereigenen Hormon Insulin ähnelt. So hat Insulin glargin einen etwas veränderten chemischen Aufbau im Vergleich zum körpereigenen Insulin. Die Wirkung von Insulin glargin tritt im Vergleich zu körpereigenem Insulin verzögert ein und hält länger an.

Wichtig

Insulin glargin ist ein sicherer, wirksamer und lang erprobter Arzneistoff für die Behandlung von Diabetes mellitus Typ 1.

Wie wirkt Insulin glargin?

Insulin ist ein **Hormon,** das von der **Bauchspeicheldrüse** ausgeschüttet wird. Es funktioniert wie ein **Schlüssel,** der die Körperzellen aufschließt. Dadurch können die Körperzellen Zucker aus dem Blut aufnehmen und als Energielieferant nutzen. Der **Blutzuckerspiegel (Blutglucosekonzentration) sinkt.**

Bei einem **Diabetes mellitus (Zuckererkrankung)** funktioniert dieser Mechanismus nicht mehr. Entweder schüttet die Bauchspeicheldrüse kein oder zu wenig Insulin aus, oder die Körperzellen lassen sich nicht mehr richtig durch das körpereigene Insulin „aufschließen". Dann kann Insulin zusätzlich verabreicht werden. Es gibt verschiedene Insuline, die eingesetzt werden können.

Bei **Insulin glargin** handelt es sich um ein **langwirkendes Insulin.** Die Wirkung von Insulin glargin beginnt nach ca. 1,5–3 h und hält dann ca. 24 h an. Es muss also nur einmal am Tag gespritzt werden. Daher wird es auch als **Basisinsulin** oder **Basalinsulin** bezeichnet.

Gut zu wissen

Es gibt verschiedene Typen von Diabetes (Diabetes mellitus), die unterschiedliche Ursachen haben. Gemeinsam haben die beiden Haupttypen (Diabetes mellitus Typ 1 und Typ 2), dass es zu einem zu hohen Blutzuckerspiegel kommt. Normalerweise verhindert die Niere die Ausscheidung von Zucker mit dem Urin, da der Körper Zucker als seinen wichtigsten Energielieferanten benötigt. Wenn der Zuckergehalt im Blut (Blutzuckerspiegel) jedoch zu hoch ist, kann die Niere den Zucker nicht mehr zurückhalten. Er wird mit dem Urin ausgeschieden. Daher kommt auch der Name Diabetes mellitus, der so viel bedeutet wie „honigsüßer Durchfluss". Zucker im Urin ist ein frühes Zeichen von Diabetes.

Der Typ-1-Diabetes ist eine Autoimmunerkrankung, bei der das eigene Immunsystem Teile der Bauchspeicheldrüse zerstört. Dies führt dazu, dass die Bauspeicheldrüse kein Insulin mehr ausschütten kann. Es kommt zu einem Insulin-Mangel. Das heißt, der Körper hat keinen „Schlüssel", um den Zucker aus dem Blut in die Zellen zu bringen. Der Blutzuckerspiegel steigt. Es kann zu vermehrtem Durst, vermehrtem Wasserlassen, Bauchschmerzen, Übelkeit und Erbrechen kommen. Durch den Verlust an Mineralstoffen und Flüssigkeit kann es zur Bewusstlosigkeit kommen. Behandelt wird der Typ-1-Diabetes immer mit Insulinen. Meist wird das sogenannte Basis-Bolus-Prinzip angewendet. Dabei wird ein langwirkendes Insulin mit einem kurzwirkenden Insulin kombiniert.

Die Einstellung des Blutzuckerspiegels ist außerdem wichtig, um Langzeitfolgen durch einen erhöhten Blutzuckerspiegel zu vermeiden. Diese treten erst nach mehreren Jahren auf und sind zu Anfang nicht spürbar. Zu den Langzeitfolgen eines erhöhten Blutzuckerspiegels gehören vor allem die Schädigung der kleinen Blutgefäße. Dies kann dann zur Erkrankung der Netzhaut im Auge (Retinopathie), zu Nervenschädigungen (Polyneuropathie) und zu einer Erkrankung der Niere (Nephropathie) führen.

Der Typ-2-Diabetes ist eine ganz andere Erkrankung, die durch andere Ursachen entsteht und anders behandelt wird. Gemeinsam haben diese beiden Diabetes-Typen nur, dass es zu einem hohen Blutzuckerspiegel kommt. Weitere Informationen zum Typ-2-Diabetes finden Sie im Kapitel „Metformin" (Abschn. 2.3.1.2), da der Typ-2-Diabetes häufig mit Metformin behandelt wird.

Bei welchen Beschwerden hilft Insulin glargin?
Insulin glargin wird eingesetzt beim **Diabetes mellitus Typ 1**. Es dient dazu, den Blutzuckerspiegel zu senken.

Was muss unbedingt beachtet werden?

1. Einnahme und Dosierung
Insulin glargin wird **einmal täglich immer zur selben Uhrzeit** in das Unterhautfettgewebe gespritzt.

Infrage kommen die Injektionsbereiche Bauchdecke, seitlicher Oberschenkel, seitlicher Oberarm und Gesäß. Gemeinsam mit Ihrem Arzt legen Sie einen Injektionsbereich fest. Wichtig zu beachten ist, dass Sie die **Einstichstelle** innerhalb des festgelegten Injektionsgebietes von Tag zu Tag **wechseln.** Sie können zum Beispiel die Injektionsstelle innerhalb des Injektionsgebietes von Tag zu Tag um 1 cm verschieben. Nehmen Sie täglich eine neue Kanüle.

Die Dosierungen werden **individuell** festgelegt. Meist werden Dosen zwischen 0,3–0,8 I.E. (internationale Einheiten) pro Kilogramm Körpergewicht am Tag verabreicht. Die oben genannten Präparate sind nicht ohne Weiteres gegeneinander austauschbar, da sich die Dosierungen unterscheiden können.

Häufig wird Insulin glargin, das als Basisinsulin dient, **mit einem kurzwirksamen Insulin** zur Einstellung des Blutzuckerspiegels kombiniert.

Bei einer **reduzierten Nieren- oder Leberfunktion** muss die Insulin-Dosis gegebenenfalls angepasst werden.

Achtung

Eine **Unterzuckerung** kann sich sehr unterschiedlich äußern. Häufige **Symptome** einer Unterzuckerung können sein: Schwitzen, Zittern, Unruhe, Hungergefühl, Kopfschmerzen, Herzklopfen, Schwindel, Schwächegefühl und Konzentrationsprobleme.

Ist ihr Blutzucker niedriger als 50 mg/dl (oder 2,8 mmol/l), haben Sie eine Unterzuckerung. Messen sie also regelmäßig Ihren Blutzucker, was mit den modernen Messgeräten sehr einfach geworden ist. Eine länger andauernde Unterzuckerung kann sehr gefährlich für Sie sein. Es kann zu Verwirrung, Krampfanfällen und Bewusstlosigkeit kommen. Wenn Sie bei sich eine Unterzuckerung vermuten, messen Sie Ihren Blutzuckerspiegel und **nehmen Sie sofort etwas Zuckerhaltiges zu sich.** Gut geeignet sind zum Beispiel Traubenzucker (15–30 g) und Fruchtsäfte. Auch ein Apfel kann schnell helfen.

Wichtig ist, dass auch Ihre Familienangehörigen, Lehrer, Freunde und Bekannte Bescheid wissen, dass Sie Insulin spritzen und daher ein erhöhtes Risiko für eine Unterzuckerung haben. Es ist daher eine gute Idee, wenn diese auch immer etwas Zuckerhaltiges bei sich tragen.

Verlieren Sie das Bewusstsein oder treten sogar Krampfanfälle auf, muss der Notarzt gerufen werden. In diesen Fällen hilf nicht mehr die Einnahme von Zucker, sondern nur die intravenöse Gabe von Glucose.

Als Alternative gibt es auch Notfallkits, die den Arzneistoff Glucagon enthalten, der den Blutzucker erhöht. Glucagon muss in einen Muskel gespritzt werden. Ihr Arzt oder Apotheker kann Ihnen das Notfallkit erklären.

2. Unerwünschte Wirkungen (Nebenwirkungen)
Sehr häufige Nebenwirkungen: ($\geq$ 10 von 100)
Bei der Anwendung von Insulin glargin kann es zu **Unterzuckerungen** kommen. Spritzen Sie die für Sie angemessene Insulin-Dosis, um Unterzuckerungen zu vermeiden. Falls Unterzuckerungen auftreten, beheben Sie diese durch das Essen oder Trinken von zuckerhaltigen Nahrungsmitteln.

Häufige Nebenwirkungen: (1–10 von 100)
An der **Einstichstelle** kann es zu Verhärtungen des Fettgewebes kommen. Diese können kosmetisch störend oder sogar schmerzhaft sein. Daher ist es wichtig, dass Sie die Einstichstelle von Tag zu Tag wechseln.

3. Wechselwirkungen mit anderen Arzneistoffen
Alkohol, ASS (Abschn. 2.2.1.1), andere Diabetes-Arzneistoffe (Metformin (Abschn. 2.3.1.2), Sitagliptin (Abschn. 2.3.1.3)), Betablocker (z. B. Bisoprolol (Abschn. 2.1.2.1)), ACE-Hemmer (z. B. Ramipril (Abschn. 2.1.4.3))

Alkohol und die oben genannten Arzneistoffe **erniedrigen** den **Insulin-Bedarf.**

Glucocorticoide (Cortison (Abschn. 2.4.4.1)) und Schilddrüsenhormone (Levothyroxin (Abschn. 2.3.3.1.1))
Bei der Einnahme dieser Arzneistoffe **erhöht** sich der **Insulin-Bedarf.**

Betablocker (Metoprolol (Abschn. 2.1.2.2)**, Bisoprolol (Abschn.** 2.1.2.1)**, Nebivolol (Abschn.** 2.1.2.3)**)**
Diese Arzneistoffe können neben einer **Erhöhung des Insulin-Bedarfs** auch die Symptome einer **Unterzuckerung verschleiern**. Es kann also sein, dass Sie eine Unterzuckerung haben ohne die für Sie typischen Symptome. Achten Sie besonders auf sich und messen Sie, gerade zu Beginn der Behandlung, regelmäßig Ihren Blutzuckerspiegel.

4. Gegenanzeigen
Bei **Unterzuckerung** dürfen Sie sich kein Insulin glargin spritzen.

5. Alternativen
Es gibt auch andere langwirksame Insulin-Analoga. Diese können jedoch nicht ohne Weiteres gegen Insulin glargin ausgetauscht werden. Eine Umstellung erfordert die Absprache mit Ihrem Arzt.

Merke
- Insulin glargin wird angewendet zur Behandlung eines Diabetes mellitus Typ 1.
- Wenn Sie zu viel Insulin spritzen, kann es zu einer Unterzuckerung kommen. Beheben Sie diese schnell, indem Sie etwas Zuckerhaltiges zu sich nehmen, z. B. Traubenzucker, Fruchtsaft, Apfel.
- Viele Arzneistoffe und Alkohol haben Einfluss auf Ihren Blutzuckerspiegel. Wenn Sie einen neuen Arzneistoff einnehmen oder Alkohol trinken, achten Sie besonders auf sich und behalten Sie Ihren Blutzuckerspiegel im Auge.

2.3.1.2 Arzneistoff: Metformin

Häufige Medikamente mit Metformin

- Metformin Lich
- Metformin-1 A Pharma
- Juformin
- Metformin Atid
- Siofor
- Metformin HEXAL
- Metformin axcount
- Metformin AL
- Glucophage
- Metformin STADA

Die aufgezählten Medikamente sind die häufigsten Präparate des Arzneistoffs Metformin. Sie sind, wenn sie in gleicher Dosis vorliegen, gegeneinander austauschbar. Sie sind keine Empfehlungen, sondern dienen lediglich als Beispiele.

Wichtig

Metformin ist ein sicherer, wirksamer und lang erprobter Arzneistoff für die Behandlung des Diabetes mellitus Typ 2 (Zuckerkrankheit). Metformin ist von allen sogenannten oralen Antidiabetika am wirksamsten. Dies ist in sehr guten, umfangreichen klinischen Studien nachgewiesenen worden.

Metformin ist ein „alter" Arzneistoff und wird deshalb häufig in der Werbung gegenüber „neuen" oder „modernen" Diabetesarzneistoffen schlecht gemacht. Lassen sie sich durch solche Meldungen nicht ins Bockshorn jagen. Es gibt keinen anderen Diabetes-Arzneistoff als Metformin, für den die Langzeitwirksamkeit so gut nachgewiesen ist.

Wie wirkt Metformin?

Metformin hilft dabei, den **Blutzucker zu senken.** Metformin bewirkt, dass die Körperzellen den Zucker aus dem Blut besser aufnehmen können. Das heißt, dass Metformin die Körperzellen empfindlicher für körpereigenes Insulin macht. Dadurch senkt Metformin den Blutzucker und trägt so dazu bei, auch die Langzeitfolgen von Diabetes zu vermindern.

Gut zu wissen

Jede Körperzelle benötigt Zucker (Glucose) als Energielieferant. Doch der Zucker kommt nicht einfach so in die Zelle, sondern muss mithilfe eines „Schlüssels" hereingelassen werden. Insulin dient als so ein Schlüssel. Insulin ist ein Hormon, das von der Bauchspeicheldrüse ausgeschüttet wird. Es führt dazu, dass der Zucker aus der Blutbahn in die Körperzellen gelangt.

Beim Diabetes mellitus Typ 2 funktioniert dieses System jedoch nicht mehr richtig. Durch eine zucker- und fettreiche Ernährung und mangelnde Bewegung entsteht ein hoher Blutzuckerspiegel. Die Bauchspeicheldrüse versucht, den Blutzuckerspiegel zu senken, indem sie viel Insulin ausschüttet. Geschieht dies über Jahre hinweg, werden die Körperzellen unempfindlich gegenüber Insulin. Der „Schlüssel" Insulin führt also nicht mehr zum „Aufschließen" der Körperzellen. Somit bleibt der Zucker im Blut und gelangt nicht oder kaum in die Zellen.

Für den Körper hat ein zu hoher Blutzuckerspiegel gefährliche Folgen. Langfristig schädigt der hohe Blutzuckergehalt die Blutgefäße. Es kann zu Langzeitfolgen wie Nierenversagen, Augenerkrankungen, Nervenschädigung, Bluthochdruck, Schlaganfall und Herzinfarkt kommen. Um diese Langzeitfolgen zu verhindern, ist es bei einem bestehenden Diabetes wichtig, den Blutzuckerspiegel gut einzustellen.

Am besten kann man einen Diabetes durch eine kalorienreduzierte gesunde Ernährung und Bewegung behandeln. Wenn Sie dies konsequent umsetzen, benötigen Sie meist keine Medikamente. Sie werden sehen, dass es Ihnen gut geht! Außerdem vermeiden Sie dadurch natürlich auch das Auftreten von Nebenwirkungen von Medikamenten. Reichen diese Maßnahmen allein nicht aus, wird Ihnen Ihr Arzt einen Diabetes-Arzneistoff verordnen, wie zum Beispiel das hier beschriebene Metformin.

Bei welchen Beschwerden hilft Metformin?

Metformin wird eingesetzt zur Behandlung von **Typ-2-Diabetes.**

Außerdem kann Metformin auch bei dem **polyzystischen ovariellen Syndrom (PCO-Syndrom)** eingesetzt werden. Dabei handelt es sich um eine hormonelle Erkrankung bei Frauen, die mit einer verringerten Fruchtbarkeit einhergehen kann.

Was muss unbedingt beachtet werden?

1. Einnahme und Dosierung

Metformin wird am besten **bei** oder **nach** einer Mahlzeit eingenommen, da es so am besten vertragen wird.

Metformin wird in einer Dosis von **500 mg bis 1000 mg 1- bis 3-mal täglich** eingenommen.

Metformin wird häufig auch mit anderen Diabetes-Arzneistoffen kombiniert, wie zum Beispiel mit Sitagliptin (Abschn. 2.3.1.3).

2. Unerwünschte Wirkungen (Nebenwirkungen)
Sehr häufige Nebenwirkungen: (≥10 von 100)

Bei der Einnahme von Metformin kann es zu Beschwerden im **Magen-Darm-Trakt** kommen, wie zum Beispiel Durchfall, Übelkeit, Bauchschmerzen und Geschmacksstörungen. Diese lassen sich reduzieren, wenn Metformin zu Beginn der Therapie niedrig dosiert wird und dann langsam gesteigert wird.

Häufige Nebenwirkungen: (1–10 von 100)

Unter Einnahme von Metformin kann es zu Geschmacksveränderungen kommen.

Achtung

In seltenen Fällen kann Metformin eine **Übersäuerung** des Körpers (Laktatazidose) auslösen. Dies tritt vor allem auf bei einer mangelnden Nierenfunktion oder in Zusammenhang mit Alkoholkonsum. Daher dürfen Sie Metformin nicht einnehmen, wenn Ihre Nierenfunktion stark eingeschränkt ist. Eine Übersäuerung zeigt sich durch die Beschwerden **Übelkeit, Erbrechen, Hyperventilieren** (also sehr tiefes Ein- und Ausatmen) und **Benommenheit.** diese Symptome bei Ihnen auf, nehmen Sie Metformin nicht weiter ein und suchen Sie sofort einen Arzt auf oder rufen Sie den Rettungsdienst (112).

3. Wechselwirkungen mit Alkohol und Arzneistoffen
Alkohol

Alkohol und Diuretika können zu einer Übersäuerung des Körpers führen. Dies kann schwerwiegende Folgen haben. Wenn Sie Metformin einnehmen, sollten Sie alkoholhaltige Getränke nicht oder nur in geringen Mengen konsumieren.

Arzneistoffe mit Einfluss auf die Nierenfunktion

NSAR (wie Ibuprofen (Abschn. 2.4.1.2), Diclofenac (Abschn. 2.4.1.1) und ASS (hochdosiert) (Abschn. 2.2.1.1))

Diese Arzneistoffe können einen negativen Einfluss auf die Nierenfunktion haben. Daher sollten diese Arzneistoffe nur mit Vorsicht und nach ärztlicher Rücksprache gemeinsam mit Metformin eingenommen werden. Wenn eine gleichzeitige Behandlung von Metformin und einem der oben genannten Arzneistoffe erfolgen soll, muss Ihre Nierenfunktion regelmäßig kontrolliert werden. Wenn Ihre Nierenfunktion sich unter diesen Arzneistoffen verschlechtert, besteht die Gefahr einer Übersäuerung bei Metformin-Einnahme.

4. Gegenanzeigen

Sie dürfen Metformin nicht einnehmen bei einer **reduzierten Nierenfunktion** (eGFR < 30 ml/min). Ihre Nierenfunktion wird zu Beginn der Behandlung und im Verlauf überprüft.

Bei einer **fortgeschrittenen Leberfunktionsstörung** dürfen Sie Metformin nicht einnehmen.

Bei **Überempfindlichkeit** gegenüber Metformin dürfen sie Metformin nicht einnehmen.

Wenn bei Ihnen eine **akute, nicht eingestellte Herzschwäche** besteht, dürfen Sie Metformin nicht einnehmen.

Bei einer **Operation** kann es sein, dass Sie Metformin vorher und 48 h nachher nicht einnehmen dürfen. Dies wird aber vorher mit Ihnen besprochen. Teilen Sie Ihren behandelnden Ärzten immer mit, welche Medikamente Sie einnehmen.

5. Alternativen

Keine

> **Merke**
>
> - Metformin wird eingesetzt zur Behandlung eines Typ-2-Diabetes. Es führt zu einer Senkung des Blutzuckerspiegels.
> - Metformin birgt im Vergleich zu anderen Antidiabetika nicht das Risiko einer Unterzuckerung und führt nicht zu einer Gewichtszunahme.
> - Die Nebenwirkungen unter einer Behandlung mit Metformin sind vor allem Magen-Darm-Beschwerden wie Durchfall.
> - Vermeiden Sie alkoholhaltige Getränke. Diese können in Kombination mit Metformin eine lebensbedrohliche Übersäuerung des Körpers bewirken.

2.3.1.3 Arzneistoff: Sitagliptin

Häufige Medikamente mit Sitagliptin

- Januvia
- Xelevia

Die aufgezählten Medikamente enthalten den Arzneistoff Sitagliptin und sind, wenn sie in gleicher Dosis vorliegen, gegeneinander austauschbar. Sie sind keine Empfehlungen, sondern dienen lediglich als Beispiele.

Neben den oben erwähnten Originalpräparaten gibt es mittlerweile auch viele Generika mit dem Arzneistoff Sitagliptin. Diese sind noch nicht so lange auf dem Arzneimittelmarkt wie die Originalpräparate, aber genauso wirksam.

> **Wichtig**
>
> Sitagliptin ist ein sicherer, wirksamer und erprobter Arzneistoff für die Behandlung von Diabetes mellitus Typ 2, wenn eine Behandlung mit Metformin nicht ausreicht.

Wie wirkt Sitagliptin?

Sitagliptin wirkt in der Bauchspeicheldrüse und führt dazu, dass die Bauchspeicheldrüse **mehr Insulin freisetzt.** Durch die erhöhte Freisetzung des körpereigenen Insulins wird der **Blutzuckerspiegel gesenkt.** Sitagliptin kann jedoch nur eingesetzt werden, wenn die Bauchspeicheldrüse noch funktioniert.

Gut zu wissen

Beim Diabetes mellitus Typ 2 kommt es zu einer sogenannten Insulin-Resistenz. Das bedeutet, dass die Körperzellen nicht mehr auf Insulin reagieren.

Was bedeutet das? Normalerweise wird Insulin von der Bauchspeicheldrüse ausgeschüttet. Es schließt wie ein Schlüssel die körpereigenen Zellen auf, damit diese den Zucker aus dem Blut aufnehmen können. Der Zucker (Glukose) ist Energielieferant für die Zellen.

Wenn man sich fett- und zuckerreich ernährt und sich wenig bewegt, besteht im Blut ein hoher Gehalt an Zucker (hoher Blutzuckerspiegel). Die Bauchspeicheldrüse muss also dauerhaft viel Insulin ausschütten, um die Zellen für den Zucker „aufzuschließen". Nach Jahren lassen sich die Körperzellen durch Insulin jedoch nicht mehr aufschließen. Sie sind also „resistent" gegenüber Insulin. Der Zucker verbleibt also im Blut und es kommt zu einem hohen Blutzuckerspiegel.

Ein hoher Blutzuckerspiegel ist jedoch schädlich, vor allem für die kleinen Blutgefäße. Dadurch kann es zu Folgeerkrankungen wie Nierenversagen, Augenerkrankung, Nervenschädigung, Bluthochdruck, Schlaganfall und Herzinfarkt kommen. Um diese Langzeitfolgen zu verhindern, muss der Blutzuckerspiegel normalisiert werden.

Am besten kann man einen Diabetes durch eine kalorienreduzierte gesunde Ernährung und Bewegung behandeln. Wenn Sie dies konsequent umsetzen, benötigen Sie meist keine Medikamente. Sie werden sehen, dass es Ihnen gut geht! Außerdem vermeiden Sie dadurch natürlich auch das Auftreten von Nebenwirkungen von Medikamenten.

Reichen diese Maßnahmen nicht aus, werden Medikamente verordnet, die zum Beispiel den Arzneistoff Metformin (Abschn. 2.3.1.2) oder das hier beschriebene Sitagliptin enthalten. Metformin ist der Arzneistoff der ersten Wahl. Sitagliptin wird zusätzlich gegeben, wenn Metformin allein nicht ausreichend ist. Sitagliptin erhöht die Ausschüttung von körpereigenem Insulin aus der Bauchspeicheldrüse und senkt dadurch den Blutzuckerspiegel.

Bei welchen Beschwerden hilft Sitagliptin?

Sitagliptin wird eingesetzt bei **Diabetes mellitus Typ 2 (Zuckerkrankheit)**, um den Blutzuckerspiegel zu senken.

Die erste Wahl zur medikamentösen Behandlung von Diabetes mellitus Typ 2 ist Metformin (Abschn. 2.3.1.2). Es hat in Studien die beste Wirksamkeit bewiesen.

Was muss unbedingt beachtet werden?

1. Einnahme und Dosierung

Sitagliptin wird häufig **mit anderen Arzneistoffen kombiniert,** insbesondere mit Metformin (Abschn. 2.3.1.2). Sitagliptin wird vor allem in Kombination mit Metformin angewendet, wenn der Blutzuckerspiegel durch Metformin allein nicht ausreichend gesenkt werden kann.

Sitagliptin wird eingenommen in der **Dosis 1-mal täglich 100 mg.**

Wenn bei Ihnen eine **Nierenfunktionsstörung** vorliegt, muss die Dosis an die Restfunktion der Niere angepasst werden.

Sitagliptin kann unabhängig von Mahlzeiten eingenommen werden.

2. Unerwünschte Wirkungen (Nebenwirkungen)

Sehr häufige Nebenwirkungen: ($\geq$ 10 von 100)

Keine

Häufige Nebenwirkungen: (1–10 von 100)

Sitagliptin kann **Unterzuckerung** verursachen.

Achtung

Eine **Unterzuckerung** kann sich sehr unterschiedlich äußern. Häufige **Symptome** einer Unterzuckerung können sein: Schwitzen, Zittern, Unruhe, Hungergefühl, Kopfschmerzen, Herzklopfen, Schwindel, Schwächegefühl und Konzentrationsprobleme.

Ist ihr Blutzucker niedriger als 50 mg/dl (oder 2,8 mmol/l), haben Sie eine Unterzuckerung. Messen sie also regelmäßig Ihren Blutzucker, was mit den modernen Messgeräten sehr einfach geworden ist. Eine länger andauernde Unterzuckerung kann sehr gefährlich für Sie sein. Es kann zu Verwirrung, Krampfanfällen und Bewusstlosigkeit kommen. Wenn Sie bei sich eine Unterzuckerung vermuten, messen Sie Ihren Blutzuckerspiegel und **nehmen Sie sofort etwas Zuckerhaltiges zu sich.** Gut geeignet sind zum Beispiel Traubenzucker (15–30 g) und Fruchtsäfte. Auch ein Apfel kann schnell helfen.

Wichtig ist auch, dass Ihre Familienangehörigen, Lehrer, Freunde und Bekannte Bescheid wissen, dass Sie an Diabetes erkrankt sind und Medikamente einnehmen und daher ein erhöhtes Risiko für eine Unterzuckerung haben. Es ist daher eine gute Idee, wenn diese auch immer etwas Zuckerhaltiges bei sich tragen.

Verlieren Sie das Bewusstsein oder treten sogar Krampfanfälle auf, muss der Notarzt geholt werden. In diesen Fällen hilf nicht mehr die Gabe von Zucker über den Mund und Magen-Darm-Trakt, sondern nur die intravenöse Gabe von Glucose.

Als Alternative gibt es auch Notfallkits, die den Arzneistoff Glucagon enthalten, der den Blutzucker erhöht. Glucagon muss in einen Muskel gespritzt werden. Ihr Arzt oder Apotheker kann Ihnen das Notfallkit erklären.

Weitere wichtige Nebenwirkungen

Unter Einnahme von Sitagliptin kann es zu einer **Entzündung der Bauch-speicheldrüse** kommen. Diese äußert sich durch anhaltende starke Schmerzen im Oberbauch, die gürtelförmig in den Rücken ausstrahlen können. Wenn diese Beschwerden bei Ihnen auftreten, suchen Sie dringend einen Arzt auf.

Außerdem kann es zu einer **Überempfindlichkeitsreaktion** kommen. Dann dürfen Sie Sitagliptin nicht weiter einnehmen.

3. Wechselwirkungen mit anderen Arzneistoffen
Andere Arzneistoffe zur Behandlung von Diabetes (Insulin) (Abschn. 2.3.1.1)
Sitagliptin kann mit Insulin kombiniert werden. Dadurch erhöht sich das Risiko für eine Unterzuckerung. Die beiden genannten Arzneistoffe werden gegebenenfalls geringer dosiert.

4. Gegenanzeigen
Sie dürfen Sitagliptin nicht einnehmen, wenn Sie eine **Entzündung der Bauchspeicheldrüse** haben.

Bei einer **schweren Leberfunktionseinschränkung** dürfen Sie Sitagliptin nicht einnehmen.

Sitagliptin soll nicht in **Schwangerschaft** und **Stillzeit** angewendet werden, da es dazu zu wenig Erfahrungen gibt.

5. Alternativen
Bei Lieferengpässen von Sitagliptin können folgende Arzneistoffe alternativ angewendet werden: Saxagliptin, Vildagliptin.

Merke

- Sitagliptin erhöht die körpereigene Insulinfreisetzung und senkt dadurch den Blutzuckerspiegel. Es wird eingesetzt zur Behandlung eines Typ-2-Diabetes und wird häufig mit Metformin (Abschn. 2.3.1.2) kombiniert.
- Seltene, aber gefährliche Nebenwirkungen von Sitagliptin sind eine Entzündung der Bauchspeicheldrüse und eine Überempfindlichkeitsreaktion. Tritt eine der Nebenwirkungen bei Ihnen auf, nehmen Sie Sitagliptin nicht weiter ein und suchen Sie dringend einen Arzt auf.
- Unter Sitagliptin-Einnahme besteht ein erhöhtes Risiko für Unterzuckerung, dies wird durch die Kombination mit Insulin vergrößert.

2.3.2 Fettstoffwechselstörungen

2.3.2.1 Statine

2.3.2.1.1 Arzneistoff: Atorvastatin

Häufige Medikamente mit Atorvastatin

- Atorvastatin Axiromed
- Atorvastatin-ratiopharm
- Atorvastatin BASICS
- Atorvastatin Aristo
- Atorvastatin Zentiva
- Atorvastatin Accord
- Atorvastatin-1 A Pharma
- Atorvastatin AbZ
- Atorvastatin STADA
- Atorvastatin HEXAL

Die aufgezählten Medikamente sind die häufigsten Präparate des Arzneistoffs Atorvastatin. Sie sind, wenn sie in gleicher Dosis vorliegen, gegeneinander austauschbar. Sie sind keine Empfehlungen, sondern dienen lediglich als Beispiele.

> **Wichtig**
>
> Atorvastatin ist ein sicherer, wirksamer und lang erprobter Arzneistoff für die Senkung der Blutfettwerte.

Wie wirkt Atorvastatin?

Atorvastatin senkt die **Blutfettwerte**. Ein sehr bekannter Blutfettwert ist das Cholesterin. Atorvastatin senkt vor allem das **LDL-Cholesterin**, das einen besonders schädlichen Einfluss auf den Körper hat („schlechtes Cholesterin"). Cholesterin ist jedoch nicht nur schädlich. Die Leber benötigt Cholesterin unter anderem zur Herstellung von Hormonen. Dazu kann sie Cholesterin selbst herstellen. Cholesterin ist jedoch auch in bestimmten Nahrungsmitteln und gelangt über den Magen-Darm-Trakt ins Blut. Atorvastatin verhindert, dass die Leber selbst Cholesterin herstellen kann. Daher nimmt die Leber das Cholesterin aus dem Blut auf und der Cholesterin-Spiegel im Blut sinkt. Auch auf andere Blutfette (z. B. HDL-Cholesterin und Triglyceride) hat Atorvastatin einen positiven Einfluss.

Gut zu wissen

Wie kommt es zu erhöhten Blutfettwerten? Meist sind es verschiedene Faktoren, die zu erhöhten Blutfettwerten führen. Dazu gehören sowohl genetische Faktoren (also familiär bedingt) als auch unausgewogene Ernährung, Übergewicht, Alkoholkonsum und Bewegungsmangel.

Die Senkung der Blutfettwerte ist wichtig, da sich die Fette in den Wänden der Blutgefäße ablagern können und dort langfristig zur Entstehung von Arteriosklerose (Arterienverkalkung) beitragen. Deswegen sind hohe Blutfettwerte einer der wichtigsten Risikofaktoren für die Entwicklung einer Arteriosklerose. Diese Arterienverkalkungen verengen die Blutgefäße und können dann zu Herzinfarkt, Schlaganfall und zu der peripher arteriellen Verschlusskrankheit (auch Schaufenster-Krankheit genannt) führen.

Um Arterienverkalkungen entgegenzuwirken, ist eine gesunde Lebensweise wichtig. Dazu gehört: Ein normales Körpergewicht, regelmäßige Bewegung, eine gesunde Ernährung und Rauchverzicht. Es gibt viele Hilfsmöglichkeiten, die auch zum Teil von den Krankenkassen unterstützt werden. Sprechen Sie Ihren Hausarzt darauf an; er wird Ihnen bei der Änderung Ihres Lebensstils zur Seite stehen.

Bei welchen Beschwerden hilft Atorvastatin?

Atorvastatin wird eingenommen, um **Herz-Kreislauf-Erkrankungen** vorzubeugen (wie Herzinfarkt, Schlaganfall und Schaufensterkrankheit (peripher arterielle Verschlusskrankheit (PAVK)). Atorvastatin kommt zum Einsatz, um einen **erneuten Herzinfarkt zu verhindern.** Außerdem kann es eingesetzt werden, wenn Sie **erhöhte Blutfettwerte** haben und zusätzlich weitere Risikofaktoren vorliegen, die das Risiko für einen Herzinfarkt oder einen Schlaganfall erhöhen (z. B. Bluthochdruck, Diabetes mellitus (Zuckerkrankheit), Übergewicht und Rauchen). Die Einnahme erfolgt, wenn eine **Lebensumstellung** nicht zu einer ausreichenden Senkung der Cholesterinwerte im Blut führt. Dies lässt sich mithilfe einer Blutkontrolle im Labor überprüfen.

Was muss unbedingt beachtet werden?

1. Einnahme und Dosierung

Die Therapie mit Atorvastatin wird meist begonnen mit einer Dosis von 10 mg pro Tag. Die Dosis kann dann langsam gesteigert werden, bis die

Cholesterinwerte ausreichend gesunken sind. Die maximale Dosis beträgt 80 mg pro Tag. Atorvastatin wird meist langfristig eingesetzt.

2. Unerwünschte Wirkungen (Nebenwirkungen)
Sehr häufige Nebenwirkungen: ($\geq$10 von 100)
Keine

Häufige Nebenwirkungen: (1–10 von 100)
Unter der Einnahme von Atorvastatin kann es zu Entzündungen und Schmerzen des Nasenrachenraumes, Nasenbluten, Kopfschmerzen und allergischen Reaktionen kommen.

Des Weiteren kann es unter Atorvastatin-Einnahme zu **Magen- und Darmbeschwerden** kommen.

Es kann außerdem zu **Muskel- und Gelenkschmerzen** kommen.

Außerdem kann die Einnahme von Atorvastatin zu erhöhten **Leberwerten** führen. Gegebenenfalls müssen diese regelmäßig kontrolliert werden.

Unter Atorvastatin-Einnahme kann es zu erhöhten **Blutzuckerwerten** kommen.

Achtung

Die wichtigste Nebenwirkung von Atorvastatin ist die sogenannte **Rhabdomyolyse**. Dabei kann es zu Entzündung, Schmerzen oder Schwäche der Muskeln kommen. Dies fällt auf durch **Muskelschmerzen,** die nicht zu einer vorangegangenen Belastung passen. Diese Schmerzen sind meist vorübergehend. Sie sollten bei Muskelschmerzen jedoch Ihren Hausarzt aufsuchen. Mithilfe einer Blutkontrolle kann Ihr Hausarzt ermitteln, ob Sie Atorvastatin weiterhin einnehmen dürfen.

In seltenen Fällen kommt es jedoch zum Zerfall der Muskeln. Dabei werden Muskel-Proteine (Myoglobin) frei. Diese werden über die Nieren mit dem Urin ausgeschieden. Die Muskel-Proteine können die Nieren verstopfen und zu **Nierenversagen** führen. Bei **starken Muskelschmerzen,** die nicht zu einer vorangegangenen Belastung passen oder **rot gefärbtem Urin** muss unbedingt ein Arzt aufgesucht werden.

Diese unerwünschte Wirkung ist dosisabhängig. Das heißt das Auftreten der Muskelschmerzen ist wahrscheinlicher bei hohen Atorvastatin-Dosen.

---

3. Wechselwirkungen mit anderen Arzneistoffen
Vitamin-K-Antagonisten (Phenprocoumon, z. B. Marcumar als ein bekanntes Originalpräparat)
Vitamin-K-Antagonisten werden eingesetzt zur Hemmung der Blutgerinnung. Dies wird mithilfe eines Blutwertes (INR oder Quick) kontrolliert.

Wenn Sie Vitamin-K-Antagonisten und Atorvastatin gleichzeitig einnehmen, kann sich der INR- oder Quick-Wert verändern. Er muss bei gleichzeitiger Atorvastatin-Einnahme regelmäßig kontrolliert werden. Eventuell muss eine Dosisanpassung erfolgen.

4. Gegenanzeigen

Atorvastatin darf nicht eingenommen werden bei **Überempfindlichkeit** gegen Atorvastatin.

Atorvastatin darf nicht in **Schwangerschaft** und **Stillzeit** eingenommen werden.

Atorvastatin darf nicht eingenommen werden bei **eingeschränkter Leberfunktion, akuter Lebererkrankung** und starker, unklarer **Erhöhung der Leberwerte.**

5. Alternativen

Bei Lieferengpässen von Atorvastatin können alternativ folgende Arzneistoffe eingesetzt werden: Rosuvastatin (Abschn. 2.3.2.1.2), Simvastatin (Abschn. 2.3.2.1.3).

Merke

- Atorvastatin wird eingesetzt zur Senkung der Blutfettwerte.
- Eine seltene, aber gefährliche Nebenwirkung von Atorvastatin ist die Rhabdomyolyse, also der Zerfall der Muskelproteine. Bei Muskelschmerzen, die nicht zu einer vorangegangenen Belastung passen, oder rotem Urin suchen Sie bitte unbedingt einen Arzt auf.

2.3.2.1.2 Arzneistoff: Rosuvastatin

Häufige Medikamente mit Rosuvastatin

- Rosuvastatin Axiromed
- Rosuvastatin-ratiopharm
- Rosuvastatin Aristo
- RosuHEXAL
- Rosuvastatin Aurobindo
- Rosuvastatin Denk
- Rosuvastatin Elpen
- Rosu-1 A Pharma
- Rosuvador TAD
- Crestor

Die aufgezählten Medikamente sind die häufigsten Präparate des Arzneistoffs Rosuvastatin. Sie sind, wenn sie in gleicher Dosis vorliegen, gegeneinander austauschbar. Sie sind keine Empfehlungen, sondern dienen lediglich als Beispiele.

Wichtig

Rosuvastatin ist ein sicherer, wirksamer und lang erprobter Arzneistoff für die Senkung der Blutfettwerte.

Wie wirkt Rosuvastatin?

Rosuvastatin senkt die **Blutfettwerte.** Ein sehr bekannter Blutfettwert ist das Cholesterin. Rosuvastatin senkt vor allem das **LDL-Cholesterin,** das einen besonders schädlichen Einfluss auf den Körper hat („schlechtes Cholesterin"). Cholesterin ist jedoch nicht nur schädlich. Die Leber benötigt Cholesterin unter anderem zur Herstellung von Hormonen. Dazu kann sie Cholesterin selbst herstellen. Cholesterin ist jedoch auch in bestimmten Nahrungsmitteln und gelangt über den Magen-Darm-Trakt ins Blut. Rosuvastatin verhindert, dass die Leber Cholesterin herstellen kann. Daher nimmt die Leber das Cholesterin aus dem Blut auf und der Cholesterin-Spiegel im Blut sinkt. Auch auf andere Blutfette (z. B. HDL-Cholesterin und Triglyceride) hat Rosuvastatin einen positiven Einfluss.

Gut zu wissen

Wie kommt es zu erhöhten Blutfettwerten? Meist sind es verschiedene Faktoren, die zu erhöhten Blutfettwerten führen. Dazu gehören sowohl genetische Faktoren (also familiär bedingt) als auch unausgewogene Ernährung, Übergewicht, Alkoholkonsum und Bewegungsmangel.

Die Senkung der Blutfettwerte ist wichtig, da sich die Fette in den Wänden der Blutgefäße ablagern können und dort langfristig zur Entstehung von Arteriosklerose beitragen. Deswegen müssen hohe Blutfettwerte gesenkt werden. Die Arteriosklerose verengt die Blutgefäße und kann dann zu Herzinfarkt, Schlaganfall und zu der peripher arteriellen Verschlusskrankheit (auch Schaufenster-Krankheit genannt) führen.

Um Gefäßverkalkungen entgegenzuwirken, ist eine gesunde Lebensweise wichtig. Dazu gehört: Ein normales Körpergewicht, regelmäßige Bewegung, eine gesunde Ernährung und Rauchverzicht. Es gibt viele Hilfsmöglichkeiten, die auch zum Teil von den Krankenkassen unterstützt werden. Sprechen Sie Ihren Hausarzt darauf an; er wird Ihnen bei der Änderung des Lebensstils zur Seite stehen.

Bei welchen Beschwerden hilft Rosuvastatin?

Rosuvastatin wird eingenommen, um **Herz-Kreislauf-Erkrankungen** vorzubeugen (wie Herzinfarkt, Schlaganfall und Schaufensterkrankheit (peripher arterielle Verschlusskrankheit (PAVK)). Rosuvastatin kommt zum Einsatz, um einen **erneuten Herzinfarkt zu verhindern.** Außerdem kann es eingesetzt werden, wenn Sie **erhöhte Blutfettwerte** haben und zusätzlich weitere Risikofaktoren haben, die das Risiko für einen Herzinfarkt oder einen Schlaganfall erhöhen (z. B. Bluthochdruck, Diabetes mellitus (Zuckerkrankheit), Übergewicht und Rauchen). Die Einnahme erfolgt, wenn eine Umstellung der Lebensgewohnheiten nicht zu einer ausreichenden Senkung der Cholesterinwerte im Blut führt. Dies lässt sich mithilfe einer Blutkontrolle im Labor beobachten.

Was muss unbedingt beachtet werden?

1. Einnahme und Dosierung

Zu Beginn der Therapie mit Rosuvastatin wird meist eine Dosis von **5 mg bis 10 mg** pro Tag eingesetzt. Die Dosis kann dann nach 4 Wochen langsam gesteigert werden. Die Standarddosis beträgt 20 mg. In Ausnahmefällen bei besonders hohen Cholesterinwerten oder besonders hohem Risiko für Herzinfarkt und Schlaganfall kann die Dosis auf bis zu 40 mg pro Tag gesteigert werden.

Rosuvastatin wird einmal täglich unabhängig von den Mahlzeiten eingenommen.

2. Unerwünschte Wirkungen (Nebenwirkungen)
Sehr häufige Nebenwirkungen: ($\geq$10 von 100)
Keine

Häufige Nebenwirkungen: (1–10 von 100)
Es kann unter Rosuvastatin-Einnahme zu **Magen- und Darmbeschwerden, Kopfschmerzen, Schwäche, Muskelschmerzen** und **Schwindel** kommen.

Weitere wichtige Nebenwirkungen
Außerdem kann die Einnahme von Rosuvastatin zu erhöhten **Leberwerten** führen. Gegebenenfalls müssen diese regelmäßig kontrolliert werden.

Unter Rosuvastatin-Einnahme kann es zu erhöhten **Blutzuckerwerten** kommen.

Achtung

Die wichtigste Nebenwirkung von Rosuvastatin ist die sogenannte **Myopathie.** Dabei kann es zu Entzündung, Schmerzen oder Schwäche der Muskeln kommen. Dies fällt auf durch **Muskelschmerzen,** die nicht zu einer vorangegangenen Belastung passen. Diese Schmerzen sind meist vorübergehend. Sie sollten bei Muskelschmerzen jedoch Ihren Hausarzt aufsuchen. Mithilfe einer Blutkontrolle kann Ihr Hausarzt ermitteln, ob Sie Rosuvastatin weiterhin einnehmen dürfen.

In seltenen Fällen kommt es jedoch zum Zerfall der Muskeln (Rhabdomyolyse). Dabei werden Muskel-Proteine (Myoglobin) frei. Diese werden über die Niere mit dem Urin ausgeschieden. Die Muskel-Proteine können die Niere verstopfen und zu **Nierenversagen** führen. Bei **starken Muskelschmerzen,** die nicht zu einer vorangegangenen Belastung passen oder **rot gefärbtem Urin** muss unbedingt ein Arzt aufgesucht werden.

Diese unerwünschte Wirkung ist dosisabhängig. Das heißt das Auftreten der Muskelschmerzen ist wahrscheinlicher bei hohen Rosuvastatin-Dosen.

---

3. Wechselwirkungen mit anderen Arzneistoffen
Vitamin-K-Antagonisten (Phenprocoumon, z. B. Marcumar als ein bekanntes Originalpräparat)

Vitamin-K-Antagonisten werden eingesetzt zur Hemmung der Blutgerinnung. Dies wird mithilfe eines Blutwertes (INR oder Quick) kontrolliert. Wenn Sie Vitamin-K-Antagonisten und Rosuvastatin gleichzeitig einnehmen, kann sich der INR- oder Quick-Wert verändern. Er muss bei gleichzeitiger Rosuvastatin-Einnahme regelmäßig kontrolliert werden. Eventuell muss Ihre Phenprocoumon-Dosis angepasst werden.

4. Gegenanzeigen
Rosuvastatin darf nicht eingenommen werden bei **Überempfindlichkeit** gegen Rosuvastatin.

Rosuvastatin darf nicht bei **Schwangerschaft** und **Stillzeit** eingenommen werden.

Rosuvastatin darf nicht eingenommen werden bei **eingeschränkter Leberfunktion, akuter Lebererkrankung** und starker, unklarer **Erhöhung der Leberwerte.**

Bei **starker Nierenfunktionseinschränkung (Niereninsuffizienz)** darf Rosuvastatin nicht angewendet werden.

5. Alternativen
Es gibt einige Arzneistoffe, die ähnlich wirken wie Rosuvastatin und bei Lieferengpässen eingesetzt werden können. Dazu gehört zum Beispiel Atorvastatin (Abschn. 2.3.2.1.1) und Simvastatin (Abschn. 2.3.2.1.3).

Merke

- Rosuvastatin wird eingesetzt zur Senkung der Blutfettwerte.
- Eine seltene, aber gefährliche Nebenwirkung von Rosuvastatin ist die Rhabdomyolyse, also der Zerfall der Muskelproteine. Bei Muskelschmerzen, die nicht zu einer vorangegangenen Belastung passen, oder rotem Urin suchen Sie bitte unbedingt einen Arzt auf.

2.3.2.1.3 Arzneistoff: Simvastatin

Häufige Medikamente mit Simvastatin

- Simva Aristo
- Simva BASICS
- Simvastatin-1 A Pharma
- SimvaHEXAL
- Simvastatin-ratiopharm
- Simvastatin AL
- Simvabeta
- Simvastatin STADA
- Simvastatin AbZ
- Simvastatin Bluefish

Die aufgezählten Medikamente sind die häufigsten Präparate des Arzneistoffs Simvastatin. Sie sind, wenn sie in gleicher Dosis vorliegen, gegeneinander austauschbar. Sie sind keine Empfehlungen, sondern dienen lediglich als Beispiele.

Wichtig

Simvastatin ist ein sicherer, wirksamer und lang erprobter Arzneistoff für die Senkung der Blutfettwerte.

Wie wirkt Simvastatin?

Simvastatin senkt die **Blutfettwerte.** Ein sehr bekannter Blutfettwert ist das Cholesterin. Simvastatin senkt vor allem das **LDL-Cholesterin,** das einen besonders schädlichen Einfluss auf den Körper hat („schlechtes Cholesterin"). Cholesterin ist jedoch nicht nur schädlich. Die Leber benötigt Cholesterin unter anderem zur Herstellung von Hormonen. Dazu kann sie Cholesterin selbst herstellen. Cholesterin ist jedoch auch in bestimmten Nahrungsmitteln und gelangt über den Magen-Darm-Trakt ins Blut.

Simvastatin verhindert, dass die Leber selbst Cholesterin herstellen kann. Daher nimmt die Leber das Cholesterin aus dem Blut auf und der Cholesterin-Spiegel im Blut sinkt. Auch auf andere Blutfette (z. B. HDL-Cholesterin und Triglyceride) hat Simvastatin einen positiven Einfluss.

Gut zu wissen

Wie kommt es zu erhöhten Blutfettwerten? Meist sind es verschiedene Faktoren, die zu erhöhten Blutfettwerten führen. Dazu gehören sowohl genetische Faktoren (also familiär bedingt) als auch unausgewogene Ernährung, Übergewicht, Alkoholkonsum und Bewegungsmangel.

Die Senkung der Blutfettwerte ist wichtig, da sich die Fette in den Wänden der Blutgefäße ablagern können und dort langfristig zur Entstehung von Arteriosklerose (Gefäßverkalkung) beitragen. Deswegen sind hohe Blutfettwerte einer der wichtigsten Risikofaktoren für die Entwicklung einer Arteriosklerose. Diese Gefäßverkalkungen verengen die Blutgefäße und können dann zu Herzinfarkt, Schlaganfall und zu der peripher arteriellen Verschlusskrankheit (auch Schaufenster-Krankheit genannt) führen.

Um Gefäßverkalkungen entgegenzuwirken, ist eine gesunde Lebensweise wichtig. Dazu gehört: Ein normales Körpergewicht, regelmäßige Bewegung, eine gesunde Ernährung und Rauchverzicht. Es gibt viele Hilfsmöglichkeiten, die auch zum Teil von den Krankenkassen unterstützt werden. Sprechen Sie Ihren Hausarzt darauf an; er wird Ihnen bei der Änderung Ihres Lebensstils zur Seite stehen.

Bei welchen Beschwerden hilft Simvastatin?

Simvastatin wird eingenommen, um **Herz-Kreislauf-Erkrankungen** vorzubeugen (wie Herzinfarkt, Schlaganfall und Schaufensterkrankheit (peripher arterielle Verschlusskrankheit (PAVK)). Simvastatin kommt auch zum Einsatz, um einen **erneuten Herzinfarkt zu verhindern.** Außerdem kann es eingesetzt werden, wenn Sie **erhöhte Blutfettwerte** haben und zusätzlich weitere Risikofaktoren haben, die das Risiko für einen Herzinfarkt oder einen Schlaganfall erhöhen (z. B. Bluthochdruck, Diabetes mellitus (Zuckerkrankheit), Übergewicht und Rauchen). Die Einnahme erfolgt, wenn eine **Lebensumstellung** nicht zu einer ausreichenden Senkung der Cholesterinwerte im Blut führt. Dies lässt sich mithilfe einer Blutkontrolle im Labor überprüfen.

Was muss unbedingt beachtet werden?

1. Einnahme und Dosierung

Zu Beginn der Therapie mit Simvastatin wird meist eine Dosis von **10 mg bis 20 mg** pro Tag eingesetzt. Die Dosis kann dann nach 4 Wochen langsam gesteigert werden, wenn die Cholesterinwerte noch nicht ausreichend gesunken sind. In Ausnahmefällen, bei besonders hohen Cholesterinwerten oder besonders hohem Risiko für Herzinfarkt und Schlaganfall, kann die Dosis auf bis zu 80 mg pro Tag gesteigert werden.

Simvastatin wird einmal täglich **abends** unabhängig von den Mahlzeiten eingenommen.

Bei **schwerer Nierenfunktionseinschränkung** muss die Dosis angepasst werden.

Gegebenenfalls muss Simvastatin **vor einer Operation** vorübergehend abgesetzt werden. Dies wird in einem Gespräch vor der Operation erfragt. Teilen Sie den zuständigen Ärzten unbedingt alle Medikamente mit, die Sie einnehmen.

2. Unerwünschte Wirkungen (Nebenwirkungen)

Sehr häufige Nebenwirkungen: ($\geq$ 10 von 100)
Keine

Häufige Nebenwirkungen: (1–10 von 100)
Keine

Weitere wichtige Nebenwirkungen
Es kann unter Simvastatin-Einnahme zu **Magen- und Darmbeschwerden** kommen.

Außerdem kann es unter der Einnahme von Simvastatin zu erhöhten **Leberwerten** kommen. Gegebenenfalls müssen diese regelmäßig kontrolliert werden.
Unter Simvastatin-Einnahme kann es zu erhöhten **Blutzuckerwerten** kommen.

Achtung

Die wichtigste Nebenwirkung von Simvastatin ist die sogenannte **Myopathie**. Dabei kann es zu Entzündung, Schmerzen oder Schwäche der Muskeln kommen. Dies fällt auf durch **Muskelschmerzen,** die nicht zu einer vorangegangenen Belastung passen. Diese Schmerzen sind meist vorübergehend. Sie sollten bei Muskelschmerzen jedoch Ihren Hausarzt aufsuchen. Mithilfe einer Blutkontrolle kann Ihr Hausarzt ermitteln, ob Sie Simvastatin weiterhin einnehmen dürfen.

In seltenen Fällen kommt es jedoch zum Zerfall der Muskeln (Rhabdomyolyse). Dabei werden Muskel-Proteine (Myoglobin) frei. Diese werden über die Niere mit dem Urin ausgeschieden. Die Muskel-Proteine können die Niere verstopfen und zu **Nierenversagen** führen. Bei **starken Muskelschmerzen,** die nicht zu einer vorangegangenen Belastung passen oder **rot gefärbtem Urin** muss unbedingt ein Arzt aufgesucht werden.

Die Entwicklung einer Myopathie ist dosisabhängig. Das heißt, das Auftreten der Muskelschmerzen ist wahrscheinlicher bei hohen Simvastatin-Dosen.

3. Wechselwirkungen mit anderen Arzneistoffen und Nahrungsmitteln
Grapefruit
Lebensmittel, die Grapefruit beinhalten, behindern den Abbau von Simvastatin im Körper. Dadurch erhöht sich das Auftreten von unerwünschten Wirkungen. Der Konsum von grapefruithaltigen Lebensmitteln sollte vermieden werden.

Vitamin-K-Antagonisten (Phenprocoumon, z. B. Marcumar als ein bekanntes Originalpräparat)
Sogenannte Vitamin-K-Antagonisten werden eingesetzt zur Hemmung der Blutgerinnung. Dies wird mithilfe eines Blutwertes (INR oder Quick) kontrolliert. Wenn Sie Vitamin-K-Antagonisten und Simvastatin gleichzeitig einnehmen, kann sich der INR- oder Quick-Wert verändern. Er muss bei gleichzeitiger Simvastatin-Einnahme regelmäßig kontrolliert werden. Eventuell muss eine Dosisanpassung erfolgen.

4. Gegenanzeigen
Simvastatin darf nicht eingenommen werden bei **Überempfindlichkeit** gegen Simvastatin.

Simvastatin darf nicht in **Schwangerschaft** und **Stillzeit** eingenommen werden, da die Auswirkungen von Simvastatin in Schwangerschaft und Stillzeit nicht ausreichend erforscht sind.

Simvastatin darf nicht eingenommen werden bei **eingeschränkter Leberfunktion, akuter Lebererkrankung** und starker, unklarer **Erhöhung der Leberwerte.**

Bei **starker Nierenfunktionseinschränkung (Niereninsuffizienz)** darf Simvastatin nicht angewendet werden.

5. Alternativen
Es gibt Arzneistoffe, die ähnlich wirken wie Simvastatin. Dazu gehören zum Beispiel die Statine Atorvastatin (Abschn. 2.3.2.1.1) und Rosuvastatin (Abschn. 2.3.2.1.2).

Merke

- Simvastatin wird eingesetzt zur Senkung der Blutfettwerte.
- Eine seltene, aber gefährliche Nebenwirkung von Simvastatin ist die Zerfall der Muskelproteine = Rhabdomyolyse!. Bei Muskelschmerzen, die nicht zu einer vorangegangenen Belastung passen oder rotem Urin suchen Sie bitte unbedingt einen Arzt auf.

2.3.3 Gicht

2.3.3.1 Arzneistoff: Allopurinol

Häufige Medikamente mit Allopurinol

- Allopurinol AL
- Allopurinol Indoco
- Allopurinol AbZ
- Allopurinol Heumann
- Allopurinol-ratiopharm
- Allobeta
- Allopurinol HEXAL
- Allopurinol-1 A Pharma
- Allopurinol STADA
- Allo-CT

Die aufgezählten Medikamente sind die häufigsten Präparate des Arzneistoffs Allopurinol. Sie sind, wenn sie in gleicher Dosis vorliegen, gegeneinander austauschbar. Sie sind keine Empfehlungen, sondern dienen lediglich als Beispiele.

Wichtig

Allopurinol ist ein sicherer, wirksamer und lang erprobter Arzneistoff für die Behandlung von Gicht und Nieren- oder Harnleitersteinen.

Wie wirkt Allopurinol?

Allopurinol verhindert die Bildung von **Harnsäure** im Körper.

Harnsäure ist ein Abbauprodukt, das natürlicherweise im Körper beim Abbau bestimmter Nahrungsmittel und körpereigener Stoffe entsteht. Wenn zu viel Harnsäure im Körper anfällt, kann diese sich in **Gelenken** in Form von Kristallen ablagern. Im Gelenk führt dies zu einer Entzündung. Eine schmerzhafte Ablagerung von Harnsäurekristallen in Gelenken nennt man **Gicht.**

Bei zu viel Harnsäure im Körper kann diese sich auch in der **Niere** oder den **Harnleitern** in Form von Steinen ablagern. Diese sogenannten **Harnsäuresteine** können zu krampfartigen Schmerzen führen.

Um die Entstehung von Harnsäuresteinen und Gicht zu verhindern, kann Allopurinol eingesetzt werden.

Gut zu wissen

Erhöhte Harnsäurewerte ohne Beschwerden werden nicht mit Allopurinol behandelt. Hier gilt das Prinzip: Es werden Symptome behandelt und nicht Laborwerte! Zu viel Harnsäure im Körper kann zu Gicht oder Harnsäuresteinen führen. Doch wie kommt es zu erhöhten Harnsäurewerten? Meist liegt die Ursache in der Ernährung. Vor allem ein hoher Fleischkonsum (z. B. Innereien) und das regelmäßige Trinken von Alkohol führen zu erhöhten Harnsäurewerten, denn diese Lebensmittel wandelt der Körper beim Abbau in Harnsäure um. Wenn man unter Gicht oder Harnsäuresteinen leidet, ist es daher wichtig, als Erstes die Ernährung anzupassen. Es ist ratsam, auf Alkohol zu verzichten und maximal 100–150 g Fleisch am Tag zu sich zu nehmen.

Es gibt auch Arzneistoffe (z. B. bestimmte Diuretika wie Furosemid (Abschn. 2.7.1.1) oder Hydrochlorothiazid (Abschn. 2.7.2.1)), die erhöhte Harnsäurewerte im Körper verursachen können. Dies verursacht jedoch meist keine Beschwerden und ist daher nicht behandlungsbedürftig.

Bei welchen Beschwerden hilft Allopurinol?

Allopurinol wird eingesetzt zur **Vorbeugung** von Beschwerden, die durch eine erhöhte Menge an Harnsäure im Körper verursacht werden. Dazu zählen die **chronische Gicht** und **Harnsäuresteine.**

Allopurinol wird hingegen nicht eingesetzt, wenn bei Ihnen erhöhte Harnsäurewerte in einer Blutprobe festgestellt wurden, Sie aber keine Beschwerden haben.

Was muss unbedingt beachtet werden?

1. Einnahme und Dosierung

Allopurinol wird nach dem Essen unzerkaut mit einem großen Glas Wasser eingenommen. Die Dosierung ist abhängig von dem zugrunde liegenden Krankheitsbild und wird von Ihrem Arzt für Sie festgelegt. Die Behandlung mit Allopurinol wird einschleichend begonnen. Das heißt, dass Sie zu Beginn der Behandlung eine niedrige Dosis einnehmen. Diese wird dann gesteigert, bis die Harnsäure in Ihrem Körper ausreichend gesenkt wurde. Gegebenenfalls kontrolliert Ihr Arzt dies mithilfe einer Blutentnahme.

Begonnen wird die Behandlung oft mit einer Dosis von 100 mg pro Tag. Sie kann gesteigert werden auf maximal 600 mg pro Tag. Je nach Krankheitsbild kann eine dauerhafte Einnahme sinnvoll sein.

Wenn Sie eine **eingeschränkte Nieren-** oder **Leberfunktion** haben, ist die Dosis eventuell geringer.

2. Unerwünschte Wirkungen (Nebenwirkungen)
Sehr häufige Nebenwirkungen: ($\geq$ 10 von 100)
Keine

Häufige Nebenwirkungen: (1–10 von 100)
Keine

Weitere wichtige Nebenwirkungen
Allopurinol kann zu **Magen- und Darmbeschwerden** führen.

Sie sollten bei Allopurinol-Einnahme darauf achten, dass Sie genügend trinken, um der Entstehung von Nierensteinen vorzubeugen.

Achtung

Unter der Einnahme von Allopurinol kann es zu **Hautreaktionen** kommen. Dazu zählen fleckförmige Rötungen, Quaddeln und Juckreiz. Dann dürfen Sie den Arzneistoff nicht weiter einnehmen. Sie sollten unbedingt einen Arzt aufsuchen. Starke Hautreaktionen können lebensbedrohlich sein.

---

3. Wechselwirkungen mit anderen Arzneistoffen
Ampicillin, Amoxicillin
Es handelt sich hierbei um Antibiotika. Bei gleichzeitiger Einnahme mit Allopurinol besteht ein erhöhtes Risiko für Hautausschlag.

4. Gegenanzeigen
Sie dürfen Allopurinol nicht einnehmen, wenn Sie eine **Unverträglichkeit** gegen Allopurinol haben.

In einem **akuten Gichtanfall** wirkt Allopurinol nicht. Außerdem bekämpft Allopurinol nicht die Schmerzen und die Entzündungsreaktion, die bei einem akuten Gichtanfall auftreten. Gegen die Beschwerden eines akuten Gichtanfalls werden andere Arzneistoffe eingesetzt (z. B. Ibuprofen (Abschn. 2.4.1.2), Diclofenac (Abschn. 2.4.1.1), Prednisolon (Abschn. 2.4.4.1) oder Colchicin).

5. Alternativen

Keine

> **Merke**
>
> - Allopurinol wird angewendet zur Behandlung einer chronischen Gicht und zur Behandlung von Harnsäuresteinen.
> - Erhöhte Harnsäurewerte ohne Beschwerden müssen nicht mit Allopurinol behandelt werden.
> - Unter der Anwendung von Allopurinol kann es zu Hautreaktionen kommen. Diese können gefährlich sein. Wenn bei Ihnen nach Allopurinol-Einnahme starke Hautreaktionen auftreten, suchen Sie bitte einen Arzt auf.
> - Allopurinol behandelt nicht die Beschwerden eines akuten Gichtanfalls. Dazu benötigen Sie andere Arzneistoffe wie Ibuprofen (Abschn. 2.4.1.2), Diclofenac (Abschn. 2.4.1.1) oder Prednisolon (Abschn. 2.4.4.1).

2.3.4 Vitamine

2.3.4.1 Arzneistoff: Colecalciferol (Vitamin D3)

Häufige Medikamente mit Colecalciferol

- Vigantol/Vigantoletten
- Dekristol
- DeVit
- Colecalciferol Aristo
- Vitamin D3 Hevert
- Vitagamma Vitamin D3
- HELIODREI
- Eunova D3
- Vitamin D-Sandoz

Die aufgezählten Medikamente sind die häufigsten Präparate des Arzneistoffs Colecalciferol. Sie sind, wenn sie in gleicher Dosis vorliegen, gegeneinander austauschbar. Sie sind keine Empfehlungen, sondern dienen lediglich als Beispiele.

Mit dem Begriff Colecalciferol können viele Menschen wahrscheinlich nicht viel anfangen. Bei Colecalciferol handelt es sich um **Vitamin D3** (häufig auch einfach als Vitamin D bezeichnet). Dieses Vitamin ist wichtig für den Knochenaufbau. Der **Körper** kann Vitamin D3 unter bestimmten Voraussetzungen selbst herstellen oder es mit der **Nahrung** aufnehmen.

An der Herstellung von Vitamin D3 im Körper sind die Organe Leber, Haut und Niere beteiligt. Außerdem wird für die Herstellung von Vitamin

D3 **Sonnenlicht** benötigt. Wenn die Organe Leber und Niere eine gute Funktionsfähigkeit haben und die Haut genügend Sonnenlicht bekommt, kann der Körper seinen Vitamin-D3 -Bedarf selbst decken.

Der Körper kann die Vorstufe von Vitamin D3 auch mit der **Nahrung** aufnehmen. Sie ist in Lebensmitteln wie fettigem Fisch und Eigelb enthalten. Die Aufnahme von Vitamin D3 aus der Nahrung reicht jedoch nicht aus, um den Bedarf an Vitamin D3 zu decken.

Wichtig

Vitamin D3 ist sicher, wirksam und lange erprobt für die Behandlung eines nachgewiesenen Vitamin-D3-Mangels und bei bestimmten Knochenerkrankungen.

Wie wirkt Colecalciferol (Vitamin D3)?

Vitamin D3 ist ein Vitamin, das im Körper vor allem für den **Knochenaufbau** wichtig ist. Knochen sind ständig im Umbau. Sie passen sich der körperlichen Belastung an und werden somit ständig auf- und abgebaut. Für gesunde, starke Knochen müssen sich Knochenaufbau und Knochenabbau im Gleichgewicht befinden. Vitamin D3 fördert den Knochenaufbau und wird daher eingenommen bei Erkrankungen, bei denen der Knochenabbau überwiegt und daher der Knochenaufbau gefördert werden soll. Dazu zählen vor allem Erkrankungen wie Osteoporose, Osteomalazie und Rachitis.

Gut zu wissen

Im Internet werden viele Mythen über Vitamin D3 verbreitet. Vitamin D3 hat weder einen nachgewiesenen Nutzen bei Covid 19 noch sollte Vitamin D3 ohne bestätigten Mangel eingenommen werden. Die Einnahme von Vitamin D3 ist dann nicht nur sinnlos, sondern auch gefährlich. Es kann zu einer gefährlichen Erhöhung von Calcium im Blut und zu einer Nierenfunktionsstörung kommen.

Eine weitere Gefahr ist, dass Vitamin-D3-Präparate in der Drogerie als Nahrungsergänzungsmittel frei verkäuflich sind. Hier erhalten Sie keine medizinische Beratung über Risiken und Nebenwirkungen. Außerdem sind die Dosierungen in verschiedenen Einheiten angegeben, was zusätzlich zu Verwirrung und somit zu einer versehentlichen Überdosierung führen kann. Nehmen Sie Vitamin D3 also nur ein, wenn Ihr Arzt es Ihnen empfiehlt.

Damit der Körper selbst ausreichend Vitamin D3 produziert, reicht es, sich 2– bis 3-mal pro Woche mit unbedecktem Gesicht und Armen in der Sonne aufzuhalten. Wie lange man sich dafür in der Sonne aufhalten muss, ist abhängig vom Hauttyp. Bei heller Haut reichen zwischen 5 und 15 min, bei dunkler Haut sind 20 bis 30 min nötig für eine ausreichende Vitamin-D3 -Produktion. Ein Sonnenbrand soll jedoch unbedingt vermieden werden.

Die Einnahme von Vitamin-D3 -Präparaten ist also nur sinnvoll bei nachgewiesenem Mangel und bestimmten Vorerkrankungen

Bei welchen Beschwerden hilft Colecalciferol?
Vitamin D3 wird eingesetzt zur Behandlung von **Osteoporose.** Bei der Osteoporose kommt es zu einem Abbau der Knochenmasse. Dies kann altersbedingt auftreten oder nach der Menopause bei Frauen durch einen Mangel an Hormonen. Es gibt auch bestimmte Arzneistoffe, die ein erhöhtes Risiko für die Entstehung von Osteoporose mit sich bringen. Dazu zählen Glucocorticoide, z. B. Cortison (Abschn. 2.4.4.1).

Bei Osteoporose kommt es vermehrt zu Knochenbrüchen, z. B. einem Oberschenkelhalsbruch oder einem Bruch der Wirbelkörper. Um der Entstehung einer Osteoporose vorzubeugen, kann Vitamin D3 bei bestimmten Risikofaktoren eingenommen werden. Auch eine bestehende Osteoporose kann mithilfe von Vitamin D3 behandelt werden.

Wichtiger als die Einnahme von Vitamin D3 ist jedoch eine **angemessene sportliche Betätigung,** denn, wie Sie oben schon lesen konnten, passen sich Knochen an die bestehende körperliche Belastung an. Weitere wichtige Behandlungsmaßnahmen einer Osteoporose können Krankengymnastik, Muskelstärkung und die Einnahme von Calcium sein. Vermeiden Sie außerdem Alkohol und das Rauchen von Tabak.

Außerdem kann Vitamin D3 eingesetzt werden zur Vorbeugung und Behandlung von **Rachitis** und **Osteomalazie** bei Kindern. Diese Erkrankungen kommen durch einen Mangel an Vitamin D3 zustande und sind gekennzeichnet durch Knochenfehlbildungen.

Vitamin D3 wird ebenfalls angewendet zur **Vorbeugung von Vitamin-D3-Mangelerkrankungen,** wenn ein erkennbares Risiko besteht. Zu einem Mangel an Vitamin D3 kann es bei chronischen Darmerkrankungen und bei Funktionsstörungen von Leber oder Niere kommen. Auch bei mangelndem Aufenthalt im Freien bei Sonnenlicht kann es zu einem Vitamin-D3-Mangel kommen, wobei schon wenige Minuten (je nach Hauttyp 5 bis 30 min) Sonnenlicht am Tag ausreichen, damit der Körper genügend Vitamin D3 bilden kann.

Achtung

Nehmen Sie keine Vitamin-D3-Präparate ohne nachgewiesenen Vitamin-D3-Mangel ein. Es kann zu schweren Nebenwirkungen kommen, z. B. zu einer Nierenfunktionsstörung oder zu einem zu hohen Calciumspiegel im Blut.

Was muss unbedingt beachtet werden?

1. Einnahme und Dosierung

Vitamin D3 gibt es in verschiedenen Darreichungsformen. Es gibt Vitamin D3 in Form von Tabletten, Kapseln, öligen Tropfen oder bei bestimmten Erkrankungen als Spritze in den Muskel.

Die Dosis von Vitamin D3 wird in „Internationalen Einheiten (IE)" oder in der Einheit „µg" angegeben.

Je nach Erkrankung sind unterschiedliche Dosierungen von Vitamin D3 nötig.

Zur Vorbeugung von Vitamin-D-Mangelerkrankungen bei erkennbarem Risiko können täglich 20 µg (= 800 IE) Vitamin D3 eingenommen werden. Die **maximale Dosis** von Vitamin D3 liegt bei 100 µg pro Tag (= 4000 IE).

2. Unerwünschte Wirkungen (Nebenwirkungen)

Nebenwirkungen treten nur durch Überdosierung auf. Eine Überdosierung soll daher unbedingt vermieden werden. Zu den untenstehenden Folgen einer Überdosierung gibt es keine Häufigkeitsangaben.

Bei zu hoher Dosierung von Vitamin D3 kann es zu einem **erhöhten Calcium-Spiegel im Blut** kommen. Dies äußert sich in Form von Übelkeit, Erbrechen, Kopfschmerzen, Muskel- und Gelenkschmerzen und Müdigkeit, bis hin zu Ablagerungen von Calcium in der Niere oder den Blutgefäßen. Vermeiden Sie daher unbedingt die Einnahme von zu hohen Dosen Vitamin D3. Gegebenenfalls muss Ihr Calcium-Spiegel mithilfe einer Blutentnahme kontrolliert werden. Bei normaler Dosierung von Colecalciferol besteht kein Risiko für einen zu hohen Calciumspiegel.

Wenn Sie eine bestehende **Nierenfunktionsstörung** (Niereninsuffizienz) haben, sollten die Calcium- und Phosphatwerte im Blut unter Einnahme von Vitamin D3 regelmäßig überprüft werden.

3. Wechselwirkungen mit anderen Arzneistoffen
Thiazid-Diuretika (z. B. Hydrochlorothiazid (Abschn. 2.7.2.1))

Bei Kombination von Hydrochlorothiazid und Vitamin D3 kann es zu einem erhöhten Calcium-Spiegel im Blut kommen. Bei gleichzeitiger Einnahme muss der Calcium-Spiegel im Blut gegebenenfalls kontrolliert werden.

4. Gegenanzeigen

Wenn Sie einen zu hohen Calcium-Spiegel im Blut haben, dürfen Sie kein Vitamin D3 einnehmen.

Sie dürfen Vitamin D3 nicht einnehmen, wenn Sie eine **Überempfind-lichkeit** gegen Colecalciferol haben.

Wenn Sie dazu neigen, calciumhaltige **Nierensteine** zu entwickeln, soll-ten Sie kein Vitamin D3 einnehmen.

5. Alternativen
Keine

> **Merke**
> - Vitamin D3 kann eingesetzt werden bei einem bestehenden Vitamin-D3-Mangel oder Erkrankungen der Knochen (z. B. Osteoporose).
> - Der Körper stellt Vitamin D3 entweder mithilfe von Sonnenlicht selbst her oder nimmt es mit der Nahrung auf.
> - Nehmen Sie Vitamin D3 nur ein, wenn Ihr Arzt Ihnen eine Einnahme emp-fiehlt.

2.3.4.2 Arzneistoff: Cyanocobalamin (Vitamin B12)

Häufige Medikamente mit Vitamin B12

- Vitamin B12 Lichtenstein
- Vitamin B12 1000 µg inject JENAPHARM
- B12 Ankermann
- Vitamin B12 forte Hevert injekt
- B12-ASmedic
- Vitamin B12 1 mg/ml Wiedemann
- Vitamin B12 Rotexmedica
- Vitamin B12-Injektopas 1000 µg
- Roewo Vitamin B12
- Vitamin B12 Panpharma

Die aufgezählten Medikamente sind die häufigsten Präparate des Arznei-stoffs Cyanocobalamin. Sie sind, wenn sie in gleicher Dosis vorliegen, gegen-einander austauschbar. Sie sind keine Empfehlungen, sondern dienen ledig-lich als Beispiele.

Cyanocobalamin, besser bekannt unter dem Namen Vitamin B12, ist ein Vitamin, das der Körper mit der **Nahrung** aufnimmt. Vitamin B12 ist vor allem in **tierischen Nahrungsmitteln** wie Fleisch, Fisch, Krusten- und Schalentieren, Eiern, Milchprodukten (z. B. Käse) und Innereien enthalten.

Bei der Verdauung wird Vitamin B12 am Anfang des Dünndarms an ein körpereigenes Eiweiß gebunden (den sogenannten Intrinsic Factor). Dieser Intrinsic Factor wird vom Magen gebildet. Am Ende des Dünndarms wird das Vitamin B12 aufgenommen und in der Leber oder in den Muskeln gespeichert. Wichtige Organe für die Aufnahme von Vitamin B12 aus der Nahrung sind also der Magen und der Dünndarm.

Wichtig

Vitamin B12 ist sicher, wirksam und lang erprobt zur Behandlung von Blutbildungsstörungen und neurologischen Auffälligkeiten, die durch einen Vitamin B12-Mangel verursacht wurden.

Wie wirkt Vitamin B12?

Der Körper benötigt Vitamin B12 für die **Blutbildung,** genauer gesagt für die Bildung der roten Blutkörperchen. Liegt ein Vitamin-B12-Mangel vor, kann es zu einer Blutarmut (Anämie) kommen.

Außerdem ist Vitamin B12 wichtig für die **normale Funktion von Nerven** und die Herstellung von Botenstoffen in Gehirn und Rückenmark. Bei einem Mangel an Vitamin B12 kann es zu neurologischen Beschwerden kommen.

Gut zu wissen

Wie kommt es zu einem Vitamin-B12-Mangel?

Zu einem Mangel an Vitamin B12 kann es durch eine Mangelernährung kommen oder durch eine vegane Ernährung, bei der Vitamin B12 nicht zusätzlich eingenommen wird.

Bei manchen Erkrankungen des Magen-Darm-Traktes kann es ebenfalls zu einem Vitamin-B12-Mangel kommen, da hier das Vitamin B12 aus der Nahrung nicht gut aufgenommen werden kann, zum Beispiel bei einer chronischen Magenschleimhautentzündung oder einer Erkrankung des Dünndarms (z. B. Morbus Crohn).

Auch bei einer Schwangerschaft kann es zu einem Mangel an Vitamin B12 kommen, da der Körper in dieser Zeit einen erhöhten Vitamin-B12-Bedarf hat.

Auch einige Arzneistoffe können einen Vitamin-B12-Mangel verursachen. Dazu zählen vor allem Metformin (Abschn. 2.3.1.2) und Protonenpumpen-Hemmer (auch Säureblocker genannt). Metformin wird bei der Zuckerkrankheit (Diabetes) eingesetzt. Zu den Säureblockern gehören Pantoprazol (Abschn. 2.3.2.1.3), Omeprazol (Abschn. 2.3.2.1.2) und Esomeprazol (Abschn. 2.3.2.1.1). Diese Arzneistoffe werden häufig zum „Schutz des Magens" eingenommen.

Bei welchen Beschwerden hilft Vitamin B12?

Vitamin B12 wird eingesetzt, um einen **bestehenden Mangel an Vitamin B12 zu behandeln** oder einem **drohenden Mangel vorzubeugen.**

Es wird dauerhaft eingesetzt bei Menschen, die sich **vegan** ernähren und Menschen, die aufgrund einer **Vorerkrankung des Magen- und Darmtraktes** Vitamin B12 nur mangelhaft aus der Nahrung aufnehmen können. Auch bei einer **streng vegetarischen Ernährung** kann die Einnahme von Vitamin B12 sinnvoll sein, besonders wenn ein erhöhter Bedarf (z. B. in der **Schwangerschaft**) besteht.

Was muss unbedingt beachtet werden?

1. Einnahme und Dosierung

Je nach Ursache des Vitamin-B12-Mangels kann Vitamin B12 auf unterschiedliche Weise verabreicht werden.

Wenn bei Ihnen ein Vitamin-B12-Mangel festgestellt wurde, bekommen Sie in den ersten Wochen 1000 µg (= 1 mg) alle 2 Tage verabreicht, meist als Spritze in den Muskel oder unter die Haut oder als langsame Infusion in die Vene. Diese Dosis wird dann reduziert auf eine Erhaltungsdosis von 1000 µg alle 3 Monate. Je nach Erkrankung kann Vitamin B12 auch dauerhaft regelmäßig verabreicht werden.

Als Tablette wird Vitamin B12 bei einem nachgewiesenen Vitamin-B12-Mangel meist einmal täglich in einer Dosis von 1000 µg (= 1 mg) eingenommen. Die Einnahme sollte morgens vor dem Frühstück erfolgen, um sicherzustellen, dass das Vitamin gut aufgenommen werden kann. Manchmal kann es sein, dass über den Darm nicht genug Vitamin B12 aufgenommen werden kann. Dann muss gegebenenfalls auf eine andere Darreichungsform, wie zum Beispiel eine Spritze, umgestiegen werden.

Menschen, die sich vegan (rein pflanzlich) ernähren, sollten täglich 15 µg Vitamin B12 als Tablette einnehmen, um das Auftreten eines Vitamin-B12-Mangels zu verhindern.

2. Unerwünschte Wirkungen (Nebenwirkungen)
Sehr häufige Nebenwirkungen: (≥ 10 von 100)
Keine

Häufige Nebenwirkungen: (1–10 von 100)
Keine

Nebenwirkungen treten bei der Verabreichung von Vitamin B12 sehr selten auf.

3. Wechselwirkungen mit anderen Arzneistoffen
Pantoprazol (Abschn. 2.3.2.1.3), Omeprazol (Abschn. 2.3.2.1.2)**, Esome-**
prazol (Abschn. 2.3.2.1.1)

Pantoprazol, Omeprazol, Esomeprazol sind sogenannte Protonenpumpen-Hemmer und werden zum Schutz der Magenschleimhaut eingenommen. Bei dauerhafter Einnahme können sie die Aufnahme von Vitamin B12 über den Magen-Darm-Trakt beeinträchtigen. Wird Vitamin B12 in den Muskel oder die Vene gespritzt, kommt es zu keiner Beeinträchtigung der Vitamin-B12-Aufnahme.

4. Gegenanzeigen
Sie dürfen Vitamin B12 nicht einnehmen bei einer Unverträglichkeit von Cyanocobalamin, Kobalt oder kobalthaltigen Verbindungen.

5. Alternativen
Keine

Merke
- Vitamin B12 ist ein wichtiges Vitamin, das für die Blutbildung und eine gesunde Nervenfunktion erforderlich ist.
- Bei veganer Ernährung, Schwangerschaft, Erkrankungen des Magen-Darm-Traktes sowie bei der dauerhaften Einnahme einiger Arzneistoffen kann es zu einem Mangel an Vitamin B12 kommen.
- Vitamin B12 wird am besten vom Körper aufgenommen, wenn es in den Muskel oder in die Vene gespritzt wird.

2.3.5 Magenerkrankungen

2.3.5.1 Protonenpumpen-Hemmer (PPIs)

2.3.5.1.1 Arzneistoff: Esomeprazol

Häufige Medikamente mit Esomeprazol

- Esomeprazol BASICS
- Esomeprazol TAD
- Esomeprazol Ethypharm
- Esomeprazol Aristo
- Esomeprazol AbZ

- Esomeprazol-ratiopharm
- Esomep
- Esomeprazol- CT
- Nexium
- Esomeprazol Heumann

Die aufgezählten Medikamente sind die häufigsten Präparate des Arzneistoffs Esomeprazol. Sie sind, wenn sie in gleicher Dosis vorliegen, gegeneinander austauschbar. Sie sind keine Empfehlungen, sondern dienen lediglich als Beispiele.

Wichtig

Esomeprazol ist ein sicherer, wirksamer und lang erprobter Arzneistoff für die Behandlung und Vorbeugung von Magengeschwüren, Magenschleimhautentzündungen und Speiseröhrenentzündungen.

Wie wirkt Esomeprazol?

Esomeprazol gehört zu den „Protonenpumpen-Hemmern" (Protonenpumpen-Inhibitor, kurz: PPI). Die sogenannten Protonenpumpen sind im Magen dafür zuständig, die Magensäure herzustellen. Bei der Einnahme von Esomeprazol wird die Herstellung von Magensäure blockiert. Daher werden Arzneistoffe wie Esomeprazol auch als **‚Säureblocker'** bezeichnet. Durch die verminderte Magensäure wird die empfindliche Magenschleimhaut geschützt.

Eine gesunde Magenschleimhaut benötigt keinen Schutz vor der Magensäure.

Das kann man sich etwa vorstellen wie Zitronensäure auf der Haut. Normalerweise führt Zitronensäure auf der Haut nicht zu Beschwerden. Wenn man jedoch kleinste Verletzungen an der Haut hat, brennt und schmerzt die Haut an den betroffenen Stellen, wenn sie mit Zitronensäure in Kontakt kommt. Wenn also die Magenschleimhaut kleinste Verletzungen aufweist oder generell gereizt ist, verschlimmert die Magensäure diese Beschwerden.

Gut zu wissen

Die Magensäure ist wichtig, um die Nahrung durch Säure zu zersetzen. Dadurch werden die Nahrungsbestandteile so vorbereitet, dass der Dünndarm die Nährstoffe aufnehmen kann. Außerdem ist die Magensäure dazu da, Krankheitserreger abzutöten. Die Magensäure ist aggressiv, trotzdem schädigt das die Magenschleimhaut normalerweise nicht. Das liegt daran, dass die Magenschleimhaut mit einer schützenden Schicht überzogen ist. Wenn die Magensäure und der Schutzfilm im Gleichgewicht stehen, bleibt die Magenschleimhaut unversehrt. Gerät dieses System aus dem Gleichgewicht, kann die Magensäure die Magenschleimhaut angreifen, und es kann zu einer Magenschleimhautentzündung oder zu einem Magengeschwür kommen. Dies kann zu heftigen Schmerzen im Oberbauch führen, bis hin zu Magenblutungen oder einem Magendurchbruch.

Doch warum kommt es zu einem Ungleichgewicht zwischen der aggressiven Magensäure und der Schutzschicht des Magens?

Es gibt verschiedene Faktoren, die die Schutzschicht des Magens schwächen. Dazu gehört in erster Linie ein Bakterium. Dieses Bakterium heißt Helicobacter pylori. Es kann in dem sauren Magen überleben und dort eine Entzündung auslösen, die die Schutzschicht des Magens schwächt. Wenn Sie also wiederkehrende Magenschleimhautentzündungen haben, sollte abgeklärt werden, ob Sie eine Infektion mit dem Bakterium Helicobacter pylori haben. Dies wird dann mit Säureblockern und Antibiotika behandelt.

Weitere Faktoren, die die Schutzschicht des Magens beeinträchtigen können, sind Arzneistoffe wie die sogenannten NSAR. Dazu zählen Ibuprofen (Abschn. 2.4.1.2), Diclofenac (Abschn. 2.4.1.1) und ASS (Abschn. 2.2.1.1). Insbesondere wenn diese Arzneistoffe mit Cortison (Prednisolon (Abschn. 2.4.4.1)) kombiniert werden, erhöht sich die Gefahr für die Entwicklung eines Magengeschwürs.

Es gibt weitere Faktoren, die sich negativ auf die Magenschutzschicht auswirken. Dazu zählen Alkohol, Nikotin und Stress. Auch sie erhöhen das Risiko für die Entwicklung eines Magengeschwürs.

Um das Auftreten von Sodbrennen zu verhindern, kann man einige Ernährungs- und Lebensstilhinweise befolgen. Schlafen Sie mit erhöhtem Kopfteil und meiden Sie Kaffee, scharfe Speisen, Alkohol und Süßes. Außerdem ist es hilfreich, Stress zu reduzieren und auf Nikotin zu verzichten.

Bei welchen Beschwerden hilft Esomeprazol?

Esomeprazol wird eingesetzt zur Behandlung und Vorbeugung von **Magenschleimhautentzündungen** und **Magengeschwüren** sowie **Geschwüren des Zwölffingerdarms** (das ist der erste Abschnitt des Dünndarms). Außerdem wird Esomeprazol zur Behandlung und Vorbeugung einer **Speiseröhrenentzündung** bei Sodbrennen verwendet.

Die **vorbeugende Einnahme** von Esomeprazol wird häufig eingesetzt, wenn dauerhaft Arzneistoffe eingenommen werden, die ein erhöhtes Risiko für Magenschleimhautentzündungen und Geschwüre im Magen und Zwölffingerdarm mit sich bringen oder ein erhöhtes Risiko für Magenblutungen haben. Dazu zählen **Ibuprofen** (Abschn. 2.4.1.2), **Diclofenac** (Abschn. 2.4.1.1) **und ASS** (Abschn. 2.2.1.1).

Die Kombination mit Esomeprazol als vorbeugende Maßnahme ist vor allem dann sinnvoll, wenn zusätzliche Risikofaktoren bestehen. Dazu zählen:

Alter über 60 Jahre, Blutungen im Magen-Darm-Trakt in der Vergangenheit oder die zusätzliche Kombination mit cortisonhaltigen Medikamenten.

Achtung

Wenn bei Ihnen ein unbeabsichtigter **Gewichtsverlust** auftritt, Sie **Blut erbrechen** oder **schwarzen Stuhl** haben, sollten Sie unbedingt einen Arzt aufsuchen. Ein Magengeschwür kann auch bösartig sein. Die Einnahme von Esomeprazol lindert die Beschwerden, behandelt aber nicht die Ursache, falls bei Ihnen ein bösartiges Magengeschwür vorliegt. Durch Esomeprazol kann sich also die Diagnosestellung verzögern. **Nehmen Sie Esomeprazol daher nicht länger als 2 Wochen ohne ärztlichen Rat ein.**

Was muss unbedingt beachtet werden?

1. Einnahme und Dosierung
Je nach Erkrankung wird die Dosierung von Esomeprazol angepasst.

Esomeprazol ist erhältlich in Dosen von **20 mg und 40 mg**.

Esomeprazol kann je nach Erkrankung 1- bis 2-mal täglich (also morgens und gegebenenfalls zusätzlich abends) eingenommen werden.

Am besten nehmen Sie die Tablette **eine Stunde vor der ersten Mahlzeit** mit ausreichend Wasser ein.

Esomeprazol ist in der Dosis 20 mg nicht verschreibungspflichtig. Sie können Esomeprazol 20 mg also ohne Rezept in der Apotheke kaufen. Nehmen Sie Esomeprazol **ohne ärztlichen Rat nicht länger als 2 Wochen** ein.

Zur Behandlung eines Magen- oder Zwölffingerdarmgeschwürs wird Esomeprazol meist über 4–6 Wochen eingenommen.

Wenn Sie Esomeprazol langfristig eingenommen haben (also mehrere Monate), sollten Sie Esomeprazol nicht plötzlich absetzen. Reduzieren Sie die Dosis langsam, da es sonst zu einer plötzlichen Übersäuerung des Magens kommen kann.

Bei einer **schweren Leberfunktionsstörung** beträgt die maximale Dosis 20 mg am Tag.

2. Unerwünschte Wirkungen (Nebenwirkungen)
Generell ist die Einnahme von Esomeprazol und anderen Säureblockern relativ **nebenwirkungsarm.** Dennoch sollte man Säureblocker nicht unnötig einnehmen, da sie, vor allem wenn sie dauerhaft eingenommen werden, durchaus schwere Nebenwirkungen mit sich bringen können. **Eine dauerhafte Einnahme von Esomeprazol kann jedoch manchmal nötig sein, sollte aber nur ärztlich überwacht erfolgen.**

Sehr häufige Nebenwirkungen: (≥10 von 100)
Keine

Häufige Nebenwirkungen: (1–10 von 100)
Unter Einnahme von Esomeprazol kann es zu **Magen- und Darm-beschwerden** sowie Kopfschmerzen kommen.

Weitere wichtige Nebenwirkungen
Wird Esomeprazol langfristig eingenommen, kann es die Aufnahme von Vitamin B12 (Abschn. 2.3.4.2) aus der Nahrung beeinträchtigen. Es kann zu einem **Vitamin-B12-Mangel** kommen, der mit schweren Nebenwirkungen wie Blutarmut oder neurologischen Störungen einhergehen kann. Wenn eine dauerhafte Esomeprazol-Einnahme nötig ist, sollte der Vitamin-B12-Spiegel überprüft werden.

Die dauerhafte Einnahme von Esomeprazol kann die Aufnahme von Eisen aus der Nahrung vermindern. Dadurch kann es zu einem **Eisen-Mangel** kommen. Eisen ist ein wichtiger Bestandteil der roten Blutkörperchen. Es kann also bei einer dauerhaften Einnahme von Esomeprazol zu einer Blutarmut (Anämie) kommen.

Außerdem kann eine langfristige Einnahme von Esomeprazol zu einem **Magnesium-Mangel** führen. Dies kann sich in Form von Erschöpfungszuständen, Muskelkrämpfen, Herzrhythmusstörungen und Schwindel zeigen. Wenn eine dauerhafte Esomeprazol-Einnahme nötig ist, sollte der Magnesium-Wert im Blut überprüft werden.

Durch die dauerhafte Einnahme von Esomeprazol kann die Aufnahme von Calcium aus der Nahrung erschwert sein. Calcium ist ein wichtiger Bestandteil für die Knochen und für eine gesunde Muskelfunktion. Wenn Esomeprazol dauerhaft eingenommen wird, erhöht sich das Risiko für die Entstehung einer **Osteoporose.**

Die Magensäure tötet Bakterien im Magen ab. Wenn die Magensäure durch die dauerhafte Einnahme von Esomeprazol nicht mehr so sauer und aggressiv ist, kann die Abtötung von Krankheitserregern im Magen vermindert sein. Es kann also zu einer **erhöhten Anfälligkeit** gegenüber bestimmten **Krankheitserregern,** z. B. Salmonellen, kommen.

3. Wechselwirkungen mit anderen Arzneistoffen
Arzneistoffe, die säureabhängig aufgenommen werden
Die folgenden Arzneistoffe benötigen die Magensäure, um gut vom Körper aufgenommen werden zu können. Dazu zählen: Clopidogrel (Abschn. 2.2.1.2) (Arzneistoff zur Hemmung der Blutgerinnung), Atazanavir

(Behandlung von HIV) sowie Ketoconazol und Itraconazol (Arzneistoffe gegen Pilzerkrankungen). Wenn die Magensäure durch die Einnahme von Esomeprazol vermindert ist, kann es zu einer abgeschwächten Wirkung dieser Arzneistoffe kommen.

4. Gegenanzeigen

Sie dürfen Esomeprazol nicht einnehmen, wenn Sie eine **Überempfindlichkeit** gegen Esomeprazol haben.

5. Alternativen

Bei Lieferengpässen von Esomeprazol können folgende Arzneistoffe alternativ angewendet werden: Pantoprazol (Abschn. 2.3.2.1.3), Omeprazol (Abschn. 2.3.2.1.2).

Merke

- Esomeprazol wird angewendet zur Behandlung und Vorbeugung von Magengeschwüren, Magenschleimhautentzündungen und Speiseröhrenentzündungen.
- Nehmen Sie Esomeprazol ohne ärztlichen Rat nicht länger als 2 Wochen ein.
- Wenn Sie ein NSAR (Ibuprofen (Abschn. 2.4.1.2), Diclofenac (Abschn. 2.4.1.1), ASS (Abschn. 2.2.1.1)) und Cortison (Abschn. 2.4.4.1) länger als 4 Tage einnehmen, ist es sinnvoll, zusätzlich einen 'Säureblocker' wie Esomeprazol einzunehmen.
- Wenn bei Ihnen ein unbeabsichtigter Gewichtsverlust auftritt, Sie Blut erbrechen oder schwarzen Stuhl haben, sollten Sie zur Abklärung der Beschwerden unbedingt einen Arzt aufsuchen.

2.3.5.1.2 Arzneistoff: Omeprazol

Häufige Medikamente mit Omeprazol

- Omeprazol AL
- Omeprazol-1 A Pharma
- Omeprazol Mylan
- Omeprazol Heumann
- Omeprazol-ratiopharm
- Omeprazol Dexcel/Omepradex
- Omep
- Omeprazol STADA
- Antra
- Omeprazol Bluefish

Die aufgezählten Medikamente sind die häufigsten Präparate des Arzneistoffs Omeprazol. Sie sind, wenn sie in gleicher Dosis vorliegen, gegeneinander austauschbar. Die hier aufgezählten Präparate sind keine Empfehlungen, sondern dienen lediglich als Beispiele.

Wichtig

Omeprazol ist ein sicherer, wirksamer und lang erprobter Arzneistoff für die Behandlung und Vorbeugung von Magengeschwüren, Magenschleimhautentzündungen und Speiseröhrenentzündungen.

Wie wirkt Omeprazol?

Omeprazol gehört zu den „Protonenpumpen-Hemmern" (Protonenpumpen-Inhibitor, kurz: PPI). Die Protonenpumpen sind im Magen dafür zuständig, die Magensäure herzustellen. Bei der Einnahme von Omeprazol wird also die Herstellung von Magensäure blockiert. Daher werden Arzneistoffe wie Omeprazol auch als **„Säureblocker"** bezeichnet. Durch die verminderte Magensäure wird die empfindliche Magenschleimhaut geschützt.

Eine gesunde Magenschleimhaut benötigt keinen Schutz vor der Magensäure.

Das kann man sich etwa vorstellen wie Zitronensäure auf der Haut. Normalerweise führt Zitronensäure auf der Haut nicht zu Beschwerden. Wenn man jedoch kleinste Verletzungen an der Haut hat, brennt und schmerzt die Haut an den betroffenen Stellen, wenn sie mit Zitronensäure in Kontakt kommt. Wenn also die Magenschleimhaut kleinste Verletzungen aufweist oder generell gereizt ist, verschlimmert die Magensäure diese Beschwerden.

Gut zu wissen

Die Magensäure ist wichtig, um die Nahrung durch Säure zu zersetzen. Dadurch werden die Nahrungsbestandteile so vorbereitet, dass der Dünndarm die Nährstoffe aufnehmen kann. Außerdem ist die Magensäure dazu da, Krankheitserreger abzutöten. Die Magensäure ist aggressiv, trotzdem schädigt das die Magenschleimhaut normalerweise nicht. Das liegt daran, dass die Magenschleimhaut mit einer schützenden Schicht überzogen ist. Wenn die Magensäure und der Schutzfilm im Gleichgewicht stehen, bleibt die Magenschleimhaut unversehrt. Gerät dieses System aus dem Gleichgewicht, kann die Magensäure die Magenschleimhaut angreifen. Und es kann zu einer Magenschleimhautentzündung oder zu einem Magengeschwür kommen. Dies kann zu heftigen Schmerzen im Oberbauch führen, bis hin zu Magenblutungen oder einem Magendurchbruch.

Doch warum kommt es zu einem Ungleichgewicht zwischen der aggressiven Magensäure und der Schutzschicht des Magens?

Es gibt verschiedene Faktoren, die die Schutzschicht des Magens schwächen. Dazu gehört in erster Linie ein Bakterium. Dieses Bakterium heißt Helicobacter pylori. Es kann in dem sauren Magen überleben und dort eine Entzündung auslösen, die die Schutzschicht des Magens schwächt. Wenn Sie also wiederkehrende Magenschleimhautentzündungen haben, sollte abgeklärt werden, ob Sie eine Infektion mit dem Bakterium Helicobacter pylori haben. Dies wird dann mit Säureblockern und Antibiotika behandelt dass dadurch dass Bakterien abgetötet wird.

Weitere Faktoren, die die Schutzschicht des Magens beeinträchtigen können, sind Arzneistoffe wie die sogenannten NSAR. Dazu zählen Ibuprofen (Abschn. 2.4.1.2), Diclofenac (Abschn. 2.4.1.1) und ASS (Abschn. 2.2.1.1). Insbesondere wenn diese Arzneistoffe mit Cortison (Prednisolon (Abschn. 2.4.4.1)) kombiniert werden, erhöht sich die Gefahr für die Entwicklung eines Magengeschwürs.

Es gibt weitere Faktoren, die sich negativ auf die Magenschutzschicht auswirken. Dazu zählen Alkohol, Nikotin und Stress. Auch sie erhöhen das Risiko für die Entwicklung eines Magengeschwürs.

Um das Auftreten von Sodbrennen zu verhindern, kann man einige Ernährungs- und Lebensstilhinweise befolgen. Schlafen Sie mit erhöhtem Kopfteil und meiden Sie Kaffee, scharfe Speisen, Alkohol und Süßes. Außerdem ist es hilfreich, Stress zu reduzieren und auf Nikotin zu verzichten.

Bei welchen Beschwerden hilft Omeprazol?

Omeprazol wird eingesetzt zur Behandlung und Vorbeugung von **Magenschleimhautentzündungen** und **Magengeschwüren** sowie **Geschwüren des Zwölffingerdarms.** Außerdem wird Omeprazol eingesetzt zur Behandlung und Vorbeugung einer **Speiseröhrenentzündung** bei Sodbrennen.

Die **vorbeugende Einnahme** von Omeprazol wird häufig eingesetzt, wenn dauerhaft Arzneistoffe eingenommen werden, die ein erhöhtes Risiko für Magenschleimhautentzündungen und Geschwüre im Magen und Zwölffingerdarm mit sich bringen oder wenn Sie ein erhöhtes Risiko für Magenblutungen haben. Dazu zählen folgende Arzneistoffe: **Ibuprofen** (Abschn. 2.4.1.2), **Diclofenac** (Abschn. 2.4.1.1), **ASS** (Abschn. 2.2.1.1).

Die Kombination mit Omeprazol als vorbeugende Maßnahme ist vor allem dann sinnvoll, wenn zusätzliche Risikofaktoren bestehen. Dazu zählen: Alter über 60 Jahre, Blutungen im Magen-Darm-Trakt in der Vergangenheit oder die zusätzliche Kombination mit cortisonhaltigen Medikamenten.

> **Achtung**
>
> Wenn bei Ihnen ein unbeabsichtigter **Gewichtsverlust** auftritt, Sie **Blut er-brechen** oder **schwarzen Stuhl** haben, suchen Sie unbedingt einen Arzt auf. Ein Magengeschwür kann auch bösartig sein. Die Einnahme von Säureblockern wie Omeprazol lindert die Beschwerden, behandelt aber nicht die Ursache, falls bei Ihnen ein bösartiges Magengeschwür vorliegt. Durch die Einnahme von Omeprazol kann sich also die Diagnosestellung verzögern. **Nehmen Sie Omeprazol daher nicht länger als 2 Wochen ohne ärztlichen Rat ein.**

Was muss unbedingt beachtet werden?

1. Einnahme und Dosierung

Je nach Erkrankung wird die Dosierung von Omeprazol angepasst.

Omeprazol ist erhältlich in Dosen von **10 bis 40 mg.**

Omeprazol kann je nach Erkrankung 1- bis 2-mal täglich (also morgens und gegebenenfalls zusätzlich abends) eingenommen werden.

Am besten nehmen Sie die Tablette **30 min vor dem Frühstück/Abendessen** mit ausreichend Wasser ein.

Omeprazol ist bis zu der Dosis 20 mg nicht verschreibungspflichtig. Sie können Omeprazol in der Dosierung 10 mg oder 20 mg also ohne Rezept in der Apotheke kaufen. Nehmen Sie Omeprazol **ohne ärztlichen Rat nicht länger als 2 Wochen** ein.

Zur Behandlung eines Magen- oder Zwölffingerdarmgeschwürs wird Omeprazol meist über 4–6 Wochen eingenommen.

Wenn Sie Omeprazol langfristig eingenommen haben (also mehrere Monate), sollten Sie Omeprazol nicht plötzlich absetzen. Reduzieren Sie die Dosis langsam, da es sonst zu einer plötzlichen Übersäuerung des Magens kommen kann.

Bei einer **schweren Leberfunktionsstörung** beträgt die Standarddosis 10 mg bis 20 mg am Tag.

2. Unerwünschte Wirkungen (Nebenwirkungen)

Generell ist die Einnahme von Omeprazol und anderen Säureblockern relativ **nebenwirkungsarm.** Dennoch sollte man Säureblocker nicht unnötig einnehmen, da sie, vor allem wenn sie dauerhaft eingenommen werden, durchaus schwere Nebenwirkungen mit sich bringen können. **Eine dauerhafte Einnahme von Omeprazol kann jedoch manchmal nötig sein, soll aber nur ärztlich überwacht erfolgen.**

Sehr häufige Nebenwirkungen: (≥10 von 100)
Keine

Häufige Nebenwirkungen: (1–10 von 100)
Unter Einnahme von Omeprazol kann es zu **Magen- und Darmbeschwerden** sowie Kopfschmerzen kommen.

Weitere wichtige Nebenwirkungen
Wird Omeprazol langfristig eingenommen, kann es die Aufnahme von Vitamin B12 (Abschn. 2.3.4.2) aus der Nahrung beeinträchtigen. Es kann zu einem **Vitamin-B12-Mangel** kommen, der mit schweren Nebenwirkungen wie Blutarmut oder neurologischen Störungen einhergehen kann. Wenn eine dauerhafte Omeprazol-Einnahme nötig ist, sollte der Vitamin-B12-Spiegel überprüft werden.

Die dauerhafte Einnahme von Omeprazol kann die Aufnahme von Eisen aus der Nahrung vermindern. Dadurch kann es zu einem **Eisen-Mangel** kommen. Eisen ist ein wichtiger Bestandteil der roten Blutkörperchen. Es kann also bei einer dauerhaften Einnahme von Omeprazol zu einer Blutarmut (Anämie) kommen.

Außerdem kann eine langfristige Einnahme von Omeprazol zu einem **Magnesium-Mangel** führen. Dies kann sich in Form von Erschöpfungszuständen, Muskelkrämpfen, Herzrhythmusstörungen und Schwindel zeigen. Wenn eine dauerhafte Omeprazol-Einnahme nötig ist, sollte der Magnesium-Wert im Blut überprüft werden.

Durch die dauerhafte Einnahme von Omeprazol kann die Aufnahme von Calcium aus der Nahrung erschwert sein. Calcium ist ein wichtiger Bestandteil für die Knochen und für eine gesunde Muskelfunktion. Wenn Omeprazol dauerhaft eingenommen wird, erhöht sich das Risiko für die Entstehung einer **Osteoporose.**

Die Magensäure tötet Bakterien im Magen ab. Wenn die Magensäure durch die dauerhafte Einnahme von Omeprazol nicht mehr ganz so sauer und aggressiv ist, kann die Abtötung von Krankheitserregern im Magen vermindert sein. Es kann also zu einer **erhöhten Anfälligkeit** gegenüber bestimmten **Krankheitserregern**, z. B. Salmonellen, kommen.

3. Wechselwirkungen mit anderen Arzneistoffen
Arzneistoffe, die säureabhängig aufgenommen werden
Die folgenden Arzneistoffe benötigen die Magensäure, um gut vom Körper aufgenommen werden zu können. Dazu zählen: Clopidogrel (Abschn. 2.2.1.2) (Arzneistoff zur Hemmung der Blutgerinnung),

Atazanavir (Behandlung von HIV) sowie Ketoconazol und Itraconazol (Arzneistoffe gegen Pilzerkrankungen). Wenn die Magensäure durch die Einnahme von Omeprazol vermindert ist, kann es zu einer abgeschwächten Wirkung dieser Arzneistoffe kommen.

Digoxin

Es kann zu einer verstärkten Wirkung von Digoxin kommen bei gleichzeitiger Einnahme mit Omeprazol. Digoxin wird eingesetzt zur Behandlung von Herz-Rhythmusstörungen und chronischer Herzschwäche.

4. Gegenanzeigen

Sie dürfen Omeprazol nicht einnehmen, wenn Sie eine **Überempfindlichkeit** gegen Omeprazol haben.

5. Alternativen

Bei Lieferengpässen von Omeprazol können folgende Arzneistoffe alternativ angewendet werden: Pantoprazol (Abschn. 2.3.2.1.3), Esomeprazol (Abschn. 2.3.2.1.1).

Merke

- Omeprazol wird angewendet zur Behandlung und Vorbeugung von Magengeschwüren, Magenschleimhautentzündungen und Speiseröhrenentzündungen.
- Nehmen Sie Omeprazol ohne ärztlichen Rat nicht länger als 2 Wochen ein.
- Wenn Sie ein NSAR (Ibuprofen (Abschn. 2.4.1.2), Diclofenac (Abschn. 2.4.1.1), ASS (Abschn. 2.2.1.1)) und Cortison (Abschn. 2.4.4.1) länger als 4 Tage einnehmen, ist es sinnvoll, zusätzlich einen Säureblocker wie Omeprazol einzunehmen.
- Wenn bei Ihnen ein unbeabsichtigter Gewichtsverlust auftritt, Sie Blut erbrechen oder schwarzen Stuhl haben, sollten Sie zur Abklärung der Beschwerden unbedingt einen Arzt aufsuchen.

2.3.2.1.3 Arzneistoff: Pantoprazol

Häufige Medikamente mit Pantoprazol

- Panto/Pantoprazol Aristo
- Pantoprazol BASICS
- Pantoprazol Aurobindo

- Pantoprazol-PUREN protect
- Pantoprazol-1 A Pharma
- Pantoprazol-ratiopharm
- Pantoprazol Heumann
- Pantoprazol TAD
- Pantoprazol Micro Labs
- Pantoprazol Nyc

Die aufgezählten Medikamente sind die häufigsten Präparate des Arzneistoffs Pantoprazol. Sie sind, wenn sie in gleicher Dosis vorliegen, gegeneinander austauschbar. Die hier aufgezählten Präparate sind keine Empfehlungen, sondern dienen lediglich als Beispiele.

Wichtig

Pantoprazol ist ein sicherer, wirksamer und lang erprobter Arzneistoff für die Behandlung und Vorbeugung von Magengeschwüren, Magenschleimhautentzündungen und Speiseröhrenentzündungen.

Wie wirkt Pantoprazol?

Pantoprazol gehört zu den „Protonenpumpen-Hemmern" (Protonenpumpen-Inhibitor, kurz: PPI). Die Protonenpumpen sind im Magen dafür zuständig, die Magensäure herzustellen. Bei der Einnahme von Pantoprazol wird also die Herstellung von Magensäure blockiert. Daher werden Arzneistoffe wie Pantoprazol auch als **„Säureblocker"** bezeichnet. Durch die verminderte Magensäure wird die empfindliche Magenschleimhaut geschützt.

Eine gesunde Magenschleimhaut benötigt keinen Schutz vor der Magensäure.

Das kann man sich etwa vorstellen wie Zitronensäure auf der Haut. Normalerweise führt Zitronensäure auf der Haut nicht zu Beschwerden. Wenn man jedoch kleinste Verletzungen an der Haut hat, brennt und schmerzt die Haut an den betroffenen Stellen, wenn sie mit Zitronensäure in Kontakt kommt. Wenn also die Magenschleimhaut kleinste Verletzungen aufweist oder generell gereizt ist, verschlimmert die Magensäure diese Beschwerden.

Gut zu wissen

Die Magensäure ist wichtig, um die Nahrung durch Säure zu zersetzen. Dadurch werden die Nahrungsbestandteile so vorbereitet, dass der Dünndarm die Nährstoffe aufnehmen kann. Außerdem ist die Magensäure dazu da, Krankheitserreger abzutöten. Die Magensäure ist aggressiv, trotzdem schädigt das die Magenschleimhaut normalerweise nicht. Das liegt daran, dass die Magenschleimhaut mit einer schützenden Schicht überzogen ist. Wenn die Magensäure und der Schutzfilm im Gleichgewicht stehen, bleibt die Magenschleimhaut unversehrt. Gerät dieses System aus dem Gleichgewicht, kann die Magensäure die Magenschleimhaut angreifen. Und es kann zu einer Magenschleimhautentzündung oder zu einem Magengeschwür kommen. Dies kann zu heftigen Schmerzen im Oberbauch führen, bis hin zu Magenblutungen oder einem Magendurchbruch.

Doch warum kommt es zu einem Ungleichgewicht zwischen der aggressiven Magensäure und der Schutzschicht des Magens?

Es gibt verschiedene Faktoren, die die Schutzschicht des Magens schwächen. Dazu gehört in erster Linie ein Bakterium. Dieses Bakterium heißt Helicobacter pylori. Es kann in dem sauren Magen überleben und dort eine Entzündung auslösen, die die Schutzschicht des Magens schwächt. Wenn Sie also wiederkehrende Magenschleimhautentzündungen haben, sollte abgeklärt werden, ob Sie eine Infektion mit dem Bakterium Helicobacter pylori haben. Dies wird dann mit Säureblockern und Antibiotika behandelt.

Weitere Faktoren, die die Schutzschicht des Magens beeinträchtigen können, sind Arzneistoffe wie die sogenannten NSAR. Dazu zählen Ibuprofen (Abschn. 2.4.1.2), Diclofenac (Abschn. 2.4.1.1) und ASS (Abschn. 2.2.1.1). Insbesondere wenn diese Arzneistoffe mit Cortison (Prednisolon (Abschn. 2.4.4.1)) kombiniert werden, erhöht sich die Gefahr für die Entwicklung eines Magengeschwürs.

Es gibt weitere Faktoren, die sich negativ auf die Magenschutzschicht auswirken. Dazu zählen Alkohol, Nikotin und Stress. Auch sie erhöhen das Risiko für die Entwicklung eines Magengeschwürs.

Um das Auftreten von Sodbrennen zu verhindern, kann man einige Ernährungs- und Lebensstilhinweise befolgen. Schlafen Sie mit erhöhtem Kopfteil und meiden Sie Kaffee, scharfe Speisen, Alkohol und Süßes. Außerdem ist es hilfreich, Stress zu reduzieren und auf Nikotin zu verzichten.

Bei welchen Beschwerden hilft Pantoprazol?

Pantoprazol wird eingesetzt zur Behandlung und Vorbeugung von **Magenschleimhautentzündungen** und **Magengeschwüren** sowie **Geschwüren des Zwölffingerdarms**. Außerdem wird Pantoprazol eingesetzt zur Behandlung und Vorbeugung einer **Speiseröhrenentzündung** bei Sodbrennen.

Die **vorbeugende Einnahme** von Pantoprazol wird häufig eingesetzt, wenn dauerhaft Medikamente eingenommen werden, die ein erhöhtes Risiko für Magenschleimhautentzündungen und Geschwüre im Magen und Zwölffingerdarm mit sich bringen. Dazu zählen Medikamente mit folgenden Arzneistoffen: **Ibuprofen** (Abschn. 2.4.1.2), **Diclofenac** (Abschn. 2.4.1.1), **ASS** (Abschn. 2.2.1.1).

Die Kombination mit Pantoprazol als vorbeugende Maßnahme ist vor allem dann sinnvoll, wenn zusätzliche Risikofaktoren bestehen. Dazu zählen: Alter über 60 Jahre, Blutungen im Magen-Darm-Trakt in der Vergangenheit oder die zusätzliche Kombination mit cortisonhaltigen Medikamenten.

Achtung

Wenn bei Ihnen ein unbeabsichtigter **Gewichtsverlust** auftritt, Sie **Blut erbrechen** oder **schwarzen Stuhl** haben, suchen Sie unbedingt einen Arzt auf. Ein Magengeschwür kann auch bösartig sein. Die Einnahme von Säureblockern wie Pantoprazol lindert die Beschwerden, behandelt aber nicht die Ursache, falls bei Ihnen ein bösartiges Magengeschwür vorliegt. Durch die Einnahme von Pantoprazol kann sich also die Diagnosestellung verzögern. **Nehmen Sie Pantoprazol daher nicht länger als 2 Wochen ohne ärztlichen Rat ein.**

Was muss unbedingt beachtet werden?

1. Einnahme und Dosierung

Je nach Erkrankung wird die Dosierung von Pantoprazol angepasst.

Pantoprazol ist erhältlich in Dosen von **20 mg bis 40 mg.**

Pantoprazol kann je nach Erkrankung 1- bis 2-mal täglich (also morgens und gegebenenfalls zusätzlich abends) eingenommen werden.

Am besten nehmen Sie die Tablette **eine Stunde vor der ersten Mahlzeit** mit ausreichend Wasser ein.

Pantoprazol ist in der Dosis 20 mg nicht verschreibungspflichtig. Sie können Pantoprazol 20 mg also ohne Rezept in der Apotheke kaufen. Nehmen Sie Pantoprazol **ohne ärztlichen Rat nicht länger als 2 Wochen** ein.

Zur Behandlung eines Magen- oder Zwölffingerdarmgeschwürs wird Pantoprazol meist über 4–6 Wochen eingenommen.

Wenn Sie Pantoprazol langfristig eingenommen haben (also mehrere Wochen oder Monate), sollten Sie Pantoprazol nicht plötzlich absetzen. Reduzieren Sie die Dosis langsam, da es sonst zu einer plötzlichen Übersäuerung des Magens kommen kann.

Bei einer **schweren Leberfunktionsstörung** beträgt die maximale Dosis 20 mg am Tag.

2. Unerwünschte Wirkungen (Nebenwirkungen)

Generell ist die Einnahme von Pantoprazol und anderen Säureblockern relativ **nebenwirkungsarm.** Dennoch sollte man Säureblocker nicht unnötig einnehmen, da sie, vor allem wenn sie dauerhaft eingenommen werden, durchaus schwere Nebenwirkungen mit sich bringen können. **Eine dauerhafte Einnahme von Pantoprazol kann jedoch manchmal nötig sein, soll aber nur ärztlich überwacht erfolgen.**

Sehr häufige Nebenwirkungen: ($\geq$10 von 100)
Keine

Häufige Nebenwirkungen: (1–10 von 100)
Keine

Weitere wichtige Nebenwirkungen
Wird Pantoprazol langfristig eingenommen, kann es die Aufnahme von Vitamin B12 (Abschn. 2.3.4.2) aus der Nahrung beeinträchtigen. Es kann zu einem **Vitamin-B12-Mangel** kommen, der mit schweren Nebenwirkungen wie Blutarmut oder neurologischen Störungen einhergehen kann. Wenn eine dauerhafte Pantoprazol-Einnahme nötig ist, sollte der Vitamin-B12-Spiegel überprüft werden.

Die dauerhafte Einnahme von Pantoprazol kann die Aufnahme von Eisen aus der Nahrung vermindern. Dadurch kann es zu einem **Eisen-Mangel** kommen. Eisen ist ein wichtiger Bestandteil der roten Blutkörperchen. Es kann also bei einer dauerhaften Einnahme von Pantoprazol zu einer Blutarmut (Anämie) kommen.

Außerdem kann eine langfristige Einnahme von Pantoprazol zu einem **Magnesium-Mangel** führen. Dies kann sich in Form von Erschöpfungszuständen, Muskelkrämpfen, Herzrhythmusstörungen und Schwindel zeigen. Wenn eine dauerhafte Pantoprazol-Einnahme nötig ist, sollte der Magnesium-Wert im Blut überprüft werden.

Durch die dauerhafte Einnahme von Pantoprazol kann die Aufnahme von Calcium aus der Nahrung erschwert sein. Calcium ist ein wichtiger Bestandteil für die Knochen und für eine gesunde Muskelfunktion. Wenn Pantoprazol dauerhaft eingenommen wird, erhöht sich das Risiko für die Entstehung einer **Osteoporose.**

Die Magensäure tötet Bakterien im Magen ab. Wenn die Magensäure durch die dauerhafte Einnahme von Pantoprazol nicht mehr ganz so sauer und aggressiv ist, kann die Abtötung von Krankheitserregern im Magen vermindert sein. Es kann also zu einer **erhöhten Anfälligkeit** gegenüber bestimmten **Krankheitserregern**, z. B. Salmonellen ,kommen.

3. Wechselwirkungen mit anderen Arzneistoffen

Arzneistoffe, die säureabhängig aufgenommen werden

Die folgenden Arzneistoffe benötigen die Magensäure, um gut vom Körper aufgenommen werden zu können. Dazu zählen Clopidogrel (Abschn. 2.2.1.2) (Arzneistoff zur Hemmung der Blutgerinnung), Atazanavir (Behandlung von HIV) sowie Ketoconazol und Itraconazol (Arzneistoffe gegen Pilzerkrankungen). Wenn die Magensäure durch die Einnahme von Pantoprazol vermindert ist, kann es zu einer abgeschwächten Wirkung dieser Arzneistoffe kommen.

Digoxin

Es kann zu einer verstärkten Wirkung von Digoxin kommen bei gleichzeitiger Einnahme von Pantoprazol. Digoxin wird eingesetzt zur Behandlung von Herz-Rhythmusstörungen und chronischer Herzschwäche.

4. Gegenanzeigen

Sie dürfen Pantoprazol nicht einnehmen, wenn Sie eine **Überempfindlichkeit** gegen Pantoprazol haben.

5. Alternativen

Bei Lieferengpässen von Pantoprazol können folgende Arzneistoffe alternativ angewendet werden: Omeprazol (Abschn. 2.3.2.1.2), Esomeprazol (Abschn. 2.3.2.1.1).

Merke

- Pantoprazol wird angewendet zur Behandlung und Vorbeugung von Magengeschwüren, Magenschleimhautentzündungen und Speiseröhrenentzündungen.
- Nehmen Sie Pantoprazol ohne ärztlichen Rat nicht länger als 2 Wochen ein.
- Wenn Sie ein NSAR (Ibuprofen (Abschn. 2.4.1.2), Diclofenac (Abschn. 2.4.1.1), ASS (Abschn. 2.2.1.1)) und Cortison (Abschn. 2.4.4.1) länger als 4 Tage einnehmen, ist es sinnvoll, zusätzlich einen Säureblocker wie Pantoprazol einzunehmen.
- Wenn bei Ihnen ein unbeabsichtigter Gewichtsverlust auftritt, Sie Blut erbrechen oder schwarzen Stuhl haben, sollten Sie zur Abklärung der Beschwerden unbedingt einen Arzt aufsuchen.

2.3.6 Schilddrüse

2.3.6.1 Schilddrüsen-Hormon

2.3.6.1.1 Arzneistoff: Levothyroxin (L-Thyroxin)

Häufige Medikamente mit L-Thyroxin

- L-Thyroxin Henning
- L-Thyrox HEXAL
- Euthyrox
- L-Thyroxin-1 A Pharma
- Eferox
- L-Thyroxin Aristo
- L-Thyroxin Aventis
- L-Thyroxin beta
- L-Thyroxin Winthrop
- L-Thyroxin AL

Die hier aufgezählten Medikamente sind die häufigsten Präparate des Arzneistoffs L-Thyroxin. Sie sind keine Empfehlungen, sondern dienen lediglich als Beispiele. Die Präparate können unter sorgfältiger Kontrolle gegeneinander ausgetauscht werden. Jeder Mensch hat einen sehr engen Bereich, in dem das Schilddrüsenhormon L-Thyroxin in optimaler Menge vorliegt. Zu Beginn der Behandlung wird die Dosierung Ihres Präparates genau auf Sie abgestimmt. Wenn ein Wechsel auf ein anderes Präparat notwendig ist, z. B. wegen Lieferengpässen, muss dies wieder genau auf Sie abgestimmt werden mithilfe des TSH-Wertes (wird in einer Blutprobe bestimmt) und der Erfassung Ihres Wohlbefindens.

Es gibt auch Präparate, die zusätzlich Iod enthalten (Levothyroxin und Iod-Verbindungen). Diese Präparate sind jedoch entbehrlich.

Wichtig

L-Thyroxin ist ein sicherer, wirksamer und lang erprobter Arzneistoff für die Behandlung der Schilddrüsenunterfunktion.

Wie wirkt L-Thyroxin?

Das Schilddrüsenhormon L-Thyroxin, das im Körper von der Schilddrüse gebildet wird, reguliert den **Stoffwechsel** im gesamten Körper. Es ist wichtig für die **körperliche** und **geistige Leistungsfähigkeit** und hat Einfluss auf fast alle Organe. Bei einer Schilddrüsenunterfunktion stellt die Schilddrüse zu wenig L-Thyroxin her. Es kommt zu Beschwerden wie Müdigkeit, Schwindel, Verlangsamung, Kälteempfindlichkeit, Gewichtszunahme und Verstopfungen. Um diesen Mangel auszugleichen, kann L-Thyroxin als Medikament eingenommen werden.

Gut zu wissen

Die Schilddrüse stellt die lebenswichtigen Hormone T3 (Trijodthyronin) und T4 (Levothyroxin, L-Thyroxin) her. Dabei handelt es sich um sehr wichtige Hormone, die eine Wirkung auf den gesamten Körper haben.

Bei T3 handelt es sich um die aktive Form des Hormons, die an den verschiedenen Organen im Körper wirkt. T4 ist so etwas wie die Speicherform des Hormons und kann bei Bedarf vom Körper in das aktive T3 umgewandelt werden. Bei einer Schilddrüsenunterfunktion wird T4 als Medikament eingenommen. T4 wirkt länger und gleichmäßiger als T3. Deswegen gibt es nur T4 (Levothyroxin) als Arzneistoff.

Die Ausschüttung der Schilddrüsenhormone T3 und T4 wird vom Gehirn gesteuert und unterliegt einem genauen Regelkreis. Wenn zu wenig T3 und T4 im Blut vorhanden sind, setzt das Gehirn ein bestimmtes Hormon (TSH) frei, das der Schilddrüse signalisiert, T3 und T4 auszuschütten. Wenn andererseits zu viel T3 und T4 im Blut vorhanden sind, wird weniger TSH ausgeschüttet. Dies signalisiert der Schilddrüse, weniger T3 und T4 zu produzieren.

Damit Ihr Arzt die Funktion ihrer Schilddrüse einschätzen kann, entnimmt er Ihnen eine Blutprobe und schaut sich genau diese Werte (also T3, T4 und TSH) an.

Jetzt haben Sie schon eine Menge über die Schilddrüse und ihre Hormone erfahren. Warum kommt es aber nun zu einer Schilddrüsenunterfunktion?

Zu einer Schilddrüsenunterfunktion kann es durch einen Jod-Mangel kommen. Jod ist ein wichtiger Bestandteil der Schilddrüsenhormone. Ohne Jod können im Körper keine Schilddrüsenhormone hergestellt werden. Bei einem nachgewiesenen Jodmangel wird Jod in kleinen Mengen gegeben.

Eine weitere Ursache für eine Schilddrüsenunterfunktion kann auch eine Entzündung der Schilddrüse sein. Diese Entzündung wird meistens durch eine Autoimmunerkrankung hervorgerufen. Das bedeutet, dass das eigene Immunsystem die Schilddrüse angreift und langsam zerstört. Diese Autoimmunerkrankung nennt man Hashimoto-Thyreoiditis.

Auch als Folge der Behandlung einer Schilddrüsenüberfunktion oder nach einer Operation an der Schilddrüse kann es zu einer Unterfunktion kommen.

Bei welchen Beschwerden hilft L-Thyroxin?

L- Thyroxin wird eingenommen bei einer **Schilddrüsenunterfunktion.**

Außerdem wird es in geringen Mengen gemeinsam mit anderen Arzneistoffen bei einer **Schilddrüsenüberfunktion** gegeben, um die Nebenwirkungen der Behandlung einer Schilddrüsenüberfunktion abzumildern. Wie zum Beispiel, um das Wachstum der Schilddrüse zu verhindern und eine Grundversorgung des Körpers mit Schilddrüsenhormonen zu gewährleisten.

Was muss unbedingt beachtet werden?

1. Einnahme und Dosierung

L-Thyroxin wird morgens **30–60 min vor dem Frühstück** eingenommen. Nehmen Sie L-Thyroxin mit einem Glas Wasser ein (kein Saft oder Kaffee!).

Die Dosierung von L-Thyroxin erfolgt **individuell** und **symptom-orientiert.** Meist werden Dosierungen von 75–125 µg (Mikrogramm) bei Frauen und 125–200 µg (Mikrogramm) bei Männern angewendet. Zu Behandlungsbeginn wird eine niedrige Dosis L-Thyroxin angewendet, die dann langsam gesteigert wird.

L-Thyroxin darf niemals in zu hoher Dosis gegeben werden, sondern immer nur in diesen winzigen Dosierungen, weil es sonst zu Vergiftungserscheinungen kommen kann. L-Thyroxin ist der einzige Arzneistoff, der nicht in Gramm- oder Milligramm-Dosierungen eingenommen wird, sondern tatsächlich nur in Mikrogramm-Dosierungen, weil er so wirksam ist. L-Thyroxin ist ein Paradebeispiel für einen Arzneistoff, der schon in winzigen Dosierungen gut wirkt.

Die für Sie richtige Dosierung von L-Thyroxin wird anhand Ihrer **Beschwerden** ermittelt und kann mithilfe des **TSH-Wertes** sowie des T3- und T4-Wertes im Blut kontrolliert werden. Daher führt Ihr Arzt regelmäßige Blutkontrollen durch.

Bei einer **Unterdosierung** spüren Sie die Beschwerden Ihrer Schilddrüsenunterfunktion. Es kann zu Müdigkeit, Schwindel, Verlangsamung, Kälteempfindlichkeit, Gewichtszunahme und Verstopfungen kommen.

Achtung

L-Thyroxin (T4) wird in manchen Branchen missbraucht, um Gewicht zu verlieren. Das ist sehr gefährlich. Auch die Verwendung von „natürlichen" Schilddrüsenhormonen soll unbedingt vermieden werden. Sie enthalten keine genau festgelegten Mengen von Schilddrüsenhormonen und können dadurch schwere Beschwerden einer Schilddrüsenüberfunktion verursachen oder eine bestehende Schilddrüsenunterfunktion unzureichend behandeln.

Lassen Sie sich durch bunte Websites, die für „natürliche" Schilddrüsenhormone oder Mischungen von T3/T4 werben, nicht ins Bockshorn jagen. Am sichersten behandelt man eine Schilddrüsenunterfunktion mit T4, und dies nicht auf eigene Faust, sondern nach einer gründlichen Untersuchung bei Ihrem Arzt.

Eine starke Überdosierung von Schilddrüsenhormonen kann zu einer lebensgefährlichen Vergiftung mit Schilddrüsenhormonen führen.

L-Thyroxin muss man sehr genau dosieren. Beobachten Sie Ihren Körper und berichten Sie Ihrem Arzt, wie sie sich fühlen. Er kann auf der Grundlage Ihrer Schilderung und der Laborwerte die L-Thyroxin-Dosis für Sie anpassen. Aber es dauert ein paar Tage, ehe Sie nach einer Dosisänderung auch Veränderungen im Körper spüren.

Ändern Sie niemals eigenmächtig die L-Thyroxin-Dosis!

Wenn Sie einmal vergessen sollten, Ihre L-Thyroxin-Tablette zu nehmen, so ist das nicht weiter schlimm. Führen Sie am nächsten Tag einfach die Behandlung fort. Dadurch dass Thyroxin nur langsam wirkt, fällt es gar nicht auf, wenn man einmal aus Versehen eine Tablette vergisst.

Bei Menschen mit **Herzerkrankungen** ist besondere Vorsicht geboten. Die Dosierung erfolgt hier sehr genau. Die Dosis darf nur langsam gesteigert werden, da es sonst zu Herzrhythmusstörungen, Brustenge und Herzschwäche kommen kann.

Eine Schilddrüsenunterfunktion besteht häufig **lebenslang.** Daher muss L-Thyroxin oft lebenslang eingenommen werden.

2. Unerwünschte Wirkungen (Nebenwirkungen)
Sehr häufige Nebenwirkungen: (≥ 10 von 100)
Keine

Häufige Nebenwirkungen: (1–10 von 100)
Keine

L-Thyroxin wird sehr gut vertragen, da es identisch mit dem körpereigenen L-Thyroxin ist. Beschwerden treten bei L-Thyroxin nur auf, wenn es zu hoch dosiert wird. Die für Sie richtige Dosierung wird mithilfe des **TSH-Wertes** und anhand Ihrer **Beschwerden** überprüft.

Bei einer **Überdosierung** kann es zu Beschwerden wie Herzrasen, Herzklopfen, innere Unruhe, Schlaflosigkeit, Durchfall und Gewichtsabnahme kommen. Dies sind auch die typischen Beschwerden einer Schilddrüsenüberfunktion.

3. Wechselwirkungen mit anderen Arzneistoffen
Antazida und Eisenpräparate

Diese Arzneistoffe dürfen nur in einem Abstand von 4–5 h zur L-Thyroxin-Einnahme genommen werden, da L-Thyroxin sonst nicht wirken kann. Bei den **Antazida** handelt es sich um basische Salze, die die Magensäure abmildern und daher bei Sodbrennen eingesetzt werden (z. B. Aluminiumhydroxid, Magnesiumhydroxid und Calciumcarbonat). **Eisenpräparate** werden bei Blutarmut (Anämie) eingesetzt.

Wenn Sie wegen Sodbrennen oder Eisenmangel/Blutarmut mit den hier genannten Arzneistoffen behandelt werden und L-Thyroxin einnehmen, sollte Ihr behandelnder Arzt das unbedingt wissen.

Insulin (Abschn. 2.3.1.1)

Wenn Sie Insulin spritzen, erhöht sich durch die Einnahme von Schilddrüsenhormonen Ihr Insulin-Bedarf. Zu Beginn der Therapie sollten Sie Ihren Blutzucker engmaschig überwachen.

Protonenpumpen-Hemmer (Esomeprazol (Abschn. 2.3.2.1.1), Omeprazol (Abschn. 2.3.2.1.2), Pantopratol (Abschn. 2.3.2.1.3))

Bei der gleichzeitigen Einnahme dieser Arzneistoffe mit L-Thyroxin kann sich der Bedarf an L-Thyroxin erhöhen. Protonenpumpen-Hemmer werden bei Magen-/Zwölffingerdarmgeschwüren, Sodbrennen und Magenschleimhautentzündungen eingesetzt. Achten Sie darauf, ob Ihre Beschwerden bezüglich der Schilddrüsenunterfunktion sich verändern und sprechen Sie im Zweifel mit Ihrem Arzt.

4. Gegenanzeigen

Sie dürfen L-Thyroxin bei einem **akuten Herzinfarkt** nicht einnehmen.

Sie dürfen L-Thyroxin nicht einnehmen, wenn Sie eine **Thyreotoxikose** haben. Eine Thyreotoxikose ist eine Vergiftung mit Schilddrüsenhormonen. Diese kann unter bestimmten Umständen bei einer Schilddrüsenüberfunktion auftreten.

Bei einer **unbehandelten Schwäche der Nebennierenrinde** dürfen Sie L-Thyroxin nicht einnehmen.

5. Alternativen

Keine; auf keinen Fall „natürliche Schilddrüsenhormone"

Merke

- Die **Schilddrüsenhormone T3** und **T4** haben Einfluss auf den gesamten Körper. Sie steuern den **Stoffwechsel** und sind wichtig für die **körperliche** und **geistige Leistungsfähigkeit**.
- L-Thyroxin ist das Hormon T4.
- L-Thyroxin wird eingesetzt bei einer **Schilddrüsenunterfunktion** (und in geringer Dosierung bei einer Schilddrüsenüberfunktion).
- Nehmen Sie L-Thyroxin **mindestens 30 min vor dem Frühstück** mit einem Glas Wasser ein.
- Die Dosierung von L-Thyroxin erfolgt individuell anhand Ihrer Beschwerden und wird mittels TSH-Kontrollen durch Blutentnahmen überprüft.
- Eine **Schilddrüsenunterfunktion** äußert sich durch Müdigkeit, Schwindel, Verlangsamung, Kälteempfindlichkeit, Gewichtszunahme und Verstopfungen. Diese Beschwerden merken Sie auch, wenn Sie eine zu geringe Dosis L-Thyroxin einnehmen.
- Eine **Schilddrüsenüberfunktion** äußert sich in den Beschwerden: Herzrasen, Herzklopfen, innere Unruhe, Schlaflosigkeit, Durchfall und Gewichtsabnahme. Diese Beschwerden merken Sie auch, wenn Sie eine zu hohe Dosis L-Thyroxin einnehmen.

2.4 Schmerz und Entzündung

2.4.1 Schmerzmittel mit entzündungshemmender Wirkung

2.4.1.1 Arzneistoff: Diclofenac

Häufige Medikamente mit Diclofenac

- Diclofenac Natrium Micro Lab
- Voltaren
- Diclo/Diclofenac-ratiopharm
- Diclofenac AL
- Diclo-1 A Pharma
- Diclo KD
- Dicloklaph
- Diclac
- Diclofenac STADA
- Dclofenac Heumann

Die aufgezählten Medikamente sind die häufigsten Präparate des Arznei-stoffs Diclofenac. Sie sind, wenn sie in gleicher Dosis vorliegen, gegeneinan-der austauschbar. Die hier aufgezählten Präparate sind keine Empfehlungen, sondern dienen lediglich als Beispiele.

Wichtig

Diclofenac ist ein sicherer, wirksamer und lang erprobter Arzneistoff für die kurzfristige Behandlung von Schmerzen mit entzündlichem Anteil.

Wie wirkt Diclofenac?

Diclofenac verhindert die Herstellung eines Botenstoffs im Körper. Dieser Botenstoff ist für die Entstehung von Entzündung, Fieber und Schmerz zu-ständig. Da dieser Botenstoff durch die Einnahme von Diclofenac weniger hergestellt wird, kommt es zur **schmerzlindernden, fiebersenkenden und entzündungshemmenden Wirkung.**

Gut zu wissen

Diclofenac und Ibuprofen (Abschn. 2.4.1.2) sind sehr ähnliche Arzneistoffe. Daher ähneln sich auch die Wirkweise und die Nebenwirkungen. Verträglichkeit und Wirksamkeit können aber individuell unterschiedlich sein.

Diclofenac gehört, wie Ibuprofen, in die Gruppe der sogenannten nicht-steroi-dalen Antirheumatika (NSAR). Lassen Sie sich durch den Begriff „Antirheumatika" nicht ins Bockshorn jagen. Der Begriff suggeriert Ihnen, dass Sie Diclofenac pro-blemlos über lange Zeit bei rheumatischen Beschwerden einnehmen können. Das ist sehr gefährlich! Es kann zu lebensbedrohlichen unerwünschten Wirkungen kom-men.

Lassen Sie sich auch nicht durch den Begriff „nicht-steroidal" in die Irre füh-ren. Der Begriff besagt, dass in den Präparaten kein „Cortison" enthalten, das viele Menschen für schädlich halten. Das stimmt aber nicht. Weder ist Cortison grund-sätzlich gefährlich noch ist Diclofenac grundsätzlich harmlos.

Manchmal wird auch der Begriff Antiphlogistika verwendet, was so viel bedeutet wie „entzündungshemmender Arzneistoff". Im Englischen wird der Begriff „non-steroidal anti-inflammatory drugs" (NSAID) verwendet. Diese Begriffe finden Sie gegeneinander austauschbar im Internet und auf dem Beipackzettel. Lassen Sie sich durch die unterschiedlichen Begriffe nicht verwirren. Es ist immer dasselbe ge-meint.

Viele Menschen meinen, dass Diclofenac harmlos ist, weil es nicht verschrei-bungspflichtig und ohne Rezept in der Apotheke erhältlich ist. Das ist jedoch nicht der Fall. Wenn Sie verschreibungsfreies Diclofenac in entsprechend hoher Dosis und für längere Zeit nehmen, können schwere Nebenwirkungen auftreten.

Bei welchen Beschwerden hilft Diclofenac?
Kurzfristige Behandlung (**maximal 2 Wochen**) von leichten bis mittelstarken **Schmerzen** mit entzündlicher Komponente. Unter einer entzündlichen Komponente versteht man Beschwerden, die mit einer Rötung, Schwellung, Überwärmung und Funktionseinschränkung des betreffenden Körperteils einhergehen.

Diclofenac wird eingesetzt bei folgenden Beschwerden: Gelenkschmerzen, entzündlichen Wirbelsäulenerkrankungen, Gichtanfällen, nach Verletzungen und Operationen, bei Menstruationsschmerzen und Migräne.

Achtung

Nehmen Sie Diclofenac nicht, um sich für den Sport „fit zu machen", wenn Sie Gelenk-, Knochen-, Sehnen- oder Muskelschmerzen haben. Diclofenac unterdrückt zwar den Schmerz, aber dadurch kann es zu Fehlbelastungen und letztlich noch stärkeren Schmerzen kommen. Der Missbrauch von Diclofenac bei Freizeit- und Leistungssportlern ist ein großes Problem.

Was muss unbedingt beachtet werden?

1. Einnahme und Dosierung
Diclofenac soll grundsätzlich **nicht länger als 2 Wochen** eingenommen werden.

Diclofenac ist in verschiedenen Darreichungsformen erhältlich. Es kann als Tablette oder Kapsel eingenommen werden, als Zäpfchen rektal verabreicht werden oder als Creme/Gel auf die Haut an der betroffenen Stelle aufgetragen werden.

Eine **Diclofenac-Tablette** nehmen Sie am besten mit einem Glas Wasser unzerkaut ein. Diclofenac soll auf **nüchternen Magen** eingenommen werden, am besten 1–2 h vor der Mahlzeit.

Diclofenac wird in den Dosierungen 25 mg bis 50 mg eingenommen und kann 1- bis 3-mal täglich verabreicht werden.

Außerdem ist Diclofenac als Retardtablette oder Retardkapsel erhältlich. „Retard" bedeutet, dass der Arzneistoff verzögert freigesetzt wird und somit gleichmäßiger und **länger wirkt.**

Die **Retardform** von Diclofenac sollen Sie zum Schutz des Magens erst nach dem Frühstück einnehmen. Retardtabletten und –kapseln sind in Dosierungen von 75 mg bis 150 mg erhältlich und werden nur **einmal täglich** eingenommen.

Die **maximale Dosis** von Diclofenac beträgt **150 mg pro Tag.**

Als **Creme** oder **Gel** kann Diclofenac zweimal täglich auf die betroffene Stelle aufgetragen werden. Da Diclofenac als Creme oder Gel nur in geringem Maße in den gesamten Körper aufgenommen wird, sondern vor allem lokal wirkt, sind unerwünschte Wirkungen seltener. Dennoch können Nebenwirkungen auftreten, vor allem bei einer länger andauernden großflächigen Anwendung. Unter großflächig versteht man z. B., wenn das gesamte Kniegelenk mit der Creme eingerieben wird. Tragen Sie die Creme nicht auf verletzte Haut, am Auge oder auf Schleimhäuten auf.

2. Unerwünschte Wirkungen (Nebenwirkungen)
Sehr häufige Nebenwirkungen: (≥10 von 100)
Unter der Einnahme von Diclofenac kann es zu **Magen- und Darmbeschwerden** wie Bauchschmerzen, Übelkeit, Erbrechen und Durchfall kommen. Wenn das bei Ihnen der Fall ist, ist ein anderes Schmerzmittel für Sie besser geeignet.

Häufige Nebenwirkungen: (1–10 von 100)
Unter Einnahme von Diclofenac kann es zu **Hautausschlag** kommen. Außerdem kann es zu **Kopfschmerzen, Schwindel** und **Benommenheit** kommen.

Durch die Einnahme von Diclofenac produziert die Magenschleimhaut weniger schützenden Schleim. Deswegen kann es zu einer Magenschleimhautentzündung oder **Geschwüren im Magen und/oder Zwölffingerdarm** kommen. Bei starken Schmerzen im Oberbauch und/oder einer Schwarzfärbung des Stuhls sollte daher direkt der Arzt aufgesucht werden. Bei **bekannter Empfindlichkeit des Magens** oder geplanter längerer Einnahme von Diclofenac können vorbeugend Arzneistoffe zum Schutz der Magenschleimhaut eingenommen werden. Diese nennt man Protonenpumpen-Hemmer oder auch ‚Säureblocker'. Die Protonenpumpen-Hemmer vermindern die Produktion von Magensäure und schützen so die Magenschleimhaut. Häufige Protonenpumpen-Hemmer sind Pantoprazol (Abschn. 2.3.2.1.3), Esomeprazol (Abschn. 2.3.2.1.1) und Omeprazol (Abschn. 2.3.2.1.2).

Weitere wichtige Nebenwirkungen
Diclofenac kann **zur Verschlechterung von bereits bestehenden Allergien** führen, wie zur Verschlechterung von allergischem Asthma. Dieses Asthma wird umgangssprachlich auch „Analgetikaasthma" oder „Aspirinasthma" genannt, weil es in Zusammenhang mit – allerdings nur bestimmten –

Schmerzmitteln (Analgetika) oder eines sehr bekannten Schmerzmittels (Markenname: Aspirin) auftritt.

Diclofenac kann den **Blutdruck** erhöhen und auch die Wirkung von blutdrucksenkenden Arzneistoffen verringern. Messen Sie regelmäßig Ihren Blutdruck zu Hause, wenn Sie Bluthochdruck haben.

Diclofenac kann sich negativ auf die **Niere** und das **Herz** auswirken. Das ist bei gesunden Menschen und einer kurzfristigen Einnahme unproblematisch.

Bei einer eingeschränkten Nierenfunktion oder einer Vorerkrankung des Herz-Kreislauf-Systems (z. B. schlecht eingestellter Bluthochdruck; Herzschwäche; Erkrankungen, bei denen eine Minderdurchblutung des Herzens vorliegt; Erkrankungen, bei denen die Durchblutung im Gehirn vermindert ist), ist es daher sehr wichtig, dass Diclofenac nur kurzfristig (maximal 2 Wochen) und niedrig dosiert eingesetzt wird.

Unter der Einnahme von Diclofenac besteht ein erhöhtes Risiko für die Entstehung von **Thrombosen** (Blutgerinnsel). Dies ist insbesondere dann erhöht, wenn Sie Diclofenac längerfristig und hochdosiert einnehmen.

3. Wechselwirkungen mit anderen Arzneistoffen
Ibuprofen (Abschn. 2.4.1.2)
Diclofenac soll nicht gleichzeitig mit **Ibuprofen** angewendet werden. Diese Arzneistoffe haben eine ähnliche Wirkweise. Bei gleichzeitiger Einnahme mit Diclofenac wird die Wirkung nicht verbessert, aber die unerwünschten Wirkungen werden verstärkt. Wenn Sie Diclofenac nur auf kleinen Hautflächen (z. B. Fingergelenk, Handgelenk) auftragen, kann die gleichzeitige Einnahme von Ibuprofen erfolgen.

ASS (Abschn. 2.2.1.1)
ASS in hoher Dosis darf nicht mit Diclofenac kombiniert werden.

ASS in niedriger Dosis, also als Plättchenhemmer, darf mit Diclofenac kombiniert werden.

Lithium und Methotrexat
Die Wirkung von Methotrexat (Arzneistoff für Krebserkrankungen und rheumatische Erkrankungen) und Lithium (Arzneistoff für die manisch-depressive Erkrankung) kann unter Diclofenac-Einnahme verstärkt werden, dadurch können auch mehr unerwünschte Wirkungen auftreten. Die Einnahme muss unbedingt vorher mit Ihrem Arzt besprochen werden.

Cortison (Abschn. 2.4.4.1) Diclofenac soll nicht ohne Weiteres gleichzeitig mit Glucocorticoiden („**Cortison**") eingenommen werden, da dies das Risiko für ein Magengeschwür oder eine Magenschleimhautentzündung deutlich erhöht. Wenn Sie Diclofenac trotzdem über einen kurzen Zeitraum (max. 2 Wochen) gemeinsam mit Cortison einnehmen, ist es ratsam, zusätzlich einen ‚Säureblocker' (Protonenpumpen-Hemmer) einzunehmen, um die Magenschleimhaut zu schützen. (Esomeprazol (Abschn. 2.3.2.1.1), Omeprazol (Abschn. 2.3.2.1.2), Pantoprazol (Abschn. 2.3.2.1.3)).

4. Gegenanzeigen

Bei **Überempfindlichkeit** gegenüber Diclofenac, Ibuprofen (Abschn. 2.4.1.2) oder ASS (Abschn. 2.2.1.1) dürfen Sie Diclofenac nicht einnehmen.

Bei einer **starken Nierenfunktionseinschränkung** soll Diclofenac nicht eingenommen werden.

Bei **starker Leberfunktionseinschränkung** soll Diclofenac nicht eingenommen werden.

Bei **Magengeschwüren/Geschwüren des Zwölffingerdarms** soll Diclofenac nicht eingenommen werden.

Für **ältere Menschen (>65 Jahre)** wird Diclofenac wegen der Nebenwirkungen eher nicht empfohlen. Es gibt Alternativen, die für diese Patientengruppe besser geeignet sind. Für ältere Menschen empfiehlt sich bei Schmerzen die Anwendung von Metamizol (Abschn. 2.4.1.2). Diclofenac als Creme oder Gel kann aber durchaus angewendet werden, wenn es sich um kleine Körperstellen, z. B. Finger- oder Zehengelenke, handelt.

Im **3. Schwangerschaftsdrittel** (ab 28. Schwangerschaftswoche) darf Diclofenac nicht eingenommen werden, weil es sich negativ auf das Herz-Kreislauf-System des ungeborenen Kindes auswirken und die Wehen verzögern kann

5. Alternativen

Ibuprofen (Abschn. 2.4.1.2) wirkt ganz ähnlich wie Diclofenac und kann gegebenenfalls als Alternative eingesetzt werden.

Merke

- Diclofenac wird angewendet zur Behandlung von Schmerzen.
- Nehmen Sie Diclofenac grundsätzlich nicht länger als 2 Wochen ein.
- Diclofenac ist auch als Creme oder Gel erhältlich. Da es weniger vom Körper aufgenommen wird, sondern eher lokal wirkt, ist es besser verträglich.

2.4.1.2 Arzneistoff: Ibuprofen

Häufige Medikamente mit Ibuprofen

- Ibuflam oder Ibuflam-Lysin
- Ibu-1 A Pharma
- Ibuprofen AbZ
- Iburatiopharm oder Ibu Lysin-ratiopharm
- Ibu Atid
- Ibuprofen AL
- Nurofen
- IbuHEXAL oder Ibu Lysin HEXAL
- Ibuprofen/Ibu-PUREN
- Ibuprofen Denk

Die meisten Ibuprofen-Arzneimittel in Deutschland sind sogenannte Generika. Das erkennen Sie gut an der Silbe „Ibu" in vielen Arzneimittelnamen. Bei Lieferengpässen kann man die verschiedenen Ibuprofen-Präparate gut gegeneinander austauschen. Es ist daher für Sie kein Grund zur Beunruhigung, wenn Ihr Apotheker einmal „Ihr" Ibuprofen-Präparat nicht vorrätig hat und Ihnen ein anderes mitgeben muss.

Die aufgezählten Medikamente sind die häufigsten Präparate des Arzneistoffs Ibuprofen. Sie sind, wenn sie in gleicher Dosis vorliegen, gegeneinander austauschbar. Die hier aufgezählten Präparate sind keine Empfehlungen, sondern dienen lediglich als Beispiele.

Manche Präparate enthalten zusätzlich Lysin. Dieser Wirkstoff führt zu einem beschleunigten Wirkeintritt von Ibuprofen. Die schmerzlindernde Wirkung tritt schon nach 15 min ein. Ob das Präparat Lysin enthält, können Sie im Arzneimittelnamen erkennen.

> **Wichtig**
>
> Ibuprofen ist ein sicherer, wirksamer und lang erprobter Arzneistoff für die kurzfristige Behandlung von Schmerzen.

Wie wirkt Ibuprofen?

Ibuprofen verhindert die Herstellung eines Botenstoffs im Körper. Dieser Botenstoff ist für die Entstehung von Entzündung, Fieber und Schmerz zuständig. Da dieser Botenstoff durch die Einnahme von Ibuprofen weniger hergestellt wird, kommt es zu einer **schmerzlindernden, fiebersenkenden und entzündungshemmenden Wirkung.**

Gut zu wissen

Ibuprofen gehört in die Gruppe der sogenannten nicht-steroidalen Antirheumatika (NSAR).

Lassen Sie sich durch den Begriff ‚Antirheumatika' nicht ins Bockshorn jagen. Der Begriff legt nahe, dass Sie Ibuprofen problemlos über lange Zeit bei rheumatischen Beschwerden einnehmen können. Das ist sehr gefährlich! Es kann zu lebensbedrohlichen unerwünschten Wirkungen kommen.

Lassen Sie sich auch nicht durch den Begriff ‚nicht-steroidal' in die Irre führen. Der Begriff besagt, dass in den Präparaten kein ‚Cortison' enthalten ist, das viele Menschen für schädlich halten. Das stimmt aber nicht. Weder ist Cortison grundsätzlich gefährlich noch ist Ibuprofen grundsätzlich harmlos.

Manchmal wird auch der Begriff Antiphlogistika verwendet, was so viel bedeutet wie „entzündungshemmende Arzneistoffe". Im Englischen wird der Begriff „non-steroidal anti-inflammatory drugs" (NSAID) verwendet. Diese Begriffe finden Sie gegeneinander austauschbar im Internet und auf dem Beipackzettel. Lassen Sie sich durch die unterschiedlichen Begriffe nicht verwirren. Es ist immer dasselbe gemeint.

Viele Menschen meinen, dass Ibuprofen, weil es in einer Einzeldosis von 400 mg nicht verschreibungspflichtig ist und auch ohne Rezept in der Apotheke erhältlich ist, harmlos ist. Das ist jedoch nicht der Fall. Wenn Sie verschreibungsfreies Ibuprofen mehrmals am Tag und für längere Zeit nehmen, können schwerwiegende Nebenwirkungen auftreten.

Bei welchen Beschwerden hilft Ibuprofen?

Kurzfristige Behandlung **(maximal 2 Wochen)** von leichten bis mittelstarken Schmerzen mit entzündlicher Komponente. Unter einer entzündlichen Komponente versteht man Beschwerden, die mit einer Rötung, Schwellung, Überwärmung und Funktionseinschränkung des betreffenden Körperteils einhergehen.

Ibuprofen wird eingesetzt bei Beschwerden wie Gelenkschmerzen, Knochenschmerzen, Kopfschmerzen, Menstruationsschmerzen, Migräne, Schmerzen nach kleineren Operationen, Rückenschmerzen, Sehnenschmerzen, Zahnschmerzen.

Achtung

Nehmen Sie Ibuprofen nicht, um sich für den Sport „fit zu machen", wenn Sie Gelenk-, Knochen-, Sehnen- oder Muskelschmerzen haben. Ibuprofen unterdrückt zwar den Schmerz, aber dadurch kann es zu Fehlbelastungen und letztlich noch stärkeren Schmerzen kommen. Der Missbrauch von Ibuprofen bei Freizeit- und Leistungssportlern ist ein großes Problem.

Was muss unbedingt beachtet werden?

1. Einnahme und Dosierung
Ibuprofen soll grundsätzlich **nicht länger als 2 Wochen** eingenommen werden.

Die Tablette am besten mit einem Glas Wasser unzerkaut einnehmen. Ibuprofen soll nicht auf nüchternen Magen eingenommen werden. Wenn Ibuprofen während/nach der Mahlzeit eingenommen wird, ist es besser verträglich für den Magen.

Die Maximaldosis beträgt 2,4 g/Tag (= 2400 mg).

Ibuprofen ist in den Einzeldosen von 400 mg oder 600 mg oder 800 mg pro Tablette erhältlich. Übliche Dosierungen sind:

- 400 mg: Alle 6 h, 2- bis 4-mal täglich
- 600 mg: Alle 6 h, 2- bis 4-mal täglich
- 800 mg: Alle 8 h, 2- bis 3-mal täglich

In einer Einzeldosis von 400 mg ist Ibuprofen nicht verschreibungspflichtig. Das heißt, Sie können Ibuprofen 400 mg ohne Rezept in der Apotheke kaufen.

Achtung

Wenn in der Selbstmedikation nach 4 Tagen weiterhin Beschwerden bestehen, sollten Sie unbedingt einen Arzt aufsuchen. Es kann sich dann um eine ernstzunehmende Erkrankung handeln, die ggf. weitere medizinische Behandlung erfordert.

---

2. Unerwünschte Wirkungen (Nebenwirkungen)

Sehr häufige Nebenwirkungen: ($\geq$ 10 von 100)
Unter Einnahme von Ibuprofen kann es zu **Beschwerden des Magen-Darm-Traktes** kommen, wie zum Beispiel Übelkeit, Bauchschmerzen oder Verstopfungen.

Häufige Nebenwirkungen: (1–10 von 100)
Unter Einnahme von Ibuprofen kann es zu **Kopfschmerzen, Schwindel** oder **Müdigkeit** kommen.

Durch die Einnahme von Ibuprofen produziert die Magenschleimhaut weniger schützenden Schleim. Deswegen kann es zu einer Magenschleimhautentzündung oder **Geschwüren im Magen und/oder Zwölffingerdarm** kommen. Bei starken Schmerzen im Oberbauch und/oder einer Schwarzfärbung des Stuhls sollte daher direkt der Arzt aufgesucht werden. Bei bekannter Empfindlichkeit des Magens oder geplanter längerer Einnahme von Ibuprofen können vorbeugend Arzneistoffe zum Schutz der Magenschleimhaut eingenommen werden. Diese ‚Säureblocker' (der medizinische Fachbegriff lautet Protonenpumpen-Hemmer oder **P**rotonen**p**umpen-**I**nhibitor, PPI) vermindern die Produktion von Magensäure und schützen so die Magenschleimhaut. (Esomeprazol (Abschn. 2.3.2.1.1), Omeprazol (Abschn. 2.3.2.1.2), Pantoprazol (Abschn. 2.3.2.1.3)).

Weitere wichtige Nebenwirkungen
Ibuprofen kann **zur Verschlechterung von bereits bestehenden Allergien** führen, wie zur Verschlechterung von allergischem Asthma. Dieses Asthma wird auch „Analgetikaasthma" oder „Aspirinasthma" genannt.

Ibuprofen kann den **Blutdruck** erhöhen und auch die Wirkung von blutdrucksenkenden Arzneistoffen verringern. Messen Sie regelmäßig Ihren Blutdruck, wenn Sie Bluthochdruck haben.

Ibuprofen kann sich negativ auf die **Niere** und das **Herz** auswirken. Das ist bei gesunden Menschen und einer kurzfristigen Einnahme unproblematisch.

Bei einer eingeschränkten Nierenfunktion oder einer Vorerkrankung des Herz-Kreislauf-Systems ist es daher sehr wichtig, dass Ibuprofen nur kurzfristig (maximal 2 Wochen) und niedrig dosiert eingesetzt wird (d. h. Sie dürfen maximal 3 × täglich 400 mg Ibuprofen oder 2 × täglich 600 mg Ibuprofen einnehmen). Zu den Vorerkrankungen, bei denen Sie vorsichtig sein sollten mit der Ibuprofen-Einnahme, zählen: schlecht eingestellter Bluthochdruck; Herzschwäche; Erkrankungen, bei denen eine Minderdurchblutung des Herzens vorliegt; Erkrankungen, bei denen die Durchblutung im Gehirn vermindert ist.

3. Wechselwirkungen mit anderen Arzneistoffen
ASS (Abschn. 2.2.1.1)
Wird **ASS** niedrig dosiert, zur Plättchenhemmung, eingenommen, muss ein Abstand zwischen der Einnahme von ASS und Ibuprofen eingehalten werden: Ibuprofen sollte erst 2 h nach ASS-Einnahme oder 8 h vor ASS-Einnahme genommen werden.

Hochdosiertes ASS darf nicht mit Ibuprofen kombiniert werden.

Cortison (Abschn. 2.4.4.1)
Ibuprofen soll nicht ohne Weiteres gleichzeitig mit Glucocorticoiden („**Cortison**") eingenommen werden, da dies das Risiko für ein Magengeschwür oder eine Magenschleimhautentzündung deutlich erhöht. Wenn Sie Ibuprofen trotzdem über einen kurzen Zeitraum (max. 2 Wochen) gemeinsam mit Cortison einnehmen, ist es ratsam, zusätzlich einen ‚Säureblocker' einzunehmen, um die Magenschleimhaut zu schützen (Esomeprazol (Abschn. 2.3.2.1.1), Omeprazol (Abschn. 2.3.2.1.2), Pantoprazol (Abschn. 2.3.2.1.3)).

Diclofenac (Abschn. 2.4.1.1)
Ibuprofen soll nicht gleichzeitig mit **Diclofenac** (Abschn. 2.4.1.1) angewendet werden. Die beiden Arzneistoffe haben eine ähnliche Wirkweise. Bei gleichzeitiger Einnahme wird die Wirkung nicht verbessert, aber die unerwünschten Wirkungen werden verstärkt. Eine Ausnahme besteht, wenn Sie Diclofenac nur als Gel auf kleinen Hautflächen (z. B. Fingergelenk, Handgelenk) auftragen.

Lithium und Methotrexat
Die Wirkung von Methotrexat (Arzneistoff für Krebserkrankungen und rheumatische Erkrankungen) und Lithium (Arzneistoff für die manisch-depressive Erkrankung) kann unter Ibuprofen-Einnahme verstärkt werden, dadurch können auch mehr unerwünschte Wirkungen auftreten. Die Einnahme muss unbedingt vorher mit Ihrem Arzt besprochen werden.

4. Gegenanzeigen
In der **Schwangerschaft** im 3. Schwangerschaftsdrittel (ab 28. Schwangerschaftswoche) darf Ibuprofen nicht eingenommen werden, weil es sich negativ auf das Kreislaufsystem des ungeborenen Kindes auswirken kann und den Beginn der Wehen verzögern kann. Stattdessen kann Paracetamol bei Schmerzen eingenommen werden.

Bei einer **starken Nierenfunktionseinschränkung** soll Ibuprofen nicht eingenommen werden.

Bei **starker Leberfunktionseinschränkung** soll Ibuprofen nicht eingenommen werden.

Bei **Magengeschwüren/Geschwüren des Zwölffingerdarms** soll Ibuprofen nicht eingenommen werden.

Für **ältere Menschen (>65 Jahre)** wird Ibuprofen wegen der Nebenwirkungen eher nicht empfohlen. Es gibt Alternativen, die für diese Patientengruppe besser geeignet sind. Für ältere Menschen empfiehlt sich bei Schmerzen die Anwendung von Metamizol (Abschn. 2.4.1.2).

5. Alternativen

Diclofenac (Abschn. 2.4.1.1) wirkt ganz ähnlich wie Ibuprofen und kann daher gegebenenfalls alternativ eingesetzt werden.

Merke

- Ibuprofen wird eingesetzt bei Schmerzen mit entzündlicher Komponente.
- In einer Dosierung von 400 mg erhalten Sie Ibuprofen ohne Rezept in der Apotheke. Das bedeutet jedoch nicht, dass es harmlos ist!
- Wenn sich Ihre Beschwerden nach 4 Tagen nicht bessern, suchen Sie bitte einen Arzt auf. Es kann sich um eine ernstzunehmende Erkrankung handeln, die anders behandelt werden muss.
- Generell sollten Sie Ibuprofen nicht länger als 2 Wochen einnehmen.
- Zu den Nebenwirkungen von Ibuprofen zählt die Entwicklung von Geschwüren im Magen und/oder Zwölffingerdarm. Bei starken Schmerzen im Oberbauch und/oder einer Schwarzfärbung des Stuhls sollte daher direkt der Arzt aufgesucht werden.

2.4.2 Schmerzmittel mit krampflösender Wirkung

2.4.2.1 Arzneistoff: Metamizol (Novaminsulfon)

Häufige Medikamente mit Metamizol

- Novaminsulfon Lichtenstein
- Novaminsulfon-ratiopharm
- Novaminsulfon-1 A Pharma
- Novaminsulfon AbZ
- Metamizol Aristo
- Novalgin
- Metamizol HEXAL
- Berlosin
- Analgin
- Metamizol AbZ

Die aufgezählten Medikamente sind die häufigsten Präparate des Arzneistoffs Metamizol. Sie sind, wenn sie in gleicher Dosis vorliegen, gegeneinander austauschbar. Sie sind keine Empfehlungen, sondern dienen lediglich als Beispiele.

Viele der Präparate sind auch als Tropfen erhältlich. Sie eignen sich besser für Menschen, die Schwierigkeiten haben, Tabletten zu schlucken.

Lassen Sie sich nicht verwirren bei den Namen des Arzneistoffs: Metamizol und Novaminsulfon sind unterschiedliche Namen für ein und denselben Arzneistoff. Beide Namen können genutzt werden. Hier wird der Einfachheit halber nur der Begriff Metamizol genutzt. Vielleicht kennen Sie auch den Begriff „Novalgin". Dabei handelt es sich um den Präparatnamen eines Medikaments, das den Arzneistoff Metamizol (Novaminsulfon) enthält. Verwirrend ist auch, dass manche Metamizol-Tabletten rund sind und andere eine längliche Form haben. Die Wirksamkeit dieser Tabletten ist aber gleich. Manche Menschen glauben, dass Metamizol wegen der großen Tablettengröße eine hohe „Arzneistoffbelastung" darstellt und deshalb besonders gefährlich ist. Das trifft jedoch nicht zu!

Gerade für ältere Menschen, die nicht mehr so gut große Tabletten schlucken können, sind Metamizol-Tropfen sehr gut geeignet.

Wichtig

Metamizol ist ein sicherer, wirksamer und lang erprobter Arzneistoff für die Behandlung von mittelstarken Schmerzen, Fieber und Krämpfen des Darmes, der Blase und der Gebärmutter. Metamizol hat im Unterschied zu Ibuprofen (Abschn. 2.4.1.2) keine schädlichen Wirkungen auf die Niere und das Herz-Kreislauf-System. Im Vergleich zu Paracetamol wirkt Metamizol auch viel weniger schädlich auf die Leber. Metamizol kann über lange Zeit in der Behandlung von Schmerzen eingesetzt werden. Metamizol macht nicht abhängig, und bei Dauerbehandlung kommt es nicht zu einer Wirkungsabschwächung (Toleranz). Durch seine relativ kurze Wirkdauer ist Metamizol gut steuerbar. Das alles sind gute Gründe dafür, dass Metamizol einer der am häufigsten verschriebenen Arzneistoffe in Deutschland ist.

In Deutschland ist Metamizol rezeptpflichtig. In einigen anderen Ländern (Großbritannien, USA, skandinavische Länder) ist Metamizol nicht auf dem Markt. In manchen anderen Ländern wiederum (z. B. Israel, Mexiko) kann man Metamizol sogar ohne Rezept erwerben.

Wie wirkt Metamizol?

Die Wirkweise von Metamizol ist nicht genau geklärt. Metamizol wirkt im Gehirn und kann dort die **Vermittlung von Schmerzen vermindern.** Außerdem wirkt Metamizol **krampflösend** in Hohlorganen (Darm, Harnblase, Harnleiter, Gebärmutter) und wirkt auch daher besonders gut bei Koliken.

Metamizol wirkt stärker schmerzstillend und fiebersenkend als Ibuprofen (Abschn. 2.4.1.2), Diclofenac (Abschn. 2.4.1.1), ASS (Abschn. 2.2.1.1) und Paracetamol.

Metamizol wirkt anders als die sogenannten NSAR (nicht-steroidale Antirheumatika), zu denen Ibuprofen (2.4.1.2), Diclofenac (Abschn. 2.4.1.1) und ASS (Abschn. 2.2.1.1) gehören. Daher kann es bei Menschen eingesetzt werden, die aufgrund von Vorerkrankungen oder Ähnlichem keine NSAR einnehmen sollen.

Gut zu wissen

Manchmal wird Metamizol auch fälschlich als NSAR bezeichnet. Metamizol gehört jedoch nicht in die NSAR-Gruppe. Deshalb kann Metamizol bei starken Schmerzen auch gut mit einem NSAR wie Ibuprofen (Abschn. 2.4.1.2) kombiniert werden.

Bei welchen Beschwerden hilft Metamizol?

Metamizol wird eingesetzt bei **mittelstarken bis starken Schmerzen** und **hohem Fieber.**

Besonders gut eignet es sich für die Behandlung von **Kolikschmerzen (krampfartige Schmerzen)**, da es auch krampflösend wirkt. Kolikschmerzen sind Schmerzen, die dadurch entstehen, dass Hohlorgane (Harnleiter, Harnblase, Gebärmutter, Gallengänge, Darm) sich krampfartig zusammenziehen.

Metamizol wird genutzt für die Behandlung von starken Schmerzen nach Verletzungen oder Operationen, Tumorschmerzen und andere akute oder chronische starke Schmerzen, die sich nicht mit anderen Schmerzmitteln behandeln lassen.

Was muss unbedingt beachtet werden?

1. Einnahme und Dosierung

Metamizol wird in Dosen von **0,5 bis 1 g** eingenommen. Sie dürfen diese Dosis alle 6 h einnehmen. Die **maximale Gesamtdosis** beträgt **4 g** am Tag (also max. 4 × 1 g pro Tag).

Bis die **Wirkung** von Metamizol spürbar ist, kann es bei Einnahme von Metamizol als Tablette oder Tropfen **30–60 min** dauern.

Metamizol ist in verschiedenen Darreichungsformen erhältlich. Es kann in Form von Tropfen, Tabletten, Zäpfchen und als Infusion in die Blutbahn (Vene) verabreicht werden.

2. Unerwünschte Wirkungen (Nebenwirkungen)
Sehr häufige Nebenwirkungen: (≥10 von 100)
Keine

Häufige Nebenwirkungen: (1–10 von 100)
Keine

Weitere wichtige Nebenwirkungen
Die Einnahme von Metamizol kann in extrem seltenen Fällen (1:100.000–1:1.000.000) zur **Verarmung der weißen Blutkörperchen** (Agranulozytose) führen. Die weißen Blutkörperchen sind Teil des Immunsystems und für die Abwehr von Infekten zuständig.

Sind zu wenig weiße Blutkörperchen im Blut, kann es also vermehrt zu Infekten, vor allem der oberen Atemwege, kommen (Halsschmerzen, entzündliche Veränderungen im Mund oder Hals). Auch ein Pilzbefall kann durch zu wenig weiße Blutkörperchen entstehen. Um dies zu verhindern oder frühzeitig behandeln zu können, werden Ihre weißen Blutkörperchen bei einer dauerhaften Einnahme von Metamizol regelmäßig mittels einer Blutentnahme überprüft.

Achtung

Wenn Sie unter Einnahme von Metamizol entzündliche Veränderungen im Mund, Hals oder an der Haut bemerken, Halsschmerzen oder eine akute Verschlechterung Ihres allgemeinen Zustandes auftreten, nehmen Sie Metamizol nicht weiter ein und suchen Sie dringend einen Arzt auf. Dies können Anzeichen dafür sein, dass Sie zu wenig weiße Blutkörperchen haben.

Bei einer Gabe von Metamizol direkt in die Blutbahn (also über einen Venenzugang) kann es zu einer **allergischen Reaktion** kommen. Ein allergischer Schock ist sehr selten, kann aber lebensbedrohlich sein. Die Gabe von Metamizol über die Vene erfolgt daher nur im Krankenhaus. In der Klinik kann ein eventuell auftretender allergischer Schock sehr gut behandelt werden.

Unter der Einnahme von Metamizol kann sich der **Urin rot** färben. Das ist unbedenklich.

Im Unterschied zu Ibuprofen (Abschn. 2.4.1.2) und Diclofenac (Abschn. 2.4.1.1) führt Metamizol nicht zu einem Anstieg des Blutdrucks oder zu Geschwüren im Magen oder Zwölffingerdarm.

Wenn Sie eine **Leber- oder Nierenfunktionsstörung** haben, dürfen Sie nur geringe Dosen von Metamizol einnehmen, wenn Sie Metamizol langfristig gegen Schmerzen einnehmen.

3. Wechselwirkungen mit anderen Arzneistoffen

Ein großer Vorteil von Metamizol ist, dass es nur wenig Wechselwirkungen mit anderen Arzneistoffen gibt. Das ist einer der Gründe dafür, dass Metamizol in Deutschland, das am häufigsten verschriebene Schmerzmittel überhaupt ist. Es kann auch bei älteren Menschen und Risikopatienten gut eingesetzt werden.

Methotrexat

Methotrexat wird eingesetzt zur Behandlung von rheumatischen Erkrankungen und Krebserkrankungen. Unter Einnahme von Metamizol können sich die Nebenwirkungen von Methotrexat erhöhen.

4. Gegenanzeigen

Sie dürfen Metamizol nicht einnehmen, wenn Sie schon einmal eine **sehr deutliche Verringerung der weißen Blutkörperchen,** egal welcher Ursache, hatten.

Bei **Nieren-** oder **Leberfunktionsstörung** muss die Dosis von Metamizol verringert werden. Bei schweren Leber- und Nierenschäden darf es nicht eingenommen werden.

In der **Schwangerschaft** soll Metamizol nicht angewendet werden. Besser geeignet sind vor allem Paracetamol und gegebenenfalls Ibuprofen (bis zur 28. Schwangerschaftswoche) (Abschn. 2.4.1.2). In der **Stillzeit** soll Metamizol nicht eingenommen werden. Zur Behandlung von Schmerzen sind Paracetamol und Ibuprofen zu bevorzugen.

5. Alternativen

Keine

Merke

- Metamizol wird eingesetzt gegen mittelstarke bis starke Schmerzen und hohes Fieber. Es eignet sich besonders bei Kolikschmerzen.
- Eine seltene, aber wichtige Nebenwirkung von Metamizol ist eine Verarmung der weißen Blutkörperchen. Tritt diese bei Ihnen auf, muss sie behandelt werden.
- Sie dürfen 4×täglich 0,5 bis 1 g Metamizol nehmen (Zeitabstand zwischen den Einnahmen: 6 h).

2.4.3 Starkes Schmerzmittel (Opioid)

2.4.3.1 Arzneistoff: Tilidin

Häufige Medikamente mit Tilidin

- Tilidin AL comp
- Tilidin-1 A Pharma
- Valoron N
- Tilidin comp STADA
- Tilidin-ratiopharm plus
- Tilidin comp HEXAL
- Tilidin AbZ
- Tilicomp beta

Die aufgezählten Medikamente sind die häufigsten Präparate des Arzneistoffs Tilidin. Sie sind, wenn sie in gleicher Dosis vorliegen, gegeneinander austauschbar. Sie sind keine Empfehlungen, sondern dienen lediglich als Beispiele.

Es sei an dieser Stelle darauf hingewiesen, dass Tilidin-haltige Medikamente auch den Arzneistoff **Naloxon** enthalten. Naloxon ist dazu da, den **Missbrauch von Tilidin als Rauschmittel zu verhindern** und hat mit der eigentlichen schmerzstillenden Wirkung von Tilidin nichts zu tun.

Wichtig

Tilidin ist ein sicherer, wirksamer und lang erprobter Arzneistoff für die Behandlung von starken Schmerzen.

Wie wirkt Tilidin?
Tilidin ist ein Arzneistoff aus der Gruppe der Opioide. Er bindet im Körper an Bindungsstellen, an die auch körpereigene Opioide (Endorphine) binden. Dadurch wird sowohl die **Weiterleitung von Schmerzreizen gemindert** als auch die **Empfindung von Schmerz im Gehirn gehemmt**. Tilidin wirkt somit **schmerzlindernd.**

Naloxon wird mit Tilidin kombiniert, um den **Missbrauch von Tilidin zu verhindern**. Naloxon blockiert die Bindungsstellen für Tilidin im Körper und verhindert dadurch eine rauschartige Wirkung von Tilidin. Der Naloxon-Zusatz erhöht die Arzneimittelsicherheit vor allem in Bezug auf Überdosierungen. Naloxon ist also eine Art Sicherheitsbremse für Tilidin.

Naloxon hat also mit der eigentlichen schmerzstillenden Wirkung nichts zu tun. Daher wird im folgenden Steckbrief nicht weiter auf Naloxon eingegangen.

Gut zu wissen

Der Körper kann starke Schmerzen bis zu einem gewissen Grad selbst stillen. Dazu schüttet er Botenstoffe aus: die körpereigenen Opioide, auch Endorphine genannt. Diese binden an bestimmte Bindungsstellen im Nervensystem und vermindern so die Weiterleitung von Schmerzreizen an das Gehirn und die Wahrnehmung von Schmerz. Die Endorphine wirken jedoch sehr kurz. Bei dauerhaften und starken Schmerzen reichen die körpereigenen Opioide nicht aus, um den Schmerz zu stillen. Um Dauerschmerzen zu stillen und die Lebensqualität zu verbessern, kann es daher manchmal nötig sein, Opioide als Schmerzmittel einzunehmen.

Der Begriff „Opioide" bezieht sich auf die erste Substanz, die aus dieser Gruppe entdeckt wurde, das Opium. Die Substanzen dieser Gruppe sind jedoch sehr unterschiedlich. Sie wirken unterschiedlich gut und lange und haben unterschiedlich starke Nebenwirkungen. Es gibt Menschen, die bei dem Begriff Opioide sofort an Sucht und Abhängigkeit denken. Medizinisch genutzte Arzneistoffe aus der Gruppe der Opioide machen bei richtiger Anwendung jedoch nicht süchtig.

Dauerhafte starke Schmerzen können sehr belastend sein. Daher ist eine gute Behandlung dieser Schmerzen unbedingt notwendig. Nehmen Sie Ihre Schmerzmittel wie verschrieben ein. Beobachten Sie Ihre Schmerzen und eventuelle Nebenwirkungen, vielleicht ist ein Schmerztagebuch dabei hilfreich. Sprechen Sie mit Ihrem Arzt, wenn Sie mit Ihrer Behandlung unzufrieden sind, Ihre Schmerzen nicht ausreichend gemindert werden oder Sie starke Nebenwirkungen haben.

Bei welchen Beschwerden hilft Tilidin?

Tilidin wird eingesetzt zur Behandlung von **starken Schmerzen**. Es eignet sich besonders zur Behandlung von **Dauerschmerzen (chronischen Schmerzen)**.

Was muss unbedingt beachtet werden

1. Einnahme und Dosierung

Tilidin soll mit ausreichend Flüssigkeit (vorzugsweise Wasser) eingenommen werden.

Die **Dosierung** von Tilidin erfolgt **individuell.** Grundsätzlich soll die niedrigste schmerzstillende Dosis angewendet werden. Meist werden Dosen zwischen 50 mg und 600 mg Tilidin täglich verwendet.

Bei der Behandlung von **akuten Schmerzen** wird Tilidin meist einmalig oder über wenige Tage gegeben.

Bei der Behandlung von **Dauerschmerzen** ist es wichtig, dass Sie Tilidin **regelmäßig und nach einem festen Einnahmeschema** einnehmen. Verändern Sie nicht eigenständig die Dosis und halten Sie Ihre Einnahmeabstände ein. Zögern Sie die Einnahme nicht heraus. Nur wenn Sie sich an die richtige Einnahme halten, können Dauerschmerzen und starke Schmerzen gut behandelt werden.

Es gibt Tilidin in Form von Tropfen und Tabletten.

Retardierte Tabletten setzen den Arzneistoff verzögert frei. Dadurch wirkt Tilidin länger und gleichmäßiger. Bei der retardierten Form von Tilidin beträgt der Einnahmeabstand zwischen zwei Dosen 12 h.

Wenn Sie Tilidin länger als 4 Wochen einnehmen, gewöhnt sich Ihr Körper an das Tilidin. **Das hat jedoch nichts mit einer Sucht zu tun.** Eine Sucht geht mit einer unsachgemäßen Einnahme einher und dem unkontrollierbaren Drang nach einem bestimmten Gefühls-, Erlebnis- und Bewusstseinszustand.

Wenn Ihnen Tilidin zur Behandlung Ihrer Schmerzen verschrieben wird und Sie es wie verschrieben einnehmen, besteht für Sie keine Gefahr für die Entwicklung einer Sucht. Tilidin soll nach längerer Therapie (mehr als 4 Wochen) **nicht plötzlich abgesetzt werden,** da es sonst zu unangenehmen Entzugserscheinungen kommen kann. Wenn es abgesetzt werden soll, muss die Dosis in ärztlicher Absprache schrittweise reduziert werden.

Eventuell kann die Einnahme von Tilidin Ihre **Fahrtüchtigkeit** einschränken. Die Fahrtüchtigkeit kann besonders eingeschränkt sein zu Beginn der Therapie mit Tilidin, bei Dosissteigerung, bei Wechsel des Tilidin-Präparats und in Zusammenhang mit Alkoholkonsum.

Wird Tilidin langfristig eingenommen, kann es zu einer **Toleranzentwicklung** kommen. Das bedeutet, dass höhere Dosen von Tilidin nötig sind, um die gleiche Wirkung zu erzielen.

2. Unerwünschte Wirkungen (Nebenwirkungen)
Sehr häufige Nebenwirkungen: ($\geq$10 von 100)
Zu Beginn der Behandlung mit Tilidin kann es zu **Übelkeit** und **Erbrechen** kommen. Diese Wirkung lässt jedoch nach einiger Zeit nach. Bei Übelkeit unter Tilidin-Behandlung sprechen Sie mit Ihrem Arzt, der kann Ihnen ein Medikament gegen die Übelkeit verschreiben.

Häufige Nebenwirkungen: (1–10 von 100)
Unter Behandlung mit Tilidin kann es zu **Bauchschmerzen** und **Durchfall** kommen.

Außerdem können Beschwerden wie **Kopfschmerzen, Schwindel, Müdigkeit, vermehrtes Schwitzen** oder **Benommenheit** auftreten.

Weitere wichtige Nebenwirkungen

Eine wichtige Nebenwirkung von Tilidin ist das Auftreten von **Verstopfungen**. Tilidin macht nämlich, wie alle Opioide, den Darm träge und kann somit einen geregelten Stuhlgang verhindern. Wenn Sie Tilidin länger einnehmen, sollten Sie von Beginn an **Maßnahmen gegen Verstopfungen ergreifen.**

Maßnahmen zur Behandlung und Vorbeugung von Verstopfungen

- Einnahme von Abführmitteln wie **Macrogol:** Bei einer Dauerbehandlung mit Opioiden wie Tilidin zusätzlich eine Behandlung mit Macrogol beginnen.
- **Genügend Flüssigkeitsaufnahme** (Wasser oder Tee trinken, mindestens 2 L)
- **Ballaststoffreiche Kost** (Flohsamenschalen, Weizenkleie, Leinsamen, Obst, Gemüse, Trockenfrüchte, Vollkornprodukte) → Ballaststoffreiche Kost ist vor allem vorbeugend für Verstopfungen geeignet und nicht bei akuter Verstopfung.
- Sauermilchprodukte wie Buttermilch
- **Bewegung** (fördert die Darmbewegung)
- **Wechselwirkungen mit Alkohol und Arzneistoffen**

Alkohol

Die Anwendung von Tilidin mit Alkohol soll vermieden werden. Die dämpfende Wirkung von Tilidin kann durch Kombination mit Alkohol erhöht werden. Dies kann zu einer verlangsamten Atmung und Koma bis hin zum Tod führen.

Benzodiazepine (z. B. Midazolam, Lorazepam)

Die Anwendung von Tilidin mit Benzodiazepinen soll nur unter ärztlicher Aufsicht erfolgen. Die dämpfende Wirkung von Tilidin kann durch die Kombination mit Benzodiazepinen erhöht werden, da Benzodiazepine ebenfalls dämpfend wirken. Dies kann zu einer verlangsamten Atmung und Koma bis hin zum Tod führen.

Andere Opioide (z. B. Morphin oder Buprenorphin)
Tilidin darf nicht mit anderen Opioiden kombiniert werden, da die unerwünschten Wirkungen dadurch stark kombiniert werden. Es kann zu nicht abschätzbaren schweren Folgen kommen.

4. Gegenanzeigen

Bei **Überempfindlichkeit** gegenüber Tilidin dürfen Sie Tilidin nicht einnehmen.

Tilidin ist nicht geeignet für **Personen, die von Opioiden wie Morphin und Heroin abhängig sind.** Tilidin, das missbräuchlich in höheren Dosen eingenommen wird, kann bei opioidabhängigen Personen akute Entzugserscheinungen auslösen oder verschlimmern.

Tilidin ist nicht geeignet zur Anwendung in der **Schwangerschaft** und **Stillzeit.** Die Anwendung von Tilidin in Schwangerschaft und Stillzeit ist nicht gut erforscht. Es sollen besser erforschte Schmerzmittel genutzt werden wie Ibuprofen (Abschn. 2.4.1.2) (bis zur 28. Schwangerschaftswoche) und Paracetamol bei mittleren Schmerzen; Morphin, Tramadol oder Buprenorphin bei starken bis stärksten Schmerzen.

5. Alternativen

Es gibt viele weitere Arzneistoffe zur Behandlung von Schmerzen. Wenn Sie mit Ihrer aktuellen Behandlung nicht zufrieden sind, sprechen Sie mit Ihrem Arzt.

Weitere Opioide zur Behandlung von starken Schmerzen und Dauerschmerzen sind: Dihydrocodein und Tramadol. Bei Schmerzen, die durch diese Arzneistoffe nicht beherrschbar sind, kommen starkwirksame Opioide zum Einsatz. Dazu zählen: Morphin, Oxycodon, Hydromorphon, Buprenorphin.

Merke

- Tilidin ist ein Schmerzmittel, das genutzt wird zur Behandlung von starken Schmerzen und Dauerschmerzen.
- Tilidin gehört zur Gruppe der Opioide.
- Bei medizinisch verordneten Opioiden und sachgerechter Einnahme besteht keine Gefahr für die Entwicklung einer Sucht.
- Meiden Sie den Konsum von Alkohol unter Einnahme von Tilidin.
- Bei längerfristiger Tilidin-Einnahme ist häufig eine dauerhafte Einnahme von Abführmitteln wie Macrogol erforderlich, um Verstopfungen entgegenzuwirken.

2.4.4 Glucocorticoid („Cortison")

2.4.4.1 Arzneistoff: Prednisolon

Häufige Medikamente mit Prednisolon

- Prednisolon acis
- Prednisolon AL
- Prednisolon Galen
- Predni H Tablinen
- Prednisolut/-L
- Prednisolon JENAPHARM
- Decortin H
- Solu-Decortin H
- Okrido
- Prednisolon STADA

Die aufgezählten Medikamente sind die häufigsten Präparate des Arzneistoffs Prednisolon. Sie sind, wenn sie in gleicher Dosis vorliegen, gegeneinander austauschbar. Sie sind keine Empfehlungen, sondern dienen lediglich als Beispiele.

Wichtig

Prednisolon ist ein sicherer, wirksamer und lang erprobter Arzneistoff für die Behandlung von Autoimmunerkrankungen und Entzündungen. Es handelt sich um einen Arzneistoff mit sehr vielfältigem Einsatzgebiet.

Wie wirkt Prednisolon?
Prednisolon ist ein Arzneistoff, der **eng mit dem körpereigenen Cortison verwandt** ist. Bei Cortison (eigentlich handelt es sich um Cortisol; Cortison ist umgangssprachlich) handelt es sich um ein Stresshormon, das von der Nebenniere produziert wird. Es wirkt im Körper auf den Stoffwechsel und unterdrückt das Immunsystem. Prednisolon wirkt ganz ähnlich und hat daher ähnliche Auswirkungen wie das körpereigene Cortison.

Prednisolon unterdrückt das **Immunsystem,** es wirkt also immunsuppressiv.

Außerdem wirkt es **Entzündungen** entgegen. Eine Entzündung ist eine Reaktion des Körpers, die normalerweise auf Krankheitserreger erfolgt. Sie äußert sich durch Rötung, Schwellung, Schmerz, Überwärmung und Funktionseinschränkung des betroffenen Organs oder Körperteils.

Bei Autoimmunerkrankungen erfolgt diese Entzündungsreaktion gegen den eigenen Körper gerichtet, ohne dass Krankheitserreger wie Bakterien oder Viren vorliegen.

Gut zu wissen

Prednisolon wird unter anderem bei Autoimmunerkrankungen wie der rheumatoiden Arthritis angewendet. Doch was sind Autoimmunerkrankungen überhaupt?

Autoimmunerkrankungen sind Erkrankungen, bei denen das eigene Immunsystem Teile des Körpers angreift. Normalerweise ist das Immunsystem dazu da, Krankheitserreger wie Bakterien und Viren abzutöten und die eigenen, gesunden Körperzellen in Ruhe zu lassen. Es kann jedoch passieren, dass das Immunsystem die eigenen Körperzellen als fremd und schädlich wahrnimmt und dann bekämpft. Warum das bei manchen Menschen passiert, weiß man nicht so genau. Daher kann auch die Ursache nicht gut behandelt werden. Autoimmunerkrankungen werden deswegen meist mit Arzneistoffen behandelt, die das Immunsystem bremsen und so die Beschwerden lindern. Häufig müssen Autoimmunerkrankungen lebenslang behandelt werden.

Es gibt viele verschiedene Arzneistoffe, die zur Beeinflussung des Immunsystems eingesetzt werden können. Eine Gruppe von Arzneistoffen sind die „Cortison-Abkömmlinge", also Arzneistoffe, die dem körpereigenen Cortison ähneln. Dazu gehört das hier beschriebene Prednisolon. Viele Menschen sprechen daher davon, dass sie gegen ihre Erkrankung „Cortison" einnehmen, obwohl es sich meist, genau genommen, um einen Arzneistoff mit einer cortisonähnlichen Wirkung handelt und das Wort „Cortison" auf der Verpackung des Medikaments nicht zu finden ist.

Cortison hat in der Bevölkerung häufig einen schlechten Ruf. Der Körper produziert selbst dieses Hormon, ohne Cortison können wir nicht überleben. Cortison-Abkömmlinge, die therapeutisch genutzt werden, sind ein zweischneidiges Schwert. Einerseits können sie Erkrankungen in den Griff bekommen, die ohne die Behandlung mit Cortison-Abkömmlingen schwere Beschwerden auslösen und anders nicht ausreichend oder nur unter sehr hohen Kosten behandelt werden können. Andererseits haben Cortison-Abkömmlinge bei einer zu hohen Dosierung starke Nebenwirkungen, die man unbedingt beachten muss.

Bei welchen Beschwerden hilft Prednisolon?

Prednisolon wird bei vielen Erkrankungen eingesetzt, bei denen eine **Entzündung** vorliegt oder bei denen das **Immunsystem** „gebremst" (also unterdrückt) werden soll.

Dazu zählen vor allem Autoimmunerkrankungen wie rheumatische Erkrankungen, Asthma bronchiale, akute allergische Reaktionen, Erkrankungen von Lunge, Leber, Niere, Haut, Darm (z. B. bei Morbus Crohn), aber auch andere Erkrankungen wie Gicht, einige Krebserkrankungen und viele weitere Erkrankungen.

Was muss unbedingt beachtet werden?

1. Einnahme und Dosierung

Prednisolon wird **morgens zwischen 6 und 8 Uhr** eingenommen. Da der Körper morgens natürlicherweise Cortison ausschüttet, bringt die morgendliche Einnahme von cortisonähnlichen Medikamenten wie Prednisolon den körpereigenen Rhythmus nicht so durcheinander.

Unter einer längerfristigen Einnahme von Cortison-Abkömmlingen hört der Körper auf, selbst Cortison zu produzieren. Daher darf man Prednisolon **nach längerer Einnahme nicht einfach absetzen,** sondern schleicht es langsam über mehrere Wochen aus, d. h. man verringert ganz langsam die Dosis.

Die Dosierung von Prednisolon erfolgt individuell je nach Erkrankungsbild und Schwere der Erkrankung.

Prednisolon wird meist wie folgt angewendet: Zuerst beginnt man mit einer **hohen Anfangsdosis** (30 mg bis 70 mg pro Tag). Diese Dosis wird **dann zügig reduziert** auf eine möglichst geringe Dosis, die sogenannte **Erhaltungsdosis.** Die Erhaltungsdosis beträgt meist 3,75 mg bis 7,5 mg pro Tag für Frauen und 7,5 mg bis 10 mg pro Tag für Männer. Die Dosierung wird **individuell** für Sie angepasst.

Die **Wirkung** von Prednisolon tritt **nach ca. 12–18 h** ein. Die Wirkung hält dann 18–36 h an. Durch den verzögerten Wirkeintritt kommt es zu einer gleichmäßigen dauerhaften Wirkung.

Bei einer **eingeschränkten Nieren- oder Leberfunktion** kann es sein, dass die Dosis reduziert wird.

Prednisolon kann in verschiedenen Darreichungsformen verabreicht werden. Es kann als Tablette eingenommen werden, als Salbe auf die Haut aufgetragen werden oder, wie beim Asthma bronchiale, inhaliert werden. Auch die Gabe von Prednisolon direkt in die Vene kann erfolgen, wird jedoch nur im Krankenhaus durchgeführt.

2. Unerwünschte Wirkungen (Nebenwirkungen)

Bei einer **kurzfristigen Anwendung** (d. h. weniger als 10 Tage) sind die **Nebenwirkungen** von Prednisolon **gering,** auch wenn hohe Dosen Prednisolon verabreicht werden.

Hier erfolgt keine Einordnung der Nebenwirkungen nach Häufigkeit, da das Auftreten von Nebenwirkungen sehr individuell ist je nach Dosis und Therapiedauer.

Unter der längerfristigen Einnahme von Prednisolon kann es zu **Geschwüren im Magen und Zwölffingerdarm** kommen. Diese Gefahr besteht vor allem dann, wenn zusätzlich NSAR (Ibuprofen (Abschn. 2.4.1.2), Diclofenac (Abschn. 2.4.1.1), ASS (Abschn. 2.2.1.1)) eingenommen werden. Wenn eine Therapie mit NSAR und Prednisolon erfolgen soll, kann eine medikamentöse Vorbeugung von Magen- und Zwölffingerdarmgeschwüren sinnvoll sein. Hierzu können Protonenpumpen-Hemmer (umgangssprachlich als Säureblocker bezeichnet) eingenommen werden. Dazu zählen Esomeprazol (Abschn. 2.3.2.1.1), Omeprazol (Abschn. 2.3.2.1.2), Pantoprazol (Abschn. 2.3.2.1.3).

Wird Prednisolon jedoch **längerfristig** eingenommen, kann es zu verschiedenen unerwünschten Wirkungen kommen. Es gibt einen Schwellenwert, ab dem die Einnahme von Cortison-Abkömmlingen wie Prednisolon viele unerwünschte Wirkungen auslösen kann. Der **Schwellenwert** beträgt bei **Frauen mehr als 7,5 mg Prednisolon pro Tag** und bei **Männern mehr als 10 mg Prednisolon am Tag.** Ab diesen Schwellenwerten (auch Cushing-Schwelle genannt) überschreitet die Dosis von Prednisolon die natürliche Wirkung des körpereigenen Cortisons. Es kann zum sogenannten **Cushing-Syndrom** kommen. Beim Cushing-Syndrom kann es zur Gewichtszunahme, Bluthochdruck, Verschlechterung eines Diabetes, Störungen des Wasser- und Mineralstoffhaushalts, Osteoporose, Angst, Depression und Muskelschwäche kommen.

In der **Langzeittherapie** mit Prednisolon (also bei einer Behandlung über mehrere Wochen) versucht man eine **Dosis** zu verabreichen, die **unterhalb dieser Cushing-Schwelle** liegt. Je nach Schwere der Erkrankung ist das jedoch nicht immer möglich.

Sie können jedoch einiges dafür tun, Ihren Körper zu unterstützen und die unerwünschten Wirkungen von Prednisolon abzumildern. Dazu gehören gesunde Ernährung, ausreichend Bewegung und Sport.

Um der Entstehung von **Osteoporose** vorzubeugen, können Sie Vitamin D3 (Abschn. 2.3.4.1) und Calcium einnehmen (oder sich Vitamin-D- und calciumreich ernähren). Ihr individuelles Risiko für die Entstehung einer Osteoporose bespricht Ihr Arzt mit Ihnen. Wenn eine dauerhafte Einnahme von Prednisolon oder anderen cortisonähnlichen Medikamenten geplant ist, wird bei Ihnen eine Messung der Knochendichte durchgeführt. Dabei wird gemessen, wie „hart" Ihre Knochen sind. Daran kann Ihr Arzt abschätzen, ob Sie Maßnahmen gegen die Entstehung einer Osteoporose ergreifen sollen.

Da cortisonähnliche Arzneistoffe wie Prednisolon das Immunsystem unterdrücken, besteht unter der Einnahme von Prednisolon eine **erhöhte Anfälligkeit für Infekte.** Achten Sie daher besonders auf neu aufgetretene Entzündungen (äußert sich durch Rötung, Schwellung, Schmerz, Überwärmung), Fieber und weißliche Beläge auf der Haut oder den Schleimhäuten (z. B. im Mund).

Achtung

Wie Sie vielleicht schon merken, gibt es einige unerwünschte Wirkungen, die unter der Einnahme von Prednisolon auftreten können. Manchmal lässt sich eine dauerhafte Einnahme von Prednisolon aber nicht vermeiden. **Ihre Mitarbeit** ist dann besonders wichtig. **Achten Sie auf sich und Ihren Körper.** Wenn Sie die niedrigste, noch wirksame Dosis einnehmen und Ihre Kontrolluntersuchungen wahrnehmen, kann auch eine langfristige Behandlung mit Prednisolon gut und nebenwirkungsarm möglich sein.

Zu den **wichtigen Kontrolluntersuchungen** gehören: Messungen von Blutdruck, Blutzucker (Blut-Glucose-Konzentration), Nierenfunktion, Knochendichte und Blutwerten sowie augenärztliche Untersuchung.

---

3. Wechselwirkungen mit anderen Arzneistoffen
NSAR (Ibuprofen (Abschn. 2.4.1.2)**, Diclofenac (Abschn.** 2.4.1.1)**, ASS (Abschn.** 2.2.1.1))
Bei diesen Arzneistoffen handelt es sich um Schmerzmittel (Ibuprofen, Diclofenac, ASS hochdosiert) und Plättchenhemmer (ASS niedrig dosiert).

Werden diese Arzneistoffe gemeinsam mit Prednisolon eingenommen, erhöht sich die Gefahr, ein Magen- oder Zwölffingerdarmgeschwür zu entwickeln. Wenn Prednisolon mit einem dieser Arzneistoffe kombiniert werden soll, ist der Einsatz von Säureblockern (Pantoprazol (Abschn. 2.3.2.1.3), Omeprazol (Abschn. 2.3.2.1.2), Esomeprazol (Abschn. 2.3.2.1.1)) empfehlenswert.

Antidiabetika (z. B. Metformin (Abschn. 2.3.1.2)**, Insulin (Abschn.** 2.3.1.1))
Bei einem bestehenden Diabetes mellitus kann es sein, dass durch die Einnahme von Prednisolon ein erhöhter Bedarf an Arzneistoffen gegen Diabetes besteht. Die Dosis dieser Arzneistoffe wird dann gesteigert.

Blutgerinnungshemmer (Phenprocoumon, Apixaban (Abschn. 2.2.2.1)**, Rivaroxaban (Abschn.** 2.2.2.2))
Diese Arzneistoffe werden eingesetzt bei Beinvenenthrombosen, Durchblutungsstörungen, nach Herzinfarkt und Schlaganfall und bei Vorhofflimmern.

Unter Einnahme dieser Arzneistoffe mit Prednisolon kann die Wirkung der Blutgerinnungshemmer abgeschwächt werden. Dadurch wird die Thrombosegefahr erhöht.

Impfungen

Unter der Behandlung mit hoch dosiertem Prednisolon dürfen **keine Lebendimpfungen** verabreicht werden. Bei niedrig dosiertem Prednisolon kann eine Impfung mit Lebendimpfstoffen gegebenenfalls erfolgen. Zu den Lebendimpfungen gehören Impfungen gegen Masern, Mumps, Röteln, Varizellen (Windpocken), Rotaviren, Denguevirus, Gelbfieber.

Eine Lebendimpfung kann 8 Wochen nach Beendigung der Behandlung mit Prednisolon erfolgen oder bis zu 2 Wochen vor Beginn der Prednisolon-Behandlung durchgeführt werden.

Die Impfung mit sogenannten **Totimpfstoffen** (z. B. die jährliche Grippeschutzimpfung) ist grundsätzlich möglich. Es kann jedoch gegebenenfalls bei Impfungen unter hoher Prednisolon-Dosis zu einer abgeschwächten Wirkung des Impfstoffs kommen.

4. Gegenanzeigen

In der **Schwangerschaft** kann Prednisolon angewendet werden, wenn dies dringend erforderlich ist. Bei einer Prednisolon-Dosis über 10 mg/Tag sollte das Wachstum und die Gesundheit des ungeborenen Kindes besonders beobachtet werden. In der lokalen Anwendung von Prednisolon bestehen keine erhöhten Risiken für das ungeborene Kind. Die Einnahme von Prednisolon soll unbedingt mit Ihrem Gynäkologen abgesprochen werden.

Bei **Unverträglichkeit** gegenüber Prednisolon darf Prednisolon nicht angewendet werden.

5. Alternativen

Es gibt noch einige andere Arzneistoffe, die im Körper ähnlich wirken wie das körpereigene Cortison. Dazu gehören unter anderem Hydrocortison, Methylprednisolon, Dexamethason und Betamethason. Wann welcher Cortison-ähnliche Arzneistoff eingesetzt wird, ist individuell.

Merke

- Prednisolon gehört zu den Cortison-Abkömmlingen, das bedeutet, es hat eine ähnliche Wirkung wie das körpereigene Cortison.
- Prednisolon wirkt entzündungshemmend und unterdrückt das Immunsystem. Es hat ein vielfältiges Anwendungsgebiet und wird zum Beispiel bei Autoimmunerkrankungen eingesetzt.

- Bei der Behandlung mit Prednisolon wird meist zu Beginn eine hohe Dosis Prednisolon eingesetzt, die dann zügig schrittweise reduziert wird. In der Langzeittherapie mit Prednisolon versucht man, mit der Dosis möglichst unterhalb der Cushing-Schwelle zu bleiben, um Nebenwirkungen zu vermeiden.
- Setzen Sie Cortison nicht einfach ab! Es muss langsam über mehrere Wochen ausgeschlichen werden.

2.5   Psychische Erkrankungen

2.5.1 Serotonin-Wiederaufnahme-Hemmer (SSRI)

2.5.1.1 Arzneistoff: Citalopram

Häufige Medikamente mit Citalopram

- Citalopram Aristo
- Citalopram-1 A Pharma
- Citalopram AL
- Citalopram-neuraxpharm
- Citalopram dura
- Citalopram BASICS
- Citalopram-biomo
- Citalopram Holsten
- Citalopram-ratiopharm
- Citalopram AbZ

Die aufgezählten Medikamente sind die häufigsten Präparate des Arzneistoffs Citalopram. Sie sind, wenn sie in gleicher Dosis vorliegen, gegeneinander austauschbar. Sie sind keine Empfehlungen, sondern dienen lediglich als Beispiele.

> **Wichtig**
>
> Citalopram ist ein sicherer, wirksamer und lang erprobter Arzneistoff für die Behandlung einer Depression.

Wie wirkt Citalopram?

Citalopram verlängert die Wirkdauer des Botenstoffs **Serotonin** im Gehirn. Serotonin ist ein stimmungsaufhellender Botenstoff. Es kommt zu einer Verbesserung der Stimmung und zu einer Verringerung von Zwängen und Ängsten. Citalopram gehört zur Gruppe der selektiven Serotonin-Wiederaufnahmehemmer (SSRI), wie auch die Arzneistoffe Escitalopram (Abschn. 2.5.1.2) und Sertralin (Abschn. 2.5.1.3).

Gut zu wissen

Was ist eine Depression? Bei einer Depression liegt ein Mangel von Botenstoffen im Gehirn vor. Die Botenstoffe Serotonin und Noradrenalin sind vermindert. Der Mangel von Serotonin führt vor allem zu gedrückter Stimmung. Der Noradrenalin-Mangel führt zu einem verminderten Antrieb und Interessenlosigkeit. Durch die mangelnden Botenstoffe werden die Verbindungen zwischen den Nervenzellen gestört. Es kommt zu den typischen Beschwerden einer Depression, wie gedrückter Stimmung, Interessenverlust oder Antriebslosigkeit.

Warum es zu einem Mangel dieser Botenstoffe im Gehirn kommt, ist unklar. Es gibt jedoch einige Faktoren, die eine Entstehung von Depressionen begünstigen können, dazu zählen sowohl eine genetische Veranlagung und bestimmte Persönlichkeitsmerkmale als auch bestimmte Lebensumstände, wie Vorerkrankungen, Schicksalsschläge oder soziale Belastung.

16–20 % der Menschen haben in ihrem Leben einmal eine Depression. Sie sind also nicht allein! Depressionen werden in verschiedene Schweregrade aufgeteilt, anhand derer sich auch die Behandlung orientiert. Die wichtigsten Behandlungsangebote sind eine medikamentöse Therapie zum Ausgleich des Botenstoff-Mangels und Psychotherapie. Weitere Therapiemöglichkeiten können Bewegungstherapie, Lichttherapie und autogenes Training sein. Gemeinsam mit Ihrem Arzt sollten Sie entscheiden, was für Sie ein guter Therapieansatz sein kann.

Tipps für Angehörige

Eine depressive Erkrankung wirkt sich nicht nur auf die betroffene Person selbst aus, sondern auch auf ihr Umfeld. Hören Sie der betroffenen Person in Ihrem Umfeld zu. Nehmen Sie die Erkrankung ernst und versuchen Sie, für die betroffene Person da zu sein. Unterstützen Sie die betroffene Person darin, sich professionelle Hilfe zu suchen.

Bedenken Sie aber auch, dass Sie nicht dafür verantwortlich sind, die betroffene Person zu heilen! Achten Sie auch auf sich selbst! Sie können nur unterstützend da sein, wenn Sie auf ihr eigenes Wohlbefinden achten.

Bei welchen Beschwerden hilft Citalopram?

Citalopram wird eingesetzt zur Behandlung einer **Depression.** Auch bei Angststörungen kann Citalopram eingesetzt werden.

Was muss unbedingt beachtet werden?

1. Einnahme und Dosierung

Citalopram wird morgens oder abends unabhängig von den Mahlzeiten mit Wasser eingenommen.

Citalopram ist erhältlich in Dosen zwischen 10 mg und 40 mg. Begonnen wird meist mit einer Dosis von 10 mg, die dann gesteigert wird auf die **Standarddosis 20 mg.**

Menschen **über 65 Jahre** oder Menschen mit einer **eingeschränkten Leberfunktion** dürfen maximal 20 mg einnehmen.

Die Wirkung von Citalopram tritt erst **nach 2–4 Wochen** ein. In dieser Zeit kann es sein, dass Sie noch keine Verbesserung Ihrer Beschwerden merken. Wichtig ist, dass Sie Citalopram trotzdem konsequent weiter einnehmen. Wenn nach 6–8 Wochen trotzdem keine Besserung Ihrer Beschwerden eintritt, sprechen Sie mit Ihrem Arzt über einen möglichen Arzneistoff-Wechsel. Bei einer Depression kommt es häufiger vor, dass nicht auf Anhieb der für Sie passende Arzneistoff gefunden wird. Die Zeit bis zum Finden eines für Sie passenden Arzneistoffs kann kräftezehrend sein. Bleiben Sie trotzdem weiter am Ball und geben Sie nicht auf! Es wird einen passenden Arzneistoff für Sie geben.

Meist sollen Sie Citalopram **sechs Monate oder länger** einnehmen, um einen Rückfall nach dem Absetzen von Citalopram zu vermeiden.

Bitte beachten Sie, dass Sie Citalopram **nicht abrupt absetzen** sollten. Der Arzneistoff muss „ausgeschlichen" werden, das heißt, die Dosis wird schrittweise über mindestens 1–2 Wochen reduziert. Bei plötzlichem Absetzen von Citalopram kann es zu einer Absetzreaktion kommen, die mit Schwindel, Schlafstörungen, Angst, Übelkeit oder Ähnlichem einhergeht.

2. Unerwünschte Wirkungen (Nebenwirkungen)

Nebenwirkungen treten meist vor allem **am Anfang der Behandlung** auf und gehen innerhalb von zwei Wochen wieder weg.

Sehr häufige Nebenwirkungen: (≥10 von 100)

Unter Einnahme von Citalopram kann es zu **Schlafstörungen, Schläfrigkeit, vermehrtem Schwitzen** und **Kopfschmerzen** kommen.

Häufige Nebenwirkungen: (1–10 von 100)

Vor allem in den ersten Wochen nach Behandlungsbeginn kann es zu **Ruhelosigkeit** und **Bewegungsdrang** kommen.

Unter der Einnahme von Citalopram kann es zu **Mundtrockenheit, Müdigkeit, Konzentrationsstörungen, Veränderung des Appetits, Übelkeit und Verstopfungen** kommen.

Unter Einnahme von Citalopram kann es zu einer **Verringerung der sexuellen Lust** kommen.

Weitere wichtige Nebenwirkungen

Da die Wirkung von Citalopram erst verzögert eintritt, kann es zu Beginn der Behandlung zu einem erhöhten **Suizidrisiko** kommen. Wenn Sie Suizidgedanken haben, besprechen Sie dies bitte vor der Einnahme mit Ihrem zuständigen Arzt. Es kann sein, dass in den ersten Wochen eine genaue Überwachung Ihres psychischen Zustands angebracht ist.

3. Wechselwirkungen mit anderen Arzneistoffen
MAO-Hemmer (Moclobemid, Tranylcypromin, Selegilin)

Diese Arzneistoffe werden ebenfalls zur Behandlung von Depressionen eingesetzt, dürfen aber nicht mit Citalopram kombiniert werden. Es kann zu schweren Nebenwirkungen kommen. Selegilin und Citalopram dürfen nur gemeinsam eingenommen werden, wenn die Dosis von Selegilin weniger als 10 mg pro Tag beträgt.

Ibuprofen (Abschn. 2.4.1.2), Diclofenac (Abschn. 2.4.1.1), ASS (Abschn. 2.2.1.1)

Citalopram hat eine hemmende Wirkung auf die Blutplättchen, die für die Blutgerinnung zuständig sind. Es kann somit in Kombination mit Arzneistoffen, die eine erhöhte Blutungsneigung verursachen, z. B. Ibuprofen, Diclofenac und ASS, gehäuft zu Blutungen kommen (im Magen-Darm-Trakt oder bei Operationen).

Johanniskrautextrakte

Bei gleichzeitiger Anwendung von Johanniskrautextrakten und Citalopram kann es zum vermehrten Auftreten von Nebenwirkungen kommen. Johanniskraut enthält einen Wirkstoff (Hyperforin), der ebenfalls eine stimmungsaufhellende Wirkung mit sich bringt. Lassen Sie sich nicht täuschen von dem Begriff „pflanzlich", denn pflanzliche Wirkstoffe sind keineswegs harmlos. Die Dosis des stimmungsaufhellenden Wirkstoffes in Johanniskrautextrakten ist meist ungenau. Daher lässt sich die Wirkung nicht gut einschätzen. Außerdem hat Johanniskraut ebenfalls Nebenwirkungen, die nicht zu vernachlässigen sind. Johanniskraut eignet sich also nicht zur Behandlung einer Depression!

4. Gegenanzeigen

Citalopram darf nicht eingenommen werden bei **Überempfindlichkeit** gegen Citalopram.

Wenn bei Ihnen ein **Long-QT-Syndrom** bekannt ist, dürfen Sie Citalopram nicht einnehmen. Bei einem Long-QT-Syndrom kommt es zu einer verlangsamten Rückbildung der elektrischen Ströme im Herzen. Diese lassen sich in einer EKG-Untersuchung erkennen. Außerdem darf Citalopram nicht mit Arzneistoffen kombiniert werden, die zu einer verlängerten QT-Zeit im EKG führen. Die verlängerte QT-Zeit kann zu Herzrhythmusstörungen führen.

Bei **starker Leberfunktionsstörung** sollen Sie Citalopram nicht einnehmen.

5. Alternativen

Falls es zu Lieferengpässen von Citalopram kommt, sind folgende Arzneistoffe mögliche Alternativen: Escitalopram (Abschn. 2.5.1.2), Fluoxetin, Paroxetin, Sertralin (Abschn. 2.5.1.3).

Merke

- Citalopram wird eingesetzt zur Behandlung einer Depression.
- Citalopram darf nicht abrupt abgesetzt werden. Es muss langsam ausgeschlichen werden.
- Die Wirkung von Citalopram setzt erst nach ca. 2–4 Wochen ein. Halten Sie durch!

Hilfsangebote

Die erste Anlaufstelle für Sie ist Ihr Hausarzt.

Weiteres Informationsangebot und schnelle Hilfe finden Sie unter folgenden Telefon-Nummern und Internetseiten:

www.depressionsliga.de

www.patienten-information.de/patientenleitlinien/depression

Info-Telefon der Stiftung Deutsche Depressionshilfe: 0800 – 3344533.

TelefonSeelsorge: 0800 – 1110111 oder 0800 – 1110222.

Terminservicestellen der Kassenärztlichen Vereinigungen: 116 117

2.5.1.2 Arzneistoff: Escitalopram

Häufige Medikamente mit Escitalopram

- Escitalopram Micro Labs
- Escitalopram Heumann
- Escitalopram AbZ
- Escitalopram Glenmark
- Escitalopram-1 A Pharma
- Escitalopram beta
- Escitalopram Lundbeck
- Escitalopram-ratiopharm
- Escitalopram neuraxpharm
- Escitalopram AL

Die aufgezählten Medikamente sind die häufigsten Präparate des Arzneistoffs Escitalopram. Sie sind, wenn sie in gleicher Dosis vorliegen, gegeneinander austauschbar. Die Präparate sind keine Empfehlungen, sondern dienen lediglich als Beispiele.

Wichtig

Escitalopram ist ein sicherer, wirksamer und lang erprobter Arzneistoff für die Behandlung von Depressionen und Angststörungen.

Wie wirkt Escitalopram?

Escitalopram verlängert die Wirkdauer des Botenstoffs **Serotonin** im Gehirn. Serotonin ist ein stimmungsaufhellender Botenstoff. Es kommt zu einer **Verbesserung der Stimmung** und zu einer **Verringerung von Zwängen und Ängsten.** Escitalopram gehört zur Gruppe der selektiven Serotonin-Wiederaufnahmehemmer (kurz: SSRI), wie auch die Arzneistoffe Citalopram (Abschn. 2.5.1.1) und Sertralin (Abschn. 2.5.1.3).

Gut zu wissen

Was ist eine Depression? Bei einer Depression liegt ein Mangel von Botenstoffen im Gehirn vor. Die Botenstoffe Serotonin und Noradrenalin sind vermindert. Der Mangel von Serotonin führt vor allem zu gedrückter Stimmung. Der Noradrenalin-Mangel führt zu einem verminderten Antrieb und Interessenlosigkeit. Durch die mangelnden Botenstoffe werden die Verbindungen zwischen den Nervenzellen gestört. Es kommt zu den typischen Beschwerden einer Depression, wie gedrückter Stimmung, Interessenverlust oder Antriebslosigkeit.

Warum es zu einem Mangel dieser Botenstoffe im Gehirn kommt, ist unklar. Es gibt jedoch einige Faktoren, die eine Entstehung von Depressionen begünstigen können, dazu zählen sowohl eine genetische Veranlagung und bestimmte Persönlichkeitsmerkmale als auch bestimmte Lebensumstände, wie Vorerkrankungen, Schicksalsschläge oder soziale Belastung.

16–20 % der Menschen haben in ihrem Leben einmal eine Depression. Sie sind also nicht allein! Depressionen werden in verschiedene Schweregrade aufgeteilt, anhand derer sich auch die Behandlung orientiert. Die wichtigsten Behandlungsangebote sind eine medikamentöse Therapie zum Ausgleich des Botenstoff-Mangels und Psychotherapie. Weitere Therapiemöglichkeiten können Bewegungstherapie, Lichttherapie und autogenes Training sein. Gemeinsam mit Ihrem Arzt sollten Sie entscheiden, was für Sie ein guter Therapieansatz sein kann.

Tipps für Angehörige

Eine depressive Erkrankung wirkt sich nicht nur auf die betroffene Person selbst aus, sondern auch auf ihr Umfeld. Hören Sie der betroffenen Person in Ihrem Umfeld zu. Nehmen Sie die Erkrankung ernst und versuchen Sie für die betroffene Person da zu sein. Unterstützen Sie die betroffene Person darin, sich professionelle Hilfe zu suchen.

Bedenken Sie aber auch, dass Sie nicht dafür verantwortlich sind, die betroffene Person zu heilen! Achten Sie auch auf sich selbst! Sie können nur unterstützend da sein, wenn Sie auf Ihr eigenes Wohlbefinden achten.

Bei welchen Beschwerden hilft Escitalopram?

Escitalopram wird eingesetzt zur Behandlung einer **Depression** und zur Therapie von **Angststörungen.**

Was muss unbedingt beachtet werden?

1. Einnahme und Dosierung

Escitalopram wird morgens oder abends unabhängig von Mahlzeiten mit Flüssigkeit eingenommen.

Escitalopram ist erhältlich in Dosen zwischen 5 mg und 20 mg. Begonnen wird meist mit einer Dosis von 5 mg, die dann gesteigert wird auf die **Standarddosis 10 mg.** Die maximale Dosis beträgt 20 mg.

Personen **über 65 Jahre** oder Personen mit einer eingeschränkten Leberfunktion dürfen **maximal 10 mg** Escitalopram einnehmen.

Die **Wirkung** von Escitalopram tritt **erst nach 2–4 Wochen** ein. In dieser Zeit kann es gut sein, dass Sie noch keine Verbesserung Ihrer Beschwerden merken. Wichtig ist, dass Sie Escitalopram trotzdem weiter konsequent einnehmen. Wenn nach 6–8 Wochen keine Besserung Ihrer Beschwerden eintritt, sprechen Sie mit Ihrem Arzt über einen möglichen Arzneistoff-Wechsel. Bei einer Depression kommt es häufiger vor, dass nicht auf Anhieb der für Sie passende Arzneistoff gefunden wird. Die Zeit bis zum Finden eines für Sie passenden Arzneistoffs kann kräftezehrend sein. Bleiben Sie trotzdem weiter am Ball und geben Sie nicht auf! Es wird einen passenden Arzneistoff für Sie geben.

Meist sollen Sie Escitalopram sechs Monate oder länger einnehmen, um einen Rückfall nach dem Absetzen von Escitalopram zu vermeiden.

Bitte beachten Sie, dass Sie Escitalopram **nicht abrupt absetzen** sollten. Der Arzneistoff muss „ausgeschlichen" werden, das heißt, die Dosis wird schrittweise über mindestens 1–2 Wochen reduziert. Bei plötzlichem Absetzen von Escitalopram kann es zu einer Absetzreaktion kommen, die mit Schwindel, Schlafstörungen, Angst, Übelkeit oder Ähnlichem einhergeht.

2. Unerwünschte Wirkungen (Nebenwirkungen)
Die Nebenwirkungen treten meist vor allem am Anfang der Behandlung auf und gehen innerhalb von zwei Wochen wieder weg.

Sehr häufige Nebenwirkungen: (≥ 10 von 100)
Unter Einnahme von Escitalopram kann es zu **Kopfschmerzen** und **Übelkeit** kommen.

Häufige Nebenwirkungen: (1–10 von 100)
Vor allem in den ersten Wochen nach Behandlungsbeginn kann es zu **Ruhelosigkeit** und **Bewegungsdrang** kommen.

Unter der Einnahme von Escitalopram kann es zu **vermehrtem Schwitzen, Mundtrockenheit, Müdigkeit, Veränderung des Appetits und Verstopfungen** kommen.

Auch auf das **Herz-Kreislauf-System** kann Escitalopram Auswirkungen haben. Es kann zu einem **Anstieg des Blutdrucks** kommen sowie zu einem **erhöhten Puls.**

Weitere wichtige Nebenwirkungen
Da die Wirkung von Escitalopram erst verzögert eintritt, kann es zu Beginn der Behandlung zu einem **erhöhten Suizidrisiko** kommen. Wenn Sie Suizidgedanken haben, besprechen Sie dies bitte vor der Einnahme mit Ihrem zuständigen Arzt. Es kann sein, dass in den ersten Wochen eine genaue Überwachung Ihres psychischen Zustands angebracht sein kann.

3. Wechselwirkungen mit anderen Arzneistoffen
MAO-Hemmer (Moclobemid, Tranylcypromin)

Diese Arzneistoffe werden ebenfalls zur Behandlung von Depressionen eingesetzt, dürfen aber nicht mit Escitalopram kombiniert werden. Es kann zu schweren Nebenwirkungen kommen.

Ibuprofen (Abschn. 2.4.1.2), Diclofenac (Abschn. 2.4.1.1), ASS (Abschn. 2.2.1.1)

Escitalopram hat eine hemmende Wirkung auf die Blutplättchen, die für die Blutgerinnung zuständig sind. Es kann somit in Kombination mit Arzneistoffen, die eine erhöhte Blutungsneigung verursachen, z. B. Ibuprofen, Diclofenac und ASS, gehäuft zu Blutungen kommen (im Magen-Darm-Trakt oder bei Operationen).

Johanniskrautextrakte

Bei gleichzeitiger Anwendung von Johanniskrautextrakten und Escitalopram kann es zum vermehrten Auftreten von Nebenwirkungen kommen. Johanniskraut enthält einen pflanzlichen Wirkstoff (Hyperforin), der ebenfalls eine stimmungsaufhellende Wirkung mit sich bringt. Lassen Sie sich nicht täuschen von dem Begriff „pflanzlich", denn pflanzliche Wirkstoffe sind keineswegs harmlos. Die Dosis des stimmungsaufhellenden Wirkstoffes in Johanniskrautextrakten ist meist ungenau. Daher lässt sich die Wirkung nicht gut einschätzen. Außerdem hat Johanniskraut ebenfalls Nebenwirkungen, die nicht zu vernachlässigen sind. Johanniskraut eignet sich also nicht zur Behandlung einer Depression!

4. Gegenanzeigen

Escitalopram darf nicht eingenommen werden bei **Überempfindlichkeit** gegen Escitalopram.

Wenn bei Ihnen ein **Long-QT-Syndrom** bekannt ist, dürfen Sie Escitalopram nicht einnehmen. Bei einem Long-QT-Syndrom kommt es zu einer verlangsamten Rückbildung der elektrischen Ströme im Herzen. Diese lassen sich in einer EKG-Untersuchung erkennen. Außerdem darf Escitalopram nicht mit Arzneistoffen kombiniert werden, die zu einer verlängerten QT-Zeit im EKG führen. Die verlängerte QT-Zeit kann zu Herzrhythmusstörungen führen.

Ein Long-QT-Syndrom kann Ihr Hausarzt mit einem EKG einfach feststellen!

Bei **starker Leberfunktionsstörung** sollen Sie Escitalopram nicht einnehmen.

5. Alternativen

Falls es zu Lieferengpässen von Escitalopram kommt, sind folgende Arznei-stoffe mögliche Alternativen: Citalopram (Abschn. 2.5.1.1), Fluoxetin, Paroxetin, Sertralin (Abschn. 2.5.1.3). Sie wirken an der gleichen Stelle im Körper wie Escitalopram.

> **Merke**
> - Escitalopram wird eingesetzt zur Behandlung von Depressionen und Angst-störungen.
> - Escitalopram darf nicht abrupt abgesetzt werden. Es muss langsam ausge-schlichen werden.
> - Die Wirkung von Escitalopram setzt erst nach ca. 2–4 Wochen ein. Halten Sie durch!

Hilfsangebote

Die erste Anlaufstelle für Sie ist Ihr Hausarzt.

Weiteres Informationsangebot und schnelle Hilfe finden Sie unter folgenden Nummern und Internetseiten:

www.depressionsliga.de

www.patienten-information.de/patientenleitlinien/depression

Info-Telefon der Stiftung Deutsche Depressionshilfe: 0800 – 3344533

TelefonSeelsorge: 0800 – 1110111 oder 0800 – 1110222

Terminservicestellen der Kassenärztlichen Vereinigungen: 116 117

2.5.1.3 Arzneistoff: Sertralin

Häufige Medikamente mit Sertralin

- Sertralin BASICS
- Sertralin Aurobindo
- Sertralin-1 A Pharma
- Sertralin Bluefish
- Sertralin Accord
- Sertralin Winthrop
- Sertralin Heumann
- Sertralin-neuraxpharm
- Sertralin AL
- Sertralin TAD

Die aufgezählten Medikamente sind die häufigsten Präparate des Arznei-stoffs Sertralin. Sie sind, wenn sie in gleicher Dosis vorliegen, gegeneinan-der austauschbar. Sie sind keine Empfehlungen, sondern dienen lediglich als Beispiele.

Wichtig

Sertralin ist ein sicherer, wirksamer und lang erprobter Arzneistoff für die Be-handlung von Depression, Angst- und Zwangsstörungen.

Wie wirkt Sertralin?

Sertralin verlängert die Wirkdauer des Botenstoffs **Serotonin** im Gehirn. Se-rotonin ist ein stimmungsaufhellender Botenstoff. Es kommt zu einer **Ver-besserung der Stimmung** und zu einer **Verringerung von Zwängen und Ängsten.** Sertralin gehört zur Gruppe der selektiven Serotonin-Wiederauf-nahmehemmer (kurz: SSRI), wie auch die Arzneistoffe Citalopram (Ab-schn. 2.5.1.1) und Escitalopram (Abschn. 2.5.1.2).

Gut zu wissen

Was ist eine Depression? Bei einer Depression liegt ein Mangel von Botenstoffen im Gehirn vor. Die Botenstoffe Serotonin und Noradrenalin sind vermindert. Der Mangel von Serotonin führt vor allem zu gedrückter Stimmung. Der Noradrenalin-Mangel führt zu einem verminderten Antrieb und Interessenlosigkeit. Durch die mangelnden Botenstoffe werden die Verbindungen zwischen den Nervenzellen ge-stört. Es kommt zu den typischen Beschwerden einer Depression, wie gedrückter Stimmung, Interessenverlust oder Antriebslosigkeit.

Warum es zu einem Mangel dieser Botenstoffen im Gehirn kommt, ist unklar. Es gibt jedoch einige Faktoren, die eine Entstehung von Depressionen begünstigen können. Dazu zählen sowohl eine genetische Veranlagung und bestimmte Persön-lichkeitsmerkmale als auch bestimmte Lebensumstände, wie Vorerkrankungen, Schicksalsschläge oder soziale Belastung.

16–20 % der Menschen haben in ihrem Leben einmal eine Depression. Sie sind also nicht allein! Depressionen werden in verschiedene Schweregrade aufgeteilt, an-hand derer sich auch die Behandlung orientiert. Die wichtigsten Behandlungsan-gebote sind eine medikamentöse Therapie zum Ausgleich des Botenstoff-Mangels und Psychotherapie. Weitere Therapiemöglichkeiten können Bewegungstherapie, Lichttherapie und autogenes Training sein. Gemeinsam mit Ihrem Arzt sollten Sie entscheiden, was für Sie ein guter Therapieansatz sein kann.

Tipps für Angehörige

Eine depressive Erkrankung wirkt sich nicht nur auf die betroffene Person selbst aus, sondern auch auf ihn Umfeld. Hören Sie der betroffenen Person in Ihrem Um-feld zu. Nehmen Sie die Erkrankung ernst und versuchen Sie für die betroffene

Person da zu sein. Unterstützen Sie die betroffene Person darin, sich professionelle Hilfe zu suchen.

Bedenken Sie aber auch, dass Sie nicht dafür verantwortlich sind, die betroffene Person zu heilen! Achten Sie auch auf sich selbst! Sie können nur unterstützend da sein, wenn Sie auf ihr eigenes Wohlbefinden achten.

Bei welchen Beschwerden hilft Sertralin?

Sertralin wird eingesetzt zur Behandlung einer **Depression** und zur Therapie von **Angst- und Zwangsstörungen.**

Was muss unbedingt beachtet werden?

1. Einnahme und Dosierung

Sertralin wird einmal täglich morgens oder abends unabhängig von Mahlzeiten mit Flüssigkeit eingenommen.

Die **Anfangsdosis** von Sertralin beträgt **25–50 mg.** Die Dosis kann dann schrittweise in Absprache mit Ihrem behandelnden Arzt gesteigert werden. Ist eine Dosis von 50 mg nicht ausreichend, kann die Dosis langsam auf **maximal 200 mg** gesteigert werden.

Bei Menschen **über 65 Jahren** soll die Dosissteigerung besonders vorsichtig erfolgen.

Bei **Leberfunktionsstörung** sollen geringere Dosen angewendet werden.

Die **Wirkung** von Sertralin tritt nach einer Woche ein. Bis zur vollen Wirkungsentfaltung kann es jedoch etwas länger dauern. Wenn nach 6–8 Wochen trotzdem keine Besserung Ihrer Beschwerden eintritt, sprechen Sie mit Ihrem Arzt über einen möglichen Wechsel des Arzneistoffs. Bei einer Depression kommt es häufiger vor, dass nicht auf Anhieb der für Sie passende Arzneistoff gefunden wird. Die Zeit bis zum Finden eines für Sie passenden Arzneistoffs kann kräftezehrend sein. Bleiben Sie trotzdem weiter am Ball und geben Sie nicht auf! Es wird einen passenden Arzneistoff für Sie geben.

Meist sollen Sie Sertralin **sechs Monate oder länger** einnehmen um einen Rückfall in eine Depression, Angst- oder Zwangsstörung nach dem Absetzen von Sertralin zu vermeiden.

Bitte beachten Sie, dass Sie Sertralin **nicht abrupt absetzen** sollten. Der Arzneistoff muss „ausgeschlichen" werden, das heißt, die Dosis wird schrittweise über 1 bis 2 Wochen reduziert. Bei plötzlichem Absetzen von Sertralin kann es zu einer Absetzreaktion kommen, die mit Schwindel, Schlafstörungen, Angst und Übelkeit einhergeht. Treten diese Beschwerden auf, muss die letzte wirksame Dosis gegebenenfalls erneut eingenommen werden. Besprechen Sie dies unbedingt vorher mit Ihrem Arzt.

2. Unerwünschte Wirkungen (Nebenwirkungen)

Die Nebenwirkungen treten meist vor allem am Anfang der Behandlung auf und gehen innerhalb von zwei Wochen wieder weg.

Sehr häufige Nebenwirkungen: ($\geq$ 10 von 100)

Unter Einnahme von Sertralin kann es zu **Schlaflosigkeit, Müdigkeit, Schwindel, Benommenheit** und **Kopfschmerzen** kommen. Außerdem können **Beschwerden des Magen-Darm-Traktes** und **Mundtrockenheit** auftreten.

Bei Männern kann es zu **Ejakulationsversagen** kommen, das heißt das es bei einem Orgasmus zu einem verminderten Samenerguss kommen kann.

Häufige Nebenwirkungen: (1–10 von 100)

Vor allem in den ersten Wochen nach Behandlungsbeginn kann es zu **Ruhelosigkeit** und **Bewegungsdrang** kommen.

Sertralin kann sich außerdem auch auf das **Herz-Kreislauf-System** auswirken und zu erhöhtem Blutdruck und schnellerem Herzschlag führen.

Weitere wichtige Nebenwirkungen

Da die Wirkung von Sertralin erst verzögert eintritt, kann es zu Beginn der Behandlung zu einem **erhöhten Suizidrisiko** kommen. Wenn Sie Suizidgedanken haben, besprechen Sie dies bitte vor der Einnahme mit Ihrem zuständigen Arzt. Es kann sein, dass in den ersten Wochen eine genaue Überwachung über Ihren psychischen Zustand angebracht sein kann.

Bei der Einnahme von Sertralin kann es zu einem **Natrium-Mangel** kommen. Dieser äußert sich durch Kopfschmerzen, Verwirrtheit, Gleichgewichtsstörungen und Halluzinationen. Besonders gefährdet für einen Natrium-Mangel unter Einnahme von Sertralin sind **ältere Menschen** und **Menschen, die Diuretika** einnehmen.

3. Wechselwirkungen mit anderen Arzneistoffe
MAO-Hemmer (Moclobemid, Tranylcypromin)

Diese Arzneistoffe werden ebenfalls zur Behandlung von Depressionen eingesetzt, dürfen aber nicht mit Sertralin kombiniert werden. Es kann zu schweren Nebenwirkungen kommen.

Ibuprofen (Abschn. 2.4.1.2), Diclofenac (Abschn. 2.4.1.1), ASS (Abschn. 2.2.1.1)

Escitalopram hat eine hemmende Wirkung auf die Blutplättchen, die für die Blutgerinnung zuständig sind. Es kann somit in Kombination mit

Arzneistoffen, die eine erhöhte Blutungsneigung verursachen, z. B. Ibuprofen, Diclofenac und ASS, gehäuft zu Blutungen kommen (im Magen-Darm-Trakt oder bei Operationen).

Johanniskrautextrakte

Bei gleichzeitiger Anwendung von Johanniskrautextrakten und Sertralin kann es zum vermehrten Auftreten von Nebenwirkungen kommen. Johanniskraut enthält einen pflanzlichen Wirkstoff (Hyperforin), der ebenfalls eine stimmungsaufhellende Wirkung mit sich bringt. Lassen Sie sich nicht täuschen von dem Begriff „pflanzlich", denn pflanzliche Wirkstoffe sind keineswegs harmlos. Die Dosis des stimmungsaufhellenden Wirkstoffes in Johanniskrautextrakten ist meist ungenau. Daher lässt sich die Wirkung nicht gut einschätzen. Außerdem hat Johanniskraut ebenfalls Nebenwirkungen, die nicht zu vernachlässigen sind. Johanniskraut eignet sich also nicht zur Behandlung einer Depression!

Arzneistoffe, die das EKG verändern

Ein EKG ist eine Untersuchung des Herzens, bei der die normalen elektrischen Ströme innerhalb des Herzens gemessen werden. Sertralin darf nicht mit Arzneistoffen kombiniert werden, die zu einer **verlängerten QT-Zeit** im EKG führen. Die verlängerte QT-Zeit kann zu Herzrhythmusstörungen führen.

4. Gegenanzeigen

Bei **Überempfindlichkeit** gegenüber Sertralin darf Sertralin nicht eingenommen werden.

Bei **schwerer Leberfunktionsstörung** soll Sertralin nicht angewendet werden.

Wenn bei Ihnen **manische Phasen** bekannt sind, soll Sertralin bei Ihnen nur mit besonderer Vorsicht eingesetzt werden. Manische Episoden sind gekennzeichnet durch eine besonders euphorische Stimmung, Realitätsverlust, Aggressivität, Distanzlosigkeit und Größenwahn.

Wenn bei Ihnen eine **Epilepsie** bekannt ist, darf Sertralin nur mit besonderer Vorsicht angewendet werden.

5. Alternativen

Arzneistoffe mit einer ähnlichen Wirkweise sind: Citalopram (Abschn. 2.5.1.1), Escitalopram (Abschn. 2.5.1.2), Paroxetin und Fluoxetin. Sie können jedoch nicht „einfach" gegeneinander ausgetauscht werden.

> **Merke**
> - Sertralin wird eingesetzt zur Behandlung von Depressionen, Angst- und Zwangsstörungen.
> - Setzen Sie Sertralin nicht plötzlich ab. Die Dosis muss schrittweise reduziert werden, um Absetz-Beschwerden zu vermeiden. Wenn Sie Sertralin aus irgendwelchen Gründen nicht mehr einnehmen wollen, besprechen Sie dies bitte unbedingt vorher mit Ihrem Arzt.

Hilfsangebote

Die erste Anlaufstelle für Sie ist Ihr Hausarzt.

Weiteres Informationsangebot und schnelle Hilfe finden Sie unter folgenden Nummern und Internetseiten:

www.depressionsliga.de

www.patienten-information.de/patientenleitlinien/depression

Info-Telefon der Stiftung Deutsche Depressionshilfe: 0800 – 3344533

TelefonSeelsorge: 0800 – 1110111 oder 0800 – 1110222

Terminservicestellen der Kassenärztlichen Vereinigungen: 116 117

2.5.2 Serotonin-Noradrenalin-Wiederaufnahme-Hemmer (SNRI)

2.5.2.1 Arzneistoff: Venlafaxin

Häufige Medikamente mit Venlafaxin

- Venlafaxin Heumann
- Venlafaxin AL
- Venlafaxin Aristo
- Venlafaxin AAA Pharma
- Venlafaxin-1 A Pharma
- Venlafaxin Bluefish
- Venlafaxin-neuraxpharm
- Venlafaxin TAD
- Venlafaxin beta
- Venlafaxin HEXAL

Die aufgezählten Medikamente sind die häufigsten Präparate des Arzneistoffs Venlafaxin. Sie sind, wenn sie in gleicher Dosis vorliegen, gegeneinander austauschbar. Sie sind keine Empfehlungen, sondern dienen lediglich als Beispiele.

Wichtig

Venlafaxin ist ein sicherer, wirksamer und lang erprobter Arzneistoff für die Behandlung von Depressionen, Angst- und Panikstörungen. Es wird jedoch aufgrund der Nebenwirkungen erst dann angewendet, wenn andere Antidepressiva nicht ausreichend wirken.

Wie wirkt Venlafaxin?

Venlafaxin **verlängert die Wirkdauer der Botenstoffe Serotonin** und **Noradrenalin im Gehirn.** Venlafaxin gehört somit in die Gruppe der Serotonin-Noradrenalin-Wiederaufnahme-Hemmer (kurz: SNRI). Serotonin ist ein stimmungsaufhellender Botenstoff. Noradrenalin ist ein Botenstoff, der vor allem den Antrieb steigert. Es kommt zu einer **Verbesserung der Stimmung, einer Verringerung von Ängsten und zu einem vermehrten Antrieb.**

Venlafaxin löst häufig mehr Nebenwirkungen aus als andere Antidepressiva und wird daher vor allem dann eingesetzt, wenn andere Arzneistoffe gegen Depressionen oder Angststörungen (z. B. Escitalopram (Abschn. 2.5.1.2), Citalopram (Abschn. 2.5.1.1) oder Sertralin (Abschn. 2.5.1.3)) nicht geholfen haben.

Gut zu wissen

Was ist eine Depression? Bei einer Depression liegt ein Mangel von Botenstoffen im Gehirn vor. Die Botenstoffe Serotonin und Noradrenalin sind vermindert. Der Mangel von Serotonin führt vor allem zu gedrückter Stimmung. Der Noradrenalin-Mangel führt zu einem verminderten Antrieb und Interessenlosigkeit. Durch die mangelnden Botenstoffe werden die Verbindungen zwischen den Nervenzellen gestört. Es kommt zu den typischen Beschwerden einer Depression, wie gedrückte Stimmung, Interessenverlust oder Antriebslosigkeit.

Warum es zu einem Mangel an diesen Botenstoffen im Gehirn kommt, ist unklar. Es gibt jedoch einige Faktoren, die eine Entstehung von Depressionen begünstigen können. Dazu zählen sowohl eine genetische Veranlagung und bestimmte Persönlichkeitsmerkmale als auch bestimmte Lebensumstände, wie Vorerkrankungen, Schicksalsschläge oder soziale Belastung.

16–20 % der Menschen haben in ihrem Leben einmal eine Depression. Sie sind also nicht allein! Depressionen werden in verschiedene Schweregrade aufgeteilt, anhand derer sich auch die Behandlung orientiert. Die wichtigsten Behandlungsangebote sind eine medikamentöse Therapie zum Ausgleich des Botenstoff-Mangels und Psychotherapie. Weitere Therapiemöglichkeiten können Bewegungstherapie, Lichttherapie und autogenes Training sein. Gemeinsam mit Ihrem Arzt sollten Sie entscheiden, was für Sie ein guter Therapieansatz sein kann.

Tipps für Angehörige

Eine depressive Erkrankung wirkt sich nicht nur auf die betroffene Person selbst aus, sondern auch auf ihr Umfeld. Hören Sie der betroffenen Person in Ihrem Umfeld zu. Nehmen Sie die Erkrankung ernst und versuchen Sie, für die betroffene Person da zu sein. Unterstützen Sie die betroffene Person darin, sich professionelle Hilfe zu suchen.

Bedenken Sie aber auch, dass Sie nicht dafür verantwortlich sind, die betroffene Person zu heilen! Achten Sie auch auf sich selbst! Sie können nur unterstützend da sein, wenn Sie auf ihr eigenes Wohlbefinden achten.

Bei welchen Beschwerden hilft Venlafaxin?

Venlafaxin wird eingesetzt zur Behandlung **schwerer Depressionen, Angst-** und **Panikstörungen.**

Was muss unbedingt beachtet werden

1. Einnahme und Dosierung

Die **Wirkung** von Venlafaxin tritt **nach 1–2 Wochen** ein. Das ist für einen Arzneistoff gegen Depressionen und Angststörungen schnell. Viele Arzneistoffe, die bei diesen Erkrankungen eingesetzt werden, benötigen etwas länger, bis sich die Wirkung zeigt.

Venlafaxin wird morgens (und gegebenenfalls abends) **zu einer Mahlzeit** eingenommen.

Es gibt verschiedene Arten von Venlafaxin-Tabletten. Es gibt eine retardierte und eine nicht retardierte Form. Retardiert bedeutet, dass der Arzneistoff, also hier Venlafaxin, verzögert freigesetzt wird und dadurch länger wirkt. Daher muss **retardiertes Venlafaxin nur einmal am Tag** eingenommen werden. **Nicht retardiertes Venlafaxin** muss **zweimal täglich** (morgens und abends) eingenommen werden.

In der **nicht-retardierten Form** von Venlafaxin wird meist mit einer Dosis von **37,5 mg zweimal täglich** (morgens und abends) begonnen, also insgesamt 75 mg Venlafaxin pro Tag. Reicht diese Dosis nicht aus, um die Beschwerden gut zu behandeln, kann die Dosis schrittweise in Absprache mit Ihrem Arzt gesteigert werden.

In der **retardierten Form** wird Venlafaxin in Dosen von **einmal täglich 75 mg** eingenommen. Die Einnahme erfolgt morgens zum Frühstück. Auch hier kann die Dosis schrittweise gesteigert werden auf maximal einmal täglich 375 mg.

Je höher die eingenommene Dosis ist, desto mehr Nebenwirkungen können auftreten. Daher soll die niedrigste wirksame Dosis eingenommen werden.

Meist wird Venlafaxin **sechs Monate oder länger** eingenommen, um einen Rückfall in eine Depression, Angst- oder Panikstörung nach dem Absetzen von Venlafaxin zu vermeiden.

Bitte beachten Sie, dass Sie Venlafaxin **nicht abrupt absetzen** sollen. Der Arzneistoff muss „ausgeschlichen" werden, das heißt, die Dosis wird schrittweise über mindestens mehrere Wochen bis Monate reduziert. Bei plötzlichem Absetzen von Venlafaxin kann es zu einer Absetzreaktion kommen, die mit Schwindel, Schlafstörungen, Angst und Übelkeit einhergeht. Treten diese Beschwerden auf, muss die letzte wirksame Dosis gegebenenfalls erneut eingenommen werden. Besprechen Sie dies unbedingt vorher mit Ihrem Arzt.

Bei **eingeschränkter Nieren- oder Leberfunktion** wird die Dosis von Venlafaxin reduziert.

2. Unerwünschte Wirkungen (Nebenwirkungen)
Sehr häufige Nebenwirkungen: (≥10 von 100)
Unter Einnahme von Venlafaxin kann es zu Schlaflosigkeit kommen.

Mundtrockenheit, Kopfschmerzen, Schwindel und **Schwitzen** können unter der Einnahme von Venlafaxin vermehrt auftreten.

Venlafaxin kann sich außerdem auf den **Magen-Darm-Trakt** auswirken. Es kann zu Beschwerden wie Übelkeit, Erbrechen, Verstopfung oder Durchfall kommen.

Häufige Nebenwirkungen: (1–10 von 100)
Unter Einnahme von Venlafaxin kann es zu **Appetitlosigkeit** kommen.

Venlafaxin kann zu **Benommenheit, Zittern** und **Missempfindungen** führen.

Unter Einnahme von Venlafaxin kann es zu **Sehstörungen** kommen.

Venlafaxin kann sich negativ auf das Ohr auswirken. Es kann zur Wahrnehmung eines hohen Piep- oder Pfeiftons kommen **(Tinnitus).**

Die Einnahme von Venlafaxin kann sich auf das Herz-Kreislauf-System auswirken. Dies kann sich durch folgende Beschwerden äußern: **schnellen Herzschlag, das Gefühl von Herzklopfen oder Herzstolpern, Anstieg des Blutdrucks und Hitzewallungen.**

Unter der Einnahme von Venlafaxin kann es zu **Juckreiz** und **Hautausschlag** kommen.

Venlafaxin kann zu **Anspannungen in den Muskeln** führen.

Die Einnahme von Venlafaxin kann sich negativ auf das **Wasserlassen** auswirken. Es kann zu verzögertem Wasserlassen und häufigem Wasserlassen kommen.

Die Einnahme von Venlafaxin kann sich negativ auf die **Geschlechtsorgane** auswirken. Bei Frauen kann es zu Menstruationsstörungen kommen (also einer veränderten Monatsblutung). Beim Mann kann es zur Störung der Sexualfunktion kommen, z. B. erektile Dysfunktion oder Ejakulationsstörungen. Außerdem kann es bei Anwendung von Venlafaxin zu einer geringeren sexuellen Lust kommen.

Unter der Einnahme von Venlafaxin kann es zu **Müdigkeit** und **Schüttelfrost** kommen.

Venlafaxin kann zu **Gewichtsschwankungen** und zu **erhöhten Cholesterinwerten** führen. Die Cholesterinwerte müssen gegebenenfalls regelmäßig mit einer Blutentnahme überprüft werden.

Weitere wichtige Nebenwirkungen

Da die Wirkung von Venlafaxin verzögert eintritt, kann es zu Beginn der Behandlung zu einem **erhöhten Suizidrisiko** kommen. Wenn Sie Suizidgedanken haben, besprechen Sie dies bitte vor der Einnahme mit Ihrem zuständigen Arzt. Es kann sein, dass in den ersten Wochen eine genaue Überwachung über Ihren psychischen Zustand angebracht sein kann.

Trinken Sie keinen Alkohol, wenn Sie Venlafaxin einnehmen. Dies kann Ihren psychischen Zustand verschlechtern und zu schweren Nebenwirkungen führen.

3. Wechselwirkungen mit anderen Arzneistoffen

Arzneistoffe gegen Depressionen und Angststörungen wie Sertralin (Abschn. 2.5.1.3), Citalopram (Abschn. 2.5.1.1) und Escitalopram (Abschn. 2.5.1.2)

Diese Arzneistoffe wirken zum Teil ähnlich wie Venlafaxin. Sie dürfen nicht gemeinsam mit Venlafaxin eingenommen werden, da es sonst verstärkt zu schweren Nebenwirkungen kommen kann.

Johanniskrautextrakte

Bei gleichzeitiger Anwendung von Johanniskrautextrakten und Venlafaxin kann es zum vermehrten Auftreten von Nebenwirkungen kommen. Johanniskraut enthält einen pflanzlichen Wirkstoff (Hyperforin), der ebenfalls eine stimmungsaufhellende Wirkung mit sich bringt. Lassen Sie sich nicht täuschen von dem Begriff „pflanzlich", denn pflanzliche Wirkstoffe sind keineswegs harmlos. Die Dosis des stimmungsaufhellenden Wirkstoffes in Johanniskrautextrakten ist meist ungenau. Daher lässt sich die Wirkung nicht gut einschätzen. Außerdem hat Johanniskraut ebenfalls Nebenwirkungen, die nicht zu unterschätzen sind. Johanniskraut eignet sich also nicht zur Behandlung einer Depression!

Opioide wie Tilidin (Abschn. 2.4.3.1)
Schmerzmittel aus der Gruppe der Opioide dürfen nicht gemeinsam mit Venlafaxin eingenommen werden. Bei gemeinsamer Anwendung mit Venlafaxin kann es zu schweren Nebenwirkungen kommen.

4. Gegenanzeigen
Sie dürfen Venlafaxin nicht einnehmen bei **Überempfindlichkeit** gegenüber Venlafaxin.

Venlafaxin kann in der **Schwangerschaft** nur nach gründlichem Abwägen eingesetzt werden. Es gibt Arzneistoffe zur Behandlung von Depressionen oder Angststörungen, die in der Schwangerschaft besser geeignet sind, da sie besser erforscht sind. Dazu gehören Sertralin (Abschn. 2.5.1.3) und Citalopram (Abschn. 2.5.1.1).

5. Alternativen
Bei Lieferengpässen von Venlafaxin können folgende Arzneistoffe alternativ angewendet werden: Duloxetin, Milnacipran.

Es gibt außerdem viele weitere Arzneistoffe, die zur Behandlung von Depressionen und Angststörungen eingesetzt werden können, aber eine andere Wirkweise haben.

Merke
- Venlafaxin wird eingesetzt zur Behandlung von Depressionen, Angst- und Panikstörungen.
- Setzen Sie Venlafaxin nicht plötzlich ab. Die Dosis muss schrittweise reduziert werden, um Absetz-Beschwerden zu vermeiden. Wenn Sie Venlafaxin aus irgendwelchen Gründen nicht mehr einnehmen wollen, besprechen Sie dies bitte unbedingt vorher mit Ihrem Arzt.

Hilfsangebote
Die erste Anlaufstelle für Sie ist Ihr Hausarzt.

Weiteres Informationsangebot und schnelle Hilfe finden Sie unter folgenden Nummern und Internetseiten:

www.depressionsliga.de
www.patienten-information.de/patientenleitlinien/depression
Info-Telefon der Stiftung Deutsche Depressionshilfe: 0800 – 3344533
TelefonSeelsorge: 0800 – 1110111 oder 0800 – 1110222
Terminservicestellen der Kassenärztlichen Vereinigungen: 116 11

2.5.3 Alpha-2-Blocker

2.5.3.1 Arzneistoff: Mirtazapin

Häufige Medikamente mit Mirtazapin

- Mirta Lich
- Mirtazapin Heumann
- Mirtazapin AbZ
- Mirtazapin-1 A Pharma
- Mirtazapin-ratiopharm
- Mirtazapin Aurobindo
- Mirtazapin Hormosan
- Mirtazapin AL
- Mirta TAD
- Mirtazapin STADA

Die aufgezählten Medikamente sind die häufigsten Präparate des Arzneistoffs Mirtazapin. Sie sind, wenn sie in gleicher Dosis vorliegen, gegeneinander austauschbar. Sie sind keine Empfehlungen, sondern dienen lediglich als Beispiele.

Wichtig

Mirtazapin ist ein sicherer, wirksamer und lang erprobter Arzneistoff für die Behandlung einer mittelschweren Depression.

Wie wirkt Mirtazapin?
Mirtazapin erhöht die Menge des Botenstoffs **Noradrenalin** im Gehirn. Es wirkt dadurch vor allem **stimmungsaufhellend,** aber auch **antriebssteigernd** und **angstlösend.** Außerdem hemmt Mirtazapin im Gehirn die Funktion eines anderen Botenstoffs (Histamin) und hat dadurch auch eine dämpfende Wirkung. Die **dämpfende Wirkung** kann insbesondere bei zusätzlich bestehenden Schlafstörungen genutzt werden.

Gut zu wissen

Was ist eine Depression? Bei einer Depression liegt ein Mangel von Botenstoffen im Gehirn vor. Die Botenstoffe Serotonin und Noradrenalin sind vermindert. Der Mangel von Serotonin führt vor allem zu gedrückter Stimmung. Der Noradrenalin-Mangel führt zu einem verminderten Antrieb und Interessenlosigkeit. Durch die mangelnden Botenstoffe werden die Verbindungen zwischen den Nervenzellen gestört. Es kommt zu den typischen Beschwerden einer Depression, wie gedrückte Stimmung, Interessenverlust oder Antriebslosigkeit.

Warum es zu einem Mangel dieser Botenstoffe im Gehirn kommt, ist unklar. Es gibt jedoch einige Faktoren, die eine Entstehung von Depressionen begünstigen können, dazu zählen sowohl eine genetische Veranlagung und bestimmte Persönlichkeitsmerkmale als auch bestimmte Lebensumstände, wie Vorerkrankungen, Schicksalsschläge oder soziale Belastung.

16–20 % der Menschen haben in ihrem Leben einmal eine Depression. Sie sind also nicht allein! Depressionen werden in verschiedene Schweregrade aufgeteilt, anhand derer sich auch die Behandlung orientiert. Die wichtigsten Behandlungsangebote sind eine medikamentöse Therapie zum Ausgleich des Botenstoff-Mangels und Psychotherapie. Weitere Therapiemöglichkeiten können Bewegungstherapie, Lichttherapie und autogenes Training sein. Gemeinsam mit Ihrem Arzt sollten Sie entscheiden, was für Sie ein guter Therapieansatz sein kann.

Tipps für Angehörige

Eine depressive Erkrankung wirkt sich nicht nur auf die betroffene Person selbst aus, sondern auch auf ihr Umfeld. Hören Sie der betroffenen Person in Ihrem Umfeld zu. Nehmen Sie die Erkrankung ernst und versuchen Sie für die betroffene Person da zu sein. Unterstützen Sie die betroffene Person darin, sich professionelle Hilfe zu suchen.

Bedenken Sie aber auch, dass Sie nicht dafür verantwortlich sind, die betroffene Person zu heilen! Achten Sie auch auf sich selbst! Sie können nur unterstützend da sein, wenn Sie auf ihr eigenes Wohlbefinden achten.

Bei welchen Beschwerden hilft Mirtazapin?

Mirtazapin wird eingesetzt zur Behandlung einer **mittelschweren Depression**. Außerdem wirkt Mirtazapin dämpfend und kann somit bei einer Depression eingesetzt werden, bei der auch eine **Schlafstörung** vorliegt.

Was muss unbedingt beachtet werden?

1. Einnahme und Dosierung

Mirtazapin wird aufgrund der dämpfenden Wirkung einmal täglich **abends** eingenommen.

Die Dosierung erfolgt individuell. Meist kommen Dosierungen **zwischen 15 und 45 mg** zum Einsatz.

Die **Wirkung** von Mirtazapin tritt erst **nach 1–2 Wochen** ein. Das ist schneller als der Wirkeintritt vieler anderer Antidepressiva, dennoch kann diese Zeit herausfordernd sein, wenn Sie noch keine Besserung Ihrer Beschwerden bemerken. Wichtig ist, dass Sie Mirtazapin trotzdem weiter konsequent einnehmen.

Mirtazapin darf **nicht abrupt abgesetzt** werden. Es kann zu Beschwerden wie Angst und Schwindel kommen. Wenn Sie Mirtazapin nicht mehr einnehmen können/wollen, muss es langsam „ausgeschlichen" werden. Das heißt, die Dosis muss schrittweise reduziert werden.

Wenn bei Ihnen eine **Nieren- oder Leberfunktionsstörung** vorliegt, muss die Dosis gegebenenfalls angepasst werden.

2. Unerwünschte Wirkungen (Nebenwirkungen)
Sehr häufige Nebenwirkungen: (≥10 von 100)
Mirtazapin kann bei Dauergebrauch zu **gesteigertem Appetit** und **Gewichtszunahme** führen. Deshalb ist es sehr wichtig, auf eine gesunde und ausgewogene Ernährung zu achten.

Unter Einnahme von Mirtazapin kann es zu **Schläfrigkeit** kommen. Daher wird es abends eingenommen.

Bei **älteren Menschen** besteht aufgrund der verstärkten Schläfrigkeit eine erhöhte **Sturzgefahr.**

Unter der Einnahme von Mirtazapin kann es zu **Mundtrockenheit** und **Kopfschmerzen** kommen.

Häufige Nebenwirkungen: (1–10 von 100)
Unter Einnahme von Mirtazapin können **Schlafstörungen** und **Albträume** auftreten.

Außerdem können **Magen- und Darmbeschwerden** auftreten.
Es kann außerdem zu **Schwindel** und **Zittern** kommen sowie zu **Hautrötungen**, **Gelenk-** und **Muskelschmerzen** und **Wassereinlagerungen** in den Unterschenkeln (Ödeme).

Weitere wichtige Nebenwirkungen
Da die Wirkung von Mirtazapin erst verzögert eintritt, kann es zu Beginn der Behandlung zu einem **erhöhten Suizidrisiko** kommen. Wenn Sie Suizidgedanken haben, besprechen Sie dies bitte vor der Einnahme mit Ihrem zuständigen Arzt.

3. Wechselwirkungen mit anderen Arzneistoffen

MAO-Hemmer, Triptane, Tramadol, SSRI (wie Citalopram (Abschn. 2.5.1.1), Escitalopram (Abschn. 2.5.1.2), Sertralin (Abschn. 2.5.1.3)) und Venlafaxin (Abschn. 2.5.2.1)

Diese Arzneistoffe werden zur Behandlung von Depressionen oder anderer psychischer oder neurologischer Erkrankungen eingesetzt. Triptane werden zum Beispiel in der Migränebehandlung eingesetzt, Tramadol ist ein Schmerzmittel. Diese Arzneistoffe dürfen nicht mit Mirtazapin kombiniert werden. Es kann zu Angst, Schwitzen, Verwirrtheit, Durchfall und Erbrechen kommen.

Alkohol

Unter dem Konsum von Alkohol steigt die dämpfende, schläfrig machende Wirkung von Mirtazapin. Vermeiden Sie unter Mirtazapin-Einnahme den Konsum von Alkohol.

Johanniskrautextrakte

Bei gleichzeitiger Anwendung von Johanniskrautextrakten und Mirtazapin kann es zum vermehrten Auftreten von Nebenwirkungen kommen. Johanniskraut enthält einen pflanzlichen Wirkstoff (Hyperforin), der ebenfalls eine stimmungsaufhellende Wirkung mit sich bringt. Lassen Sie sich nicht täuschen von dem Begriff „pflanzlich", denn pflanzliche Wirkstoffe sind keineswegs harmlos. Die Dosis des stimmungsaufhellenden Wirkstoffes in Johanniskrautextrakten ist meist ungenau. Daher lässt sich die Wirkung nicht gut einschätzen. Außerdem hat Johanniskraut ebenfalls Nebenwirkungen, die nicht zu vernachlässigen sind. Johanniskraut eignet sich also nicht zur Behandlung einer Depression!

4. Gegenanzeigen

Sie dürfen Mirtazapin nicht einnehmen bei **Überempfindlichkeit** gegenüber Mirtazapin.

In der **Schwangerschaft** kann Mirtazapin eingesetzt werden. Besser erprobt sind jedoch Citalopram (Abschn. 2.5.1.1) und Sertralin (Abschn. 2.5.1.3).

5. Alternativen

Es gibt keine Arzneistoffe mit dem gleichen Wirkmechanismus, aber: Es viele Möglichkeiten zur medikamentösen Behandlung einer Depression. Es lässt sich für jede Person eine passende Medikation finden. Manchmal muss man dazu jedoch verschiedene Präparate ausprobieren. Bleiben Sie in regelmäßigem Kontakt mit Ihrem behandelnden Arzt.

> **Merke**
>
> - Mirtazapin wird eingesetzt bei der mittelschweren Depression. Es wirkt antriebssteigernd und stimmungsaufhellend.
> - Es hat eine dämpfende, müde machende Wirkung und soll daher abends eingenommen werden.

Hilfsangebote

Die erste Anlaufstelle für Sie ist Ihr Hausarzt.

Weiteres Informationsangebot und schnelle Hilfe finden Sie unter folgenden Nummern und Internetseiten:

www.depressionsliga.de

www.patienten-information.de/patientenleitlinien/depression

Info-Telefon der Stiftung Deutsche Depressionshilfe: 0800 – 3344533

TelefonSeelsorge: 0800 – 1110111 oder 0800 – 1110222

Terminservicestellen der Kassenärztlichen Vereinigungen: 116 117

2.6   Erkrankungen der Lunge

2.6.1 Asthma-Medikament für den akuten Anfall

2.6.1.1 Arzneistoff: Salbutamol

Häufige Medikamente mit Salbutamol

- SalbuHEXAL
- Salbutamol-ratiopharm
- Sultanol
- Salbu Easyhaler
- Bronchospray
- Salbutamol AL
- Ventilastin Novolizer
- Apsomol Inhalat
- Salbutamol-1 A Pharma
- Cyclocaps Salbutamol

Die aufgezählten Medikamente sind die häufigsten Präparate des Arzneistoffs Salbutamol. Sie sind, wenn sie in gleicher Dosis vorliegen, gegeneinander austauschbar. Sie sind keine Empfehlungen, sondern dienen lediglich als Beispiele. In manchen Ländern wird Salbutamol auch als Albuterol bezeichnet. Lassen Sie sich durch diese unterschiedlichen Begrifflichkeiten nicht verwirren, es handelt sich um den gleichen Arzneistoff.

> **Wichtig**
>
> Salbutamol ist ein sicherer, wirksamer und lang erprobter Arzneistoff für die Behandlung und Vorbeugung eines Asthmaanfalls bei Asthma bronchiale.

Wie wirkt Salbutamol?

Salbutamol ist ein Arzneistoff, der **inhaliert** (eingeatmet) wird, um die Atemwege in der Lunge zu erweitern. Die Atemwege werden auch Bronchien genannt. Bei einem Asthmaanfall verengen sich die Bronchien, sodass es zu **Atemnot** kommt. Dies zeigt sich vor allem durch eine erschwerte Ausatmung.

Wird Salbutamol inhaliert, wirkt es sofort in den Bronchien und führt zu einer **Erweiterung der Bronchien.** Dadurch wird die **Ausatmung erleichtert** und die Atemnot behoben. Es handelt sich also um einen **schnell wirksamen,** bronchienerweiternden Arzneistoff, der zur Vorbeugung und Behandlung eines akuten Asthmaanfalls, also bei Bedarf, eingesetzt wird. Salbutamol wird daher auch als **„Bedarfsmedikament"** bezeichnet.

Gut zu wissen

Asthma bronchiale ist eine Erkrankung der Atemwege (Bronchien). Es kommt zu einer chronischen, dauerhaften Entzündung der Bronchien. Dies führt zu einer Überempfindlichkeit der Atemwege. Durch diese Überempfindlichkeit kann es dann bei Reizungen der Atemwege zu einer anfallsartigen Verengung kommen.

Wie sich das Asthma äußert, kann sehr unterschiedlich sein. Die Beschwerden reichen von gelegentlichem Husten und Räuspern bis hin zu täglichen Asthmaanfällen, die mit Atemnot und erschwerter Ausatmung einhergehen.

Die Behandlung des Asthmas ist sehr vielfältig und wird individuell an Sie und die Schwere Ihres Asthmas angepasst. Salbutamol wird als Bedarfsmedikament eingesetzt. Ist dies nicht ausreichend, um weitestgehend beschwerdefrei zu sein, kommen weitere Medikamente hinzu. Es werden dabei langwirksame bronchienerweiternde Arzneistoffe und inhalative Corticosteroide („Cortison") genutzt. Mit diesen Behandlungsmöglichkeiten kann das Asthma bei den meisten Betroffenen gut eingestellt werden.

Es gibt einige Tipps, die besonders bei mittlerem und schwerem Asthma hilfreich sein können, um gut mit Asthma leben zu können:

- Nehmen Sie regelmäßig Ihre Medikamente ein.
- Vermeiden Sie bei allergischem Asthma den Kontakt mit Allergenen (Allergene sind das, was bei Ihnen die Asthma-Beschwerden auslöst).
- Kontrollieren Sie, ob Ihr Asthma aktuell gut eingestellt ist mittels eines Peak Flow Meters. Ein Peak Flow Meter ist ein handliches medizinisches Gerät, dass die Geschwindigkeit des Ausatmens misst. Durch diese Selbstkontrolle können Sie Ihr Asthma besser einschätzen und so eine Verschlechterung schnell bemerken, falls eine Verschlechterung auftritt.
- Auch das Führen eines Asthma-Tagesbuches kann hilfreich sein, um besondere Ereignisse und Ihre aktuellen Beschwerden zu dokumentieren.

Bei Fragen sprechen Sie Ihren Hausarzt an!

Bei welchen Beschwerden hilft Salbutamol?

Salbutamol wird angewendet zur **Vorbeugung und Behandlung von Asthmaanfällen** bei bestehendem Asthma bronchiale (kurz: Asthma). Es ist ein schnellwirksamer Arzneistoff, der in einem akuten Asthmaanfall angewendet wird, um die Atemnot zu beheben.

Bei einem **Belastungsasthma** kann Salbutamol auch vorbeugend vor einer sportlichen Betätigung eingenommen werden. Somit kann einem Asthmaanfall, der durch körperliche Anstrengung ausgelöst wird, vorgebeugt werden.

Bei **allergischem Asthma** kann Salbutamol ebenfalls vorbeugend eingesetzt werden.

Bei der **chronisch obstruktiven Bronchitis (COPD)** kann Salbutamol in bestimmten Fällen angewendet werden.

Was muss unbedingt beachtet werden?

1. Einnahme und Dosierung

Salbutamol wird **inhalativ,** also bei der Einatmung, angewendet. Dabei werden ein bis zwei Sprühstöße genutzt.

Es gibt verschiedene Möglichkeiten zur Inhalation von Salbutamol, z. B. mit Dosieraerosolen, Pulverinhalatoren oder Inhalationslösungen. Lassen Sie sich die Anwendung Ihres Präparates unbedingt genau erklären.

Salbutamol soll **nicht öfter als 2-mal täglich** inhaliert werden, da es sonst zu einem Wirkungsverlust von Salbutamol kommt. Wenn Sie Salbutamol mehr als 2-mal täglich benötigen, um beschwerdefrei zu sein, muss die Behandlung Ihres Asthmas angepasst werden. Der Abstand zwischen diesen Gaben beträgt mindestens 4 h.

Achtung

Damit Salbutamol richtig wirken kann, ist die **korrekte Anwendung** sehr wichtig. Diese wird in dem Beipackzettel Ihres Medikaments beschrieben. Lassen Sie sich die richtige Anwendung unbedingt von einem Arzt oder Apotheker zeigen. **Eine richtige Anwendung ist unerlässlich, um eine gute Wirkung zu erzielen und das Auftreten von Nebenwirkungen zu vermeiden.** Bei Schwierigkeiten mit der Inhalationstechnik stehen Hilfsgeräte zur Verfügung, die die Inhalation erleichtern (Inhalationshilfen, z. B. sogenannte Spacer).

Hier soll die korrekte Anwendung von Dosieraerosolen beschrieben werden.

1. Ziehen Sie die Kappe vom Mundstück ab.
2. Kontrollieren Sie Ihr Spray auf mögliche Fremdkörper.
3. Schütteln Sie Ihr Spray.
4. Atmen Sie langsam tief aus.
5. Nehmen Sie das Mundstück in den Mund und umschließen Sie es gut mit den Lippen, beißen Sie nicht auf das Gerät.
6. Beginnen Sie mit der Einatmung und lösen Sie das Spray durch Druck von oben aus.
7. Atmen Sie tief durch den Mund ein.
8. Halten Sie zehn Sekunden die Luft an.
9. Atmen Sie langsam wieder aus
10. Setzen Sie die Kappe wieder auf das Mundstück.

Bis das Salbutamol-Spray ihre Atemnot lindert, dauert es 3–4 min. Bei akuter Atemnot kann sich dieser Zeitraum sehr lang anfühlen. Warten Sie diese Zeit ab, bevor Sie Ihr Salbutamol-Spray erneut benutzen. Es kann sonst zu einer unangenehmen Überdosierung kommen. Versuchen Sie ruhig zu bleiben und nutzen Sie **Atemmanöver,** um ihre Atemnot zu lindern.

Dazu gehört das Sitzen im sogenannten **Kutschersitz**. Dabei sitzt man leicht nach vorn gebeugt und stützt die Unterarme auf den Beinen ab, um die Atmung zu erleichtern. Außerdem kann die sogenannte **Lippenbremse** genutzt werden. Atmen Sie durch die Nase ein. Atmen Sie durch den Mund aus, die Lippen liegen dabei locker aufeinander. Die Wangen sollen sich dabei leicht aufblähen.

In einem akuten Asthmaanfall nehmen Sie einen Sprühstoß in richtiger Inhalationstechnik zu sich. Warten Sie dann 3–4 min. Merken Sie nach dieser Zeit keine Besserung Ihrer Beschwerden, können Sie einen zweiten Sprühstoß inhalieren.

Reichen zwei Sprühstöße nicht aus, können Sie noch weitere Einzeldosen im Abstand von mindestens 4 min inhalieren. Sie sollen jedoch bei einem schwer behandelbaren Asthmaanfall umgehend einen Arzt aufsuchen. Rufen Sie bei einem Asthmaanfall, der sich nicht durch Ihr Salbutamol-Spray beheben lässt, den Rettungsdienst.

Zur **Vorbeugung eines Asthmaanfalls bei Belastungsasthma oder allergischem Asthma** nehmen Sie am besten 15 min vor der Belastung/dem Allergenkontakt einen Sprühstoß Salbutamol.

Wenn nach der Inhalation (Einatmung) des Arzneistoffs ein bitterer Geschmack im Mund zurückbleibt, kann dies ein Hinweis darauf sein, dass Sie die Inhalationstechnik noch nicht richtig anwenden und von dem Arzneistoff etwas im Mund zurückgeblieben ist.

Achtung

Führen Sie Ihr Spray immer bei sich. Ein Asthmaanfall kann unerwartet auftreten. Mit einem salbutamolhaltigen Spray können Sie einen Asthmaanfall meist gut behandeln.

---

2. Unerwünschte Wirkungen (Nebenwirkungen)
Da Salbutamol **lokal** in den Atemwegen angewendet wird, ist es **sehr gut verträglich.** Das Auftreten von Nebenwirkungen steigt bei hohen Dosen.

Sehr häufige Nebenwirkungen: ($\geq$ 10 von 100)
Keine

Häufige Nebenwirkungen: (1–10 von 100)
Bei einem **bestehenden Diabetes mellitus (Zuckerkrankheit)** kann es vermehrt zu **Überzuckerungen** kommen. Messen Sie regelmäßig Ihren Blutzuckerspiegel. Gegebenenfalls muss die Behandlung Ihres Diabetes angepasst werden.

In der Anfangsphase kann es bei der Anwendung von Salbutamol zu **Kopfschmerzen, Übelkeit, Zittern** und **Schwitzen** kommen.

In hohen Dosen kann es unter Anwendung von Salbutamol für kurze Zeit zu **Herzklopfen** und **erhöhtem Blutdruck** führen. **Das ist bei Menschen ohne Vorerkrankungen am Herzen unproblematisch,** kann aber unangenehm sein.

Bei Menschen mit einer **vorbestehenden koronaren Herzkrankheit (KHK)** kann dies jedoch zu einem **Anfall von Brustenge** (Angina-pectoris-Anfall) führen. Wenn bei Ihnen eine KHK besteht, sollen Sie zu hohe Dosen von Salbutamol unbedingt vermeiden.

In hohen Dosen kann es außerdem vermehrt zu Unruhe und Zittern kommen.

Weitere wichtige Nebenwirkungen
Bei einer häufigen und hochdosierten Anwendung von Salbutamol kann es zu einem **Verlust von Kalium** kommen, d. h. man hat erniedrigte Kaliumwerte im Blut. Kalium ist ein wichtiges Blutsalz. Besonders bei der Einnahme weiterer Arzneistoffe, die ebenfalls einen Kaliumverlust im Körper bewirken, sollte Ihr Kaliumwert regelmäßig überprüft werden. Zu diesen Arzneistoffen gehören: Cortison (-Abkömmlinge), Diuretika, Theophyllin und Digitalisglykoside. Wenn bei einer Blutabnahme festgestellt wird, dass zu wenig Kalium im Körper vorliegt, muss gegebenenfalls Kalium zusätzlich eingenommen werden.

3. Wechselwirkungen mit anderen Arzneistoffen
Betablocker (wie Metoprolol (Abschn. 2.1.2.2), Bisoprolol (Abschn. 2.1.2.1))
Diese Arzneistoffe werden eingesetzt zur Behandlung von Bluthochdruck. Bei gleichzeitiger Anwendung dieser Arzneistoffe mit Salbutamol kann es zu einer abgeschwächten Wirkung von Salbutamol kommen.

Theophyllin
Theophyllin ist ein Arzneistoff, der angewendet wird bei obstruktiven (d. h. verengenden) Atemwegserkrankungen, z. B. Asthma bronchiale und COPD. Die gleichzeitige Anwendung von Salbutamol und Theophyllin kann die Nebenwirkungen beider Arzneistoffe verstärken. Es kann vermehrt zu einem schnelleren Herzschlag und Herzrhythmusstörungen kommen.

4. Gegenanzeigen
Bei **Überempfindlichkeit** gegenüber Salbutamol dürfen Sie Salbutamol nicht anwenden.

5. Alternativen
Bei Lieferengpässen von Salbutamol kann folgender Arzneistoff alternativ angewendet werden: Fenoterol. Dabei handelt es sich ebenfalls um einen schnellwirksamen bronchienerweiternden Arzneistoff.

> **Merke**
>
> - Salbutamol ist ein Spray, das zur Vorbeugung und Behandlung eines Asthmaanfalls inhaliert wird. Es kann außerdem in manchen Fällen bei COPD eingesetzt werden.
> - Salbutamol erweitert die Bronchien (Atemwege) und erleichtert somit die Atmung.
> - Das Wichtigste bei der Benutzung eines Salbutamol-Sprays ist die korrekte Anwendung. Lassen Sie sich die korrekte Anwendung unbedingt zeigen.

2.7   Erkrankungen der Nieren

2.7.1   Schleifendiuretika

2.7.1.1   Arzneistoff: Furosemid

Häufige Medikamente mit Furosemid

- Furosemid-ratiopharm
- Furosemid-1 A Pharma
- Furorese
- Furobeta
- Furosemid AbZ
- Furosemid AL
- Lasix
- Furosemid Heumann
- Furo-CT
- Furosemid STADA

Die aufgezählten Medikamente sind die häufigsten Präparate des Arzneistoffs Furosemid. Sie sind, wenn sie in gleicher Dosis vorliegen, gegeneinander austauschbar. Sie sind keine Empfehlungen, sondern dienen lediglich als Beispiele. Bitte beachten Sie, dass die meisten Furosemid-Präparate Generika sind, die man an der Endung _semid erkennt. Lasix ist ein gut bekanntes Handelspräparat, dessen Name in den allgemeinen Sprachgebrauch übergegangen ist, aber auch die anderen Furosemid-Präparate wirken sehr gut und sicher.

> **Wichtig**
>
> Furosemid ist ein sicherer, wirksamer und lang erprobter Arzneistoff für die Behandlung von Herzschwäche, Nierenschwäche, Wassereinlagerungen in den Beinen oder der Lunge und für die Behandlung von Bluthochdruck.

Wie wirkt Furosemid?

Furosemid gehört zu den sogenannten **Schleifendiuretika.** Schleifendiuretika sind eine Gruppe von Arzneistoffen, die in der Niere wirken und eine **erhöhte Wasserausscheidung** mit dem Harn verursachen. Zusätzlich werden vermehrt **Mineralstoffe** und andere Stoffe mit dem Harn ausgeschieden. Dazu gehören Natrium, Chlorid, Kalium, Magnesium und Calcium. Dies führt dann zu einer **Beseitigung von Wassereinlagerungen.** Schleifendiuretika wirken aber nicht nur entwässernd, sondern führen auch zur Erschlaffung der Muskulatur in den Blutgefäßen. Das führt zur **Senkung des Blutdrucks.**

Schleifendiuretika wirken **auch bei stark eingeschränkter Nierenfunktion.**

Bei welchen Beschwerden hilft Furosemid?

Furosemid wird eingenommen bei Beschwerden, die durch eine **chronische** oder **akute Herzschwäche** (Herzinsuffizienz) verursacht werden. Dazu zählen Beschwerden wie **Wassereinlagerungen** (Ödeme) **in den Unterschenkeln** und **Atemnot** durch Wassereinlagerungen in der Lunge.

Furosemid wird auch eingesetzt bei **Wassereinlagerungen** (Ödemen), die durch eine **Nieren- oder Lebererkrankung** entstehen.

Durch die Einnahme von Furosemid werden diese Wassereinlagerungen ausgeschwemmt.

Außerdem wird Furosemid eingesetzt bei einer **Nierenschwäche** (Niereninsuffizienz). Es treibt die Harnproduktion an und kann somit die Nierenfunktion zum Teil aufrechterhalten.

Furosemid kann außerdem eingesetzt werden zur Behandlung eines **Bluthochdrucks.**

Was muss unbedingt beachtet werden?

1. Einnahme und Dosierung

Je nach Erkrankung wird Furosemid in unterschiedlichen Dosierungen angewendet.

Am besten nehmen Sie Furosemid morgens auf nüchternen Magen mit ausreichend Flüssigkeit ein.

Bei **Wassereinlagerungen** erfolgt die Dosierung individuell, bis ein gewünschter Effekt erzielt wird. Begonnen wird meist mit einer Dosis von 40 mg. Diese kann dann gesteigert werden. Die Erhaltungsdosis beträgt meist 40 mg bis 80 mg.

Bei **Bluthochdruck** wird eine Dosis von **40 mg** pro Tag angewendet. Häufig wird Furosemid zur Senkung des Blutdrucks mit anderen Arzneistoffen kombiniert.

Bei einer starken **Nierenfunktionseinschränkung** kann es nötig sein, dass Furosemid deutlich höher dosiert werden muss.

2. Unerwünschte Wirkungen (Nebenwirkungen)

> **Achtung**
>
> Unter Einnahme von Furosemid kann es zu **Störungen des Elektrolythaushalts** kommen. Vor allem kann es durch die erhöhte Kalium-Ausscheidung zu einem Kaliummangel kommen. Dieser kann zu Herzrhythmusstörungen führen. Daher müssen gegebenenfalls Ihre Elektrolytwerte regelmäßig mit einer Blutkontrolle überprüft werden. Achten Sie auf eine kaliumreiche Ernährung (Bananen, Nüsse).

Sehr häufige Nebenwirkungen: ($\geq$ 10 von 100)

Wie oben beschrieben, erhöht sich durch die Einnahme von Furosemid die Ausscheidung von Mineralstoffen (Elektrolyten). Dies geschieht dosisabhängig. Es kann also, je nach Dosis, zu einem **Verlust von Mineralstoffen** kommen.

Vor allem kann es zu einem **Kaliumverlust** kommen. Dieser kann zu Herzrhythmusstörungen führen. Um dem entgegenzuwirken, kann eine kaliumreiche Ernährung hilfreich sein. Lebensmittel, in denen viel Kalium enthalten ist, sind: Bananen, Nüsse, Trockenfrüchte (wie getrocknete Aprikosen, getrocknete Pfirsiche), Sojabohnen und Datteln. Diese Lebensmittel können Sie vermehrt zu sich nehmen, um einem Kaliummangel entgegenzuwirken.

Durch die erhöhte Ausscheidung von **Magnesium** kann es außerdem zu Muskelkrämpfen kommen. Ihr Arzt kontrolliert gegebenenfalls regelmäßig ihren Mineralstoffhaushalt mithilfe einer Blutentnahme. Wenn bei Ihnen ein Mangel an bestimmten Mineralstoffen vorliegt, muss dieser unbedingt behandelt werden.

Vor allem bei älteren Menschen kann es durch den **Flüssigkeitsverlust** zu einem **Blutdruckabfall** und daraus folgend zu **Schwindel** und **Ohnmachtsanfällen** kommen. Daher wird Furosemid vorsichtig dosiert.

Häufige Nebenwirkungen: (1–10 von 100)

Es kann zu einem Anstieg von **Harnsäurewerten** im Blut kommen. Wenn Sie keine Beschwerden wie Gicht oder Nierensteine haben, ist eine Erhöhung der Harnsäurewerte nicht behandlungsbedürftig.

Weitere wichtige Nebenwirkungen

Bei einer bestehenden **Zuckerkrankheit (Diabetes mellitus)** kann es zu **erhöhten Blutzuckerwerten** kommen. Gerade zu Anfang der Behandlung mit Furosemid sollten Sie Ihren Blutzuckerspiegel regelmäßig kontrollieren.

Es kann außerdem zu **Magen-Darm-Beschwerden** kommen, z. B. Übelkeit oder Stuhlunregelmäßigkeiten.

Durch den Verlust an Flüssigkeit erhöht sich das Risiko einer **Thrombose** (ein Gerinnsel, das sich meist in einer Vene im Bein bildet). Achten Sie darauf, ob Ihre Beine unter der Behandlung mit Furosemid (wieder) dick werden. Oft schmerzen Thrombosen, und das Bein ist bläulich gefärbt. Suchen Sie unbedingt einen Arzt auf, wenn Sie Anzeichen einer Thrombose bei sich bemerken.

In **sehr hohen Dosen** wirkt Furosemid schädigend auf das Gehör. Es kann zu einem **Hörverlust** oder einem **Tinnitus** kommen. Diese Beschwerden gehen nach dem Absetzen des Arzneistoffs meistens wieder weg. Informieren Sie Ihren Arzt, wenn Sie ein Hörgerät tragen. In diesen Fällen muss Furosemid besonders vorsichtig und einschleichend dosiert werden.

3. Wechselwirkungen mit anderen Arzneistoffen

NSAR wie Ibuprofen (Abschn. 2.4.1.2), Diclofenac (Abschn. 2.4.1.1) und ASS (hochdosiert) (Abschn. 2.2.1.1)

NSAR schwächen die Wirkung von Furosemid und sollten daher nicht dauerhaft mit Furosemid kombiniert werden. Gerade bei chronischem Herz- oder Nierenversagen sollten diese Arzneistoffe generell vermieden werden, da sie die Nierendurchblutung vermindern und Wassereinlagerungen verschlimmern.

Laxanzien und Glucocorticoide („Cortison") (Abschn. 2.4.4.1)

Diese Arzneistoffe erhöhen das Risiko für einen Kaliummangel und sollten nicht oder nur nach Kontrollen beim Arzt kombiniert werden. Glucocorticoide („Cortison") werden bei verschiedensten Erkrankungen eingesetzt, zum Beispiel bei entzündlichen Erkrankungen und Autoimmunerkrankungen. Laxanzien werden eingesetzt bei Verstopfungen.

Antidiabetika (z. B. Insulin (Abschn. 2.3.1.1), Metformin (Abschn. 2.3.1.2), Sitagliptin (Abschn. 2.3.1.3))
Die Einnahme von Furosemid kann die Wirkung von Arzneistoffen gegen Diabetes mellitus abschwächen. Wenn bei Ihnen ein Diabetes mellitus besteht, kontrollieren Sie regelmäßig Ihren Blutzuckerspiegel. Wenn Ihr Blutzuckerspiegel durch die Einnahme von Furosemid ansteigt, muss Ihre Diabetes-Medikation gegebenenfalls von Ihrem Arzt angepasst werden.

Lithium
Bei einer Kombination von Lithium und Furosemid können sich die Nebenwirkungen von Lithium deutlich erhöhen. Die Kombination soll vermieden werden oder nur sehr vorsichtig erfolgen. Lithium wird vom Psychiater zur Behandlung der bipolaren Störung (manisch-depressive Erkrankung) verschrieben.

4. Gegenanzeigen
Bei **Überempfindlichkeit** gegenüber Schleifendiuretika wie Furosemid oder Torasemid (Abschn. 2.7.1.2) dürfen Sie Furosemid nicht einnehmen.

Sie dürfen Furosemid nicht einnehmen, wenn Sie **zu wenig Natrium** oder **zu wenig Kalium** im Blut haben.

Wenn Sie aufgrund einer starken Nierenfunktionsschwäche **keine Harnausscheidung** mehr haben, dürfen Sie Furosemid nicht anwenden.

Bei einem **Flüssigkeitsmangel (Austrocknung)** dürfen Sie Furosemid nicht einnehmen.

In **Schwangerschaft** und **Stillzeit** soll Furosemid nicht oder nur in Ausnahmefällen angewendet werden. Als Diuretikum in der Schwangerschaft sollte Hydrochlorothiazid (Abschn. 2.7.2.1) bevorzugt werden. Zur Behandlung eines Bluthochdrucks in der Schwangerschaft sollte Alpha-Methyldopa oder Metoprolol (Abschn. 2.1.2.2) bevorzugt werden.

5. Alternativen
Bei Lieferengpässen von Furosemid können folgende Arzneistoffe alternativ angewendet werden: Torasemid (Abschn. 2.7.1.2). Torasemid hat eine längere Wirkdauer als Furosemid. Das ist bei der Dosierung unbedingt zu beachten.

Merke

- Furosemid ist ein Schleifendiuretikum. Es wird eingesetzt zur Behandlung von Herzschwäche, Nierenschwäche, Wassereinlagerungen in den Beinen oder der Lunge und für die Behandlung von Bluthochdruck.
- Furosemid kann zu einem Verlust von Mineralsalzen führen. Diese müssen regelmäßig mittels einer Blutentnahme überprüft werden.

2.7.1.2 Arzneistoff: Torasemid

Häufige Medikamente mit Torasemid

- Torasemid AL
- Torasemid-1 A Pharma
- Torasemid HEXAL
- Torasemid AbZ
- Torasemid AAA Pharma
- Torem
- Toragamma
- Torasemid-ratiopharm
- Torasemid STADA
- Torasemid Denk

Die aufgezählten Medikamente sind die häufigsten Präparate des Arzneistoffs Torasemid. Sie sind, wenn sie in gleicher Dosis vorliegen, gegeneinander austauschbar. Sie sind keine Empfehlungen, sondern dienen lediglich als Beispiele.

Wichtig

Torasemid ist ein sicherer, wirksamer und lang erprobter Arzneistoff für die Behandlung von Herzschwäche, Wassereinlagerungen in den Beinen oder der Lunge, Nierenfunktionsschwäche und Bluthochdruck.

Wie wirkt Torasemid?

Torasemid gehört zu den sogenannten **Schleifendiuretika**. Schleifendiuretika sind eine Gruppe an Arzneistoffen, die in der Niere wirken und eine **erhöhte Wasserausscheidung** mit dem Harn verursachen. Zusätzlich werden vermehrt **Mineralstoffe** und andere Stoffe mit dem Harn ausgeschieden. Dazu gehören Natrium, Chlorid, Kalium, Magnesium und Calcium. Dies führt dann zu einer **Beseitigung von Wassereinlagerungen** und zur **Senkung des Blutdrucks.**

Schleifendiuretika wirken **auch bei stark eingeschränkter Nierenfunktion.**

Bei welchen Beschwerden hilft Torasemid?

Torasemid wird eingenommen bei Beschwerden, die durch eine **chronische** oder **akute Herzschwäche** (Herzinsuffizienz) verursacht werden. Dazu zählen Beschwerden wie **Wassereinlagerungen** (Ödeme) **in den Unterschenkeln** und **Atemnot** durch Wassereinlagerungen in der Lunge.

Torasemid wird auch eingesetzt bei **Wassereinlagerungen** (Ödemen), die durch eine **Nieren- oder Lebererkrankung** entstehen. Durch die Einnahme von Torasemid werden diese Wassereinlagerungen ausgeschwemmt.

Außerdem wird Torasemid eingesetzt bei einer **Nierenschwäche** (Niereninsuffizienz). Es treibt die Harnproduktion an und kann somit die Nierenfunktion zum Teil aufrechterhalten.

Torasemid kann außerdem eingesetzt werden zur Behandlung eines **Bluthochdrucks.**

Was muss unbedingt beachtet werden?

1. Einnahme und Dosierung

Je nach Erkrankung wird Torasemid in unterschiedlichen Dosierungen angewendet.

Am besten nehmen Sie Torasemid morgens auf nüchternen Magen mit ausreichend Flüssigkeit ein.

Bei der Behandlung mit Torasemid erfolgt die **Dosierung individuell,** bis ein gewünschter Effekt erzielt wurde. Begonnen wird meist mit einer Dosis von 5 mg. Diese kann bei unzureichender Wirkung auf bis zu 20 mg gesteigert werden.

Bei einer starken **Nierenfunktionseinschränkung** kann es nötig sein, dass Torasemid deutlich höher dosiert werden muss.

2. Unerwünschte Wirkungen (Nebenwirkungen)

> **Achtung**
>
> Unter Einnahme von Torasemid kann es zu **Störungen des Elektrolythaushalts** kommen. Vor allem kann es durch die erhöhte Kalium-Ausscheidung zu einem Kaliummangel kommen. Dieser kann zu Herzrhythmusstörungen führen. Daher müssen gegebenenfalls Ihre Elektrolytwerte regelmäßig mit einer Blutkontrolle überprüft werden. Achten Sie auf eine kaliumreiche Ernährung (Bananen, Nüsse).

Sehr häufige Nebenwirkungen: (≥ 10 von 100)
Keine

Häufige Nebenwirkungen (1–10 von 100)

Wie oben beschrieben, erhöht sich durch die Einnahme von Torasemid die Ausscheidung der Mineralstoffe (Elektrolyte). Dies geschieht dosisabhängig. Es kann also, je nach Dosis, zu einem zu **Verlust von Mineralstoffen** kommen.

Vor allem kann es zu einem **Kaliumverlust** kommen. Dieser kann zu **Herzrhythmusstörungen** führen. Um dem entgegenzuwirken, kann eine kaliumreiche Ernährung hilfreich sein. Lebensmittel, in denen viel Kalium enthalten ist, sind: Bananen, Nüsse, Trockenfrüchte (wie getrocknete Aprikosen, getrocknete Pfirsiche), Sojabohnen und Datteln. Diese Lebensmittel können Sie vermehrt zu sich nehmen, um einem Kaliummangel entgegenzuwirken.

Es kann außerdem zu **Muskelkrämpfen** kommen, die durch die erhöhte Ausscheidung von **Magnesium** entstehen. Ihr Arzt kontrolliert gegebenenfalls regelmäßig Ihre Mineralstoffe mithilfe einer Blutentnahme. Wenn bei Ihnen ein Mangel an bestimmten Mineralstoffen vorliegt, muss dieser unbedingt behandelt werden.

Vor allem bei älteren Menschen kann es durch den **Flüssigkeitsverlust** zu einem **Blutdruckabfall** und daraus folgend zu **Schwindel, Müdigkeit** und **Ohnmachtsanfällen** kommen. Daher sollte Torasemid vorsichtig dosiert werden.

Unter Einnahme von Torasemid kann es vermehrt zu **Kopfschmerzen** kommen.

Es kann zu einem Anstieg von **Harnsäurewerten** im Blut kommen. Wenn Sie keine Beschwerden wie Gicht oder Nierensteine haben, ist eine Erhöhung der Harnsäurewerte nicht behandlungsbedürftig.

Bei einer bestehenden **Zuckerkrankheit (Diabetes mellitus)** kann es zu **erhöhten Blutzuckerwerten** kommen. Gerade zu Anfang der Behandlung mit Torasemid sollten Sie daher Ihren Blutzuckerspiegel regelmäßig kontrollieren.

Es kann außerdem zu **Magen-Darm-Beschwerden** kommen, z. B. Übelkeit oder Stuhlunregelmäßigkeiten.

Unter Einnahme von Torasemid kann es zu einer **Erhöhung der Leberwerte** kommen. Dies ist bei einer gesunden Leber erstmal nicht weiter schlimm. Gegebenenfalls müssen Ihre Leberwerte aber regelmäßig überprüft werden.

Weitere wichtige Nebenwirkungen

In **sehr hohen Dosen** wirkt Torasemid schädigend auf das Gehör. Es kann zu einem **Hörverlust** oder einem **Tinnitus** kommen. Diese Beschwerden gehen nach dem Absetzen des Arzneistoffs meistens wieder weg. Informieren Sie Ihren Arzt, wenn Sie ein Hörgerät tragen. In diesen Fällen muss Torasemid besonders vorsichtig und einschleichend dosiert werden.

Durch den Verlust an Flüssigkeit erhöht sich das Risiko, eine **Thrombose** zu bekommen. Eine Thrombose ist ein Blutgerinnsel, das sich meist in einer Vene im Bein bildet. Achten Sie darauf, ob Ihre Beine unter der Behandlung mit Torasemid (wieder) dick werden. Oft schmerzen Thrombosen, und das Bein ist bläulich gefärbt. Suchen Sie unbedingt einen Arzt auf, wenn Sie Anzeichen einer Thrombose bei sich bemerken.

3. Wechselwirkungen mit anderen Arzneistoffen

NSAR wie Ibuprofen (Abschn. 2.4.1.2), Diclofenac (Abschn. 2.4.1.1) und ASS (hochdosiert) (Abschn. 2.2.1.1)

NSAR schwächen die Wirkung von Torasemid und sollten daher nicht dauerhaft mit Torasemid kombiniert werden. Gerade bei chronischem Herzversagen sollten diese Arzneistoffe generell vermieden werden, da sie die Nierendurchblutung vermindern und Wassereinlagerungen verschlimmern können.

Glucocorticoide („Cortison") (Abschn. 2.4.4.1)

Dieser Arzneistoff erhöht das Risiko für einen Kaliummangel und sollte nicht, oder nur nach Kontrollen beim Arzt mit Torasemid kombiniert werden.

Antidiabetika (z. B. Insulin (Abschn. 2.3.1.1), Metformin (Abschn. 2.3.1.2), Sitagliptin (Abschn. 2.3.1.3))

Die Einnahme von Torasemid kann die Wirkung von Arzneistoffen gegen Diabetes mellitus abschwächen. Wenn bei Ihnen ein Diabetes mellitus besteht, kontrollieren Sie regelmäßig Ihren Blutzuckerspiegel. Wenn Ihr Blutzuckerspiegel durch die Einnahme von Torasemid ansteigt, muss Ihre Diabetes-Medikation gegebenenfalls von Ihrem Arzt angepasst werden.

4. Gegenanzeigen

Bei **Überempfindlichkeit** gegenüber Schleifendiuretika (z. B. Torasemid oder Furosemid (Abschn. 2.7.1.1)) dürfen Sie Torasemid nicht einnehmen.

Sie dürfen Torasemid nicht einnehmen, wenn Sie **zu wenig Natrium** oder **zu wenig Kalium** im Blut haben.

Wenn Sie aufgrund einer schweren Nierenfunktionsschwäche **keine Harnausscheidung** mehr haben, dürfen Sie Torasemid nicht anwenden.

Wenn Sie **Probleme beim Wasserlassen** haben, kann es sein, dass Sie Torasemid nicht einnehmen dürfen.

Bei einem **Flüssigkeitsmangel (Austrocknung)** dürfen Sie Torasemid nicht einnehmen.

Bei **schwerer Leberfunktionseinschränkung** darf Torasemid nur in Ausnahmefällen eingesetzt werden.

In **Schwangerschaft** und **Stillzeit** soll Torasemid nicht oder nur in Ausnahmefällen angewendet werden. Als Diuretikum in der Schwangerschaft sollte Hydrochlorothiazid (Abschn. 2.7.2.1) bevorzugt werden. Zur Behandlung eines Bluthochdrucks in der Schwangerschaft sollte Alpha-Methyldopa oder Metoprolol (Abschn. 2.1.2.2) bevorzugt werden.

5. Alternativen

Bei Lieferengpässen von Torasemid können folgende Arzneistoffe alternativ angewendet werden: Furosemid (Abschn. 2.7.1.1). Torasemid hat eine längere Wirkdauer als Furosemid. Das ist bei der Dosierung unbedingt zu beachten.

Merke

- Torasemid gehört in die Gruppe der Schleifendiuretika. Es erhöht die Ausscheidung von Wasser und Mineralsalzen und senkt den Blutdruck.
- Torasemid wird eingesetzt bei Herzschwäche, Wassereinlagerungen in den Beinen oder der Lunge, Nierenfunktionsschwäche und Bluthochdruck.
- Torasemid kann sich negativ auf den Wasser- und Mineralstoffhaushalt im Körper auswirken.

2.7.2 Thiazid-Diuretika

2.7.2.1 Arzneistoff: Hydrochlorothiazid (HCT)

Häufige Medikamente mit Hydrochlorothiazid

- HCT Dexcel
- HCT-1 A Pharma
- HCT HEXAL
- HCT beta
- HCT-CT
- HCT AAA-Pharma
- HCT-ratiopharm
- HCT STADA
- HCT AL
- Esidrix

Die aufgezählten Medikamente sind die häufigsten Präparate des Arzneistoffs Hydrochlorothiazid (HCT). Sie sind, wenn sie in gleicher Dosis vorliegen, gegeneinander austauschbar. Sie sind keine Empfehlungen, sondern dienen lediglich als Beispiele.

Wichtig

Hydrochlorothiazid (HCT) ist ein sicherer, wirksamer und lang erprobter Arzneistoff für die Behandlung von Bluthochdruck, Herzschwäche und Wassereinlagerungen.

Wie wirkt Hydrochlorothiazid?

Hydrochlorothiazid (kurz HCT) ist ein sogenanntes Thiaziddiuretikum. Es führt in der **Niere** zu einer gesteigerten **Ausscheidung von Elektrolyten (Blutsalzen) und Wasser.** Dazu zählen vor allem Natrium, Kalium und Chlorid, aber auch andere Blutsalze werden vermehrt mit dem Urin ausgeschieden. Entscheidender ist jedoch die Wirkung von HCT auf die Blutgefäße. Diese werden weit gestellt, was den Blutdruck senkt. Insgesamt kommt es also zu einer **Senkung des Blutdrucks** und zu einer **Verringerung von Wassereinlagerungen** (Ödemen).

Gut zu wissen

Häufig werden Diuretika wie HCT mit anderen blutdrucksenkenden Arznei-stoffen kombiniert (z. B. mit Candesartan (Abschn. 2.1.3.1) oder Ramipril (Ab-schn. 2.1.4.3)).

Als Diuretika bezeichnet man harntreibende Arzneistoffe. Der Begriff ist jedoch irreführend, da die harntreibende Wirkung nur einen kleinen Teil der Wirkung aus-macht. Entscheidender ist die Wirkung von Diuretika auf die Blutgefäße. Außer-dem vermittelt der Begriff, dass Sie bei der Diuretika-Einnahme besonders häufig Wasserlassen müssen. Das ist jedoch nur am Anfang der Fall und normalisiert sich nach wenigen Tagen.

Ab Blutdruckwerten, die dauerhaft über 140/90 mmHg liegen, spricht man von Bluthochdruck. Aber wie kommt es überhaupt zu Bluthochdruck? Es gibt für die Entstehung nicht die eine Ursache. Vielmehr ist es ein Zusammenspiel aus ver-schiedenen Faktoren, die die Entstehung eines Bluthochdrucks begünstigen, da sie einen schädigenden Einfluss auf die Blutgefäße oder das Herz haben. Dazu zählen vor allem Übergewicht, Rauchen (Nikotin), der Konsum von Alkohol, eine unbe-handelte Zuckerkrankheit (Diabetes), erhöhtes Lebensalter und Stress. Hoher Blut-druck belastet die Blutgefäße und das Herz. Gefährliche Folgeerkrankungen sind vor allem Herzinfarkt, Herzversagen, Schlaganfall und Nierenversagen. Daher ist es wichtig, Bluthochdruck konsequent zu behandeln, auch wenn Sie durch den Blut-hochdruck erst einmal keine Beschwerden haben. Es gibt viele Arzneistoffe, die auf unterschiedliche Weise wirken, sodass für jede Person eine gute Behandlungsmög-lichkeit gefunden werden kann. Ein weiterer wichtiger Aspekt ist die Änderung des Lebensstils. Genauso wie es schädigende Faktoren gibt, gibt es auch Faktoren, die sich positiv auf den Blutdruck auswirken. Dazu gehören Gewichtsreduktion, kör-perliche Aktivität, gesunde Ernährung, Verzicht auf Rauchen und Alkohol sowie Stressreduktion. Es gibt viele Hilfsmöglichkeiten, die auch zum Teil von den Kran-kenkassen unterstützt werden. Sprechen Sie Ihren Hausarzt darauf an; er wird Ihnen bei der Änderung des Lebensstils zur Seite stehen.

Bei welchen Beschwerden hilft Hydrochlorothiazid?

HCT wird eingesetzt gegen **Bluthochdruck** und **Herzschwäche** (Herzin-suffizienz). Auch bei **Wassereinlagerungen** (Ödemen) in den Unterschen-keln oder der Lunge kann HCT eingesetzt werden.

Was muss unbedingt beachtet werden

1. Einnahme und Dosierung

HCT wird morgens zum Frühstück mit ausreichend Wasser eingenommen.

Meist wird eine Dosis zwischen 12,5 mg und 25 mg eingenommen. Wenn HCT zur Behandlung von Wassereinlagerungen eingenommen werden soll, kann eine höhere Dosis nötig sein. Die maximale Dosis beträgt 100 mg am Tag.

Wenn Sie HCT nach langer Einnahme absetzen wollen, sollten Sie dies nicht plötzlich tun, sondern die Dosis langsam reduzieren und somit „ausschleichen". Besprechen Sie das Absetzen von HCT vorher mit Ihrem Arzt.

Bei einer **eingeschränkten Nierenfunktion** muss die Dosierung gegebenenfalls angepasst werden.

HCT wird häufig auch mit anderen blutdrucksenkenden Arzneistoffen kombiniert, wie zum Beispiel mit Ramipril (Abschn. 2.1.4.3) oder Candesartan (Abschn. 2.1.3.1).

2. Unerwünschte Wirkungen (Nebenwirkungen)
Sehr häufige Nebenwirkungen: ($\geq$ 10 von 100)
Unter Einnahme von Hydrochlorothiazid kann es zu einer **Verringerung der Blutplättchen** (Thrombozyten) kommen. Diese sind für die Blutgerinnung zuständig. Es kann zu einer erhöhten Blutungsneigung kommen. Diese kann sich durch vermehrtes Nasenbluten, vermehrtes Auftreten von blauen Flecken (Hämatome) oder punktförmige Einblutungen in die Haut (Petechien) zeigen. Wenn Sie diese Symptome bei sich bemerken, sprechen Sie bitte mit Ihrem Arzt.

HCT kann Ihren **Blutzuckerspiegel** erhöhen. Das ist aber meist ohne Bedeutung.

Achtung

Unter Einnahme von HCT kann es zu **Störungen des Elektrolythaushalts** kommen. Vor allem kann es durch die erhöhte Kalium-Ausscheidung zu einem Kaliummangel kommen. Dieser kann zu Herzrhythmusstörungen führen. Daher müssen gegebenenfalls Ihre Elektrolytwerte regelmäßig mit einer Blutkontrolle überprüft werden. Achten Sie auf eine kaliumreiche Ernährung (Bananen, Nüsse).

Häufige Nebenwirkungen: (1–10 von 100)
Es kann vermehrt zu **Herzklopfen** kommen.

Unter der Einnahme von HCT kann es zu **Beschwerden des Magen-Darm-Traktes** kommen, z. B. Übelkeit.

Weitere wichtige Nebenwirkungen
Da HCT zu einer vermehrten Ausscheidung von Wasser führt, sollten Sie darauf achten, genügend zu **trinken** (Wasser oder Tee).

HCT kann zu einem Anstieg der **Blutfettwerte** führen. Das ist nicht weiter schlimm, muss aber gegebenenfalls kontrolliert werden.

Die Einnahme von HCT kann zu einer verminderten Ausscheidung von **Harnsäure** führen. Dies führt jedoch meist nicht zu Beschwerden und ist daher nicht weiter bedenklich. Wenn bei Ihnen eine **chronische Gicht** bekannt ist, kann jedoch die Wahl eines anderen Arzneistoffs zur Blutdrucksenkung sinnvoll sein.

3. Wechselwirkungen mit anderen Arzneistoffen
ASS (hochdosiert) (Abschn. 2.2.1.1), Ibuprofen (Abschn. 2.4.1.2), Diclofenac (Abschn. 2.4.1.1)
Werden ASS (hochdosiert), Ibuprofen oder Diclofenac gemeinsam mit HCT eingenommen, schwächen Sie die blutdrucksenkende Wirkung von HCT ab. Die regelmäßige oder länger andauernde gemeinsame Einnahme sollte unbedingt vermieden werden.

Lithium
Lithium wird vom Psychiater zur Behandlung der bipolaren Störung (manisch-depressive Erkrankung) verschrieben. Unter der Einnahme von HCT kann die Wirkung und Nebenwirkungen von Lithium verstärkt werden. Der Lithiumspiegel sollte unbedingt überwacht werden.

4. Gegenanzeigen
Bei **Überempfindlichkeit** gegen HCT, andere Thiazide (Xipamid, Chlortalidon) oder Sulfonamide (dazu zählen vor allem die Antibiotika Sulfamethoxazol und Sulfadiazin) dürfen Sie HCT nicht einnehmen.

In der **Schwangerschaft** darf HCT nach gründlichem Abwägen eingenommen werden. Es gibt jedoch geeignetere Arzneistoffe zur Behandlung von Bluthochdruck in der Schwangerschaft, z. B. Metoprolol (Abschn. 2.1.2.2) oder Alpha-Methyldopa. Wenn der Einsatz eines Diuretikums in der Schwangerschaft unbedingt nötig ist, sollte Hydrochlorothiazid gewählt werden.

In der **Stillzeit** ist HCT eher nicht geeignet, da es in die Muttermilch übergeht. In seltenen Fällen kann die Einnahme von HCT in der Stillzeit aber sinnvoll sein. Besprechen Sie dies mit Ihrem zuständigen Arzt, sowie mit dem Kinderarzt.

5. Alternativen
Bei Lieferengpässen von HCT kann alternativ folgender Arzneistoff eingesetzt werden: Xipamid.

> **Merke**
>
> - Hydrochlorothiazid (kurz: HCT) ist ein Arzneistoff, der zur Behandlung von Bluthochdruck, Herzschwäche und Wassereinlagerungen eingesetzt wird.
> - Setzen Sie HCT nicht abrupt ab. Es muss ausgeschlichen werden.
> - Eine der wichtigsten „Nebenwirkungen" ist die Störung des Elektrolythaushalts. Die Elektrolyte müssen bei HCT-Einnahme regelmäßig durch eine Blutentnahme überprüft werden.

2.8   Erkrankungen der Frau/des Mannes

2.8.1   Hormon zur Behandlung von Wechseljahresbeschwerden der Frau

2.8.1.1 Arzneistoff: Estriol

Häufige Medikamente mit Estriol

- Oekolp Vaginal
- Ovestin Creme/Ovula
- Estriol Wolff
- Oestro-Gynaedron/M

Die aufgezählten Medikamente sind die häufigsten Präparate des Arzneistoffs Estriol. Sie sind, wenn sie in gleicher Dosis vorliegen, gegeneinander austauschbar. Sie sind keine Empfehlungen, sondern dienen lediglich als Beispiele. Bei den hier genannten Präparaten handelt es sich ausschließlich um Cremes oder Vaginalzäpfchen, also lokal anwendbare Produkte. Dieser Steckbrief beschäftigt sich also vorrangig mit der lokalen Anwendung von Estriol.

> **Wichtig**
>
> Estriol ist ein sicherer, wirksamer und lang erprobter Arzneistoff für die Behandlung von Wechseljahresbeschwerden.
> Vor allem in der lokalen Anwendung ist Estriol gut wirksam und nebenwirkungsarm.

Wie wirkt Estriol?

Estriol gehört zu den Sexualhormonen, den Östrogenen. Es kommt natürlicherweise im Körper vor und ist wichtig für die **Entwicklung und**

Funktion der weiblichen Geschlechtsorgane sowie der Entwicklung der sekundären Geschlechtsmerkmale.

Östrogene haben vielfältige Funktionen im gesamten Körper. Sie sind zum Beispiel für den zyklischen Aufbau der **Gebärmutterschleimhaut** zuständig und hemmen den Eisprung und den Milcheinschuss. Außerdem sind die Östrogene wichtig für den **Knochenaufbau.**

In den Wechseljahren fällt der Spiegel der Östrogene im Körper ab. Dies kann mit Beschwerden einhergehen wie Hitzewallungen, Leistungsabfall, Beschwerden im Genitalbereich, aber auch Osteoporose.

Je nach Beschwerden wird Estriol **systemisch** eingesetzt (also als Tablette, Hautpflaster oder Hautcreme) oder **lokal** als Vaginalzäpfchen oder Vaginalcreme.

Gut zu wissen

Normalerweise produzieren die Eierstöcke die Hormone Östrogen und Progesteron. Diese sind für den weiblichen Zyklus zuständig, wirken aber auch auf verschiedenste andere Organe.

Zwischen dem 40. und 50. Lebensjahr beginnt die Eierstock-Funktion nachzulassen. Die Eierstöcke produzieren weniger Hormone und die Monatsblutung bleibt aus. Die letzte regelrechte Monatsblutung wird im Nachhinein als Menopause bezeichnet.

In dieser Zeit ändert sich der Hormonhaushalt der Frau, daher wird dieser Zeitraum auch Wechseljahre genannt. Es kommt zu einem natürlichen Hormon-Mangelzustand

Bei vielen Frauen kommt es in den Wechseljahren zu keinen oder wenigen Beschwerden. Einige Frauen haben jedoch deutliche Beschwerden, die sie in ihrem alltäglichen Leben einschränken. Zu Beschwerden, die in den Wechseljahren auftreten können, zählen Hitzewallungen, Schweißausbrüche, Leistungsabfall, Schlafstörungen und depressive Verstimmungen. Auch Beschwerden im Genitalbereich, wie Scheidentrockenheit, Juckreiz und Schmerzen beim Geschlechtsverkehr, zählen zu Problemen, die die Wechseljahre mit sich bringen können.

Was kann man also gegen Beschwerden in den Wechseljahren tun?

Zuallererst ist eine gesunde Lebensweise hilfreich. Eine gesunde Ernährung, die aus viel Obst und Gemüse besteht, sowie Sport und Entspannungstechniken sind dabei sehr wichtig. Außerdem vermindert der Verzicht auf Rauchen und Alkohol die Beschwerden.

Wenn sich die Beschwerden durch eine gesunde Lebensweise nicht lindern lassen, kann eine Hormon-Ersatz-Therapie angebracht sein. Dabei werden mangelnde Hormone (vor allem Östrogene, teilweise in Kombination mit Gestagenen) verabreicht.

Wenn Sie unter Beschwerden in den Wechseljahren leiden, wenden Sie sich bitte an Ihren Gynäkologen

Bei welchen Beschwerden hilft Estriol?

Bei Beschwerden im Genitalbereich wie Scheidentrockenheit, Schmerzen beim Geschlechtsverkehr oder Juckreiz wird Estriol **lokal** angewendet. Hier wirkt Estriol meist sehr gut und es kommt nur zu wenigen lokalen Nebenwirkungen.

Bei Beschwerden, die den **gesamten Körper** betreffen (wie Hitzewallungen, Leistungsabfall und Nervosität), wird Estriol als Tablette, Pflaster oder Hautcreme eingesetzt. Dabei wird Estriol in die Blutbahn aufgenommen und im gesamten Körper verteilt. Wenn ein Wirkstoff im gesamten Körper wirken kann, spricht man auch von einer **systemischen Wirkung.** Bei systemischen Wirkungen kommt es somit auch zu systemischen (also den gesamten Körper betreffenden) Nebenwirkungen.

Es sollte gründlich abgewogen werden, ob Estriol die richtige Behandlungsstrategie für Ihre Beschwerden ist. Wenn Sie sich gemeinsam mit Ihrem Frauenarzt für eine systemische Behandlung mit Estriol entscheiden, sollte die Einnahme auf **maximal 2 Jahre** begrenzt sein.

Estriol hat neben der Behandlung von Wechseljahresbeschwerden weitere positive Wirkungen auf den Körper, wie die Erhöhung der Knochenstabilität und die Reduktion des Risikos für Herz-Kreislauf-Erkrankungen. Diese nützlichen Wirkungen rechtfertigen jedoch nicht die Einnahme von Estriol ohne das Vorliegen von behandlungsbedürftigen Wechseljahresbeschwerden.

Was muss unbedingt beachtet werden?

1. Einnahme und Dosierung

Generell gilt bei der Anwendung von Estriol: Es soll so **kurz** und so **niedrig dosiert** wie möglich angewendet werden.

Halten Sie sich bitte an die Dosierung, die Ihr Arzt oder Apotheker mit Ihnen besprochen hat.

Bei der **lokalen Anwendung** werden meist zu Beginn der Therapie über 2–3 Wochen einmal täglich 0,5 mg Estriol verabreicht. Danach wird die Dosis reduziert auf zweimal pro Woche 0,5 mg Estriol.

Bei den oben genannten Präparaten handelt es sich um **lokale Anwendungen,** die als Vaginal-Creme oder Vaginal-Zäpfchen angewendet werden. Vaginale Cremes und Zäpfchen sollten **vor dem Schlafengehen** aufgetragen bzw. eingeführt werden. In den Verpackungen des Arzneimittels liegt meist eine Applikationshilfe bei. Nutzen Sie diese, da die Anwendung dann einfacher ist und das Arzneimittel besser dosiert werden kann.

Bei der **systemischen Therapie** mit Estriol wird dieses mit anderen Hormonen, den Gestagenen, kombiniert. Dadurch sinkt das Risiko für eine Verdickung der Gebärmutterschleimhaut.

2. Unerwünschte Wirkungen (Nebenwirkungen)

In der lokalen Anwendung von Estriol gibt es keine sehr häufigen oder häufigen Nebenwirkungen.

Wird Estriol als systemische Therapie eingesetzt, gelangt es in die Blutbahn und wirkt im gesamten Körper. Dadurch kommt es auch zu Nebenwirkungen im gesamten Körper.

Weitere wichtige Nebenwirkungen

Bei einer **kurzfristigen** Anwendung kommt es vor allem zu Brechreiz, Spannungsgefühl in den Brüsten, Gewichtszunahme, Wassereinlagerungen und Kopfschmerzen.

Bei einer **langfristigen** Anwendung von Estriol kommt es zu einem erhöhten Risiko für Gebärmutterkrebs, Brustkrebs, Beinvenenverschlüssen (Thrombosen) und Lungenembolien.

Achtung

Bei **lokalen Anwendungen** werden nur geringe Blutspiegel von Estriol erreicht. Daher ist das **Auftreten von Nebenwirkungen auch deutlich geringer.** Das Brustkrebsrisiko ist durch eine vaginale Anwendung von Estriol nicht erhöht.

Wenn Sie vaginale Blutungen oder Schmierblutungen nach der Menopause bekommen, sollten Sie diese unbedingt ärztlich abklären lassen. Eine vaginale Blutung nach der Menopause kann auf eine Verdickung der Gebärmutterschleimhaut hindeuten. Verdickungen der Gebärmutterschleimhaut können sich zu Gebärmutterkrebs entwickeln.

---

3. Wechselwirkungen mit anderen Arzneistoffen

Bei **lokalen Anwendungen** von Estriol (also Vaginalcremes oder -zäpfchen) kommt es nur zu Interaktionen mit anderen vaginal angewendeten Arzneistoffen.

Bei der vaginalen Anwendung von Estriol kann die Reißfestigkeit von Kondomen beeinträchtigt sein.

4. Gegenanzeigen
Gilt für die systemische UND lokale Anwendung

Bei Überempfindlichkeit gegenüber Estriol dürfen Sie Estriol nicht einnehmen.

Gilt nur für die systemische Anwendung

Sie dürfen Estriol nicht einnehmen, wenn Sie eine **fortgeschrittene** oder **akute Lebererkrankung** haben.

Wenn Sie einen **Östrogen-abhängigen Tumor** haben, dürfen Sie Estriol nicht anwenden. Die Einnahme von Estriol führt dann zu einem schnelleren Wachstum des Tumors.

Sie dürfen Estriol nicht einnehmen, wenn Sie eine **Verdickung der Gebärmutterschleimhaut** (Endometriumhyperplasie) haben, die nicht behandelt wird.

Wenn Sie einen **Beinvenenverschluss** (Thrombose) oder eine **Lungenembolie** hatten, dürfen Sie Estriol nicht einnehmen. Die Einnahme von Estriol erhöht das Risiko für einen erneuten Beinvenenverschluss oder eine Lungenembolie.

5. Alternativen

Bei Lieferengpässen von Estriol können folgende Arzneistoffe alternativ angewendet werden: Keine.

Merke

- Estriol wird angewendet zur Behandlung von Wechseljahresbeschwerden.
- Generell gilt für die Anwendung von Estriol: So kurz und so niedrig dosiert wie möglich.
- Die lokale (also vaginale) Anwendung von Estriol ist sehr nebenwirkungsarm.
- Die systemische Anwendung von Estriol kann in manchen Fällen sinnvoll sein, ist aber mit einigen Risiken verbunden. Daher ist die Einnahmedauer auf 2 Jahre begrenzt.

2.8.2 Arzneistoff zur Behandlung der gutartigen Prostatavergrößerung

2.8.2.1 Tamsulosin

Häufige Medikamente mit Tamsulosin

- Tamsulosin Zentiva
- Tamsulosin-1 A Pharma
- Tamsulosin BASICS
- Tamsulosin Heumann
- Tamsublock
- Tamsulosin AL

- Tamsulosin Aristo
- Tamsulosin AbZ
- Tamsunar
- Tadin

Die aufgezählten Medikamente sind die häufigsten Präparate des Arzneistoffs Tamsulosin. Sie sind, wenn sie in gleicher Dosis vorliegen, gegeneinander austauschbar. Sie sind keine Empfehlungen, sondern dienen lediglich als Beispiele.

Wichtig

Tamsulosin ist ein sicherer, wirksamer und lang erprobter Arzneistoff für die Behandlung der Beschwerden bei gutartiger Prostatavergrößerung (benignes Prostatasyndrom).

Wie wirkt Tamsulosin?
Tamsulosin **entspannt die Muskeln in der Prostata (Vorsteherdrüse) und Harnröhre** und kann somit das **Wasserlassen erleichtern.**

Gut zu wissen
Das benigne Prostatasyndrom ist eine Erkrankung, die sehr viele Männer mit fortschreitendem Alter betrifft. „Benigne" ist ein medizinischer Fachausdruck für „gutartig". Mit dem Alter kommt es bei vielen Männern zu einer gutartigen Vergrößerung der Prostata (auch Vorsteherdrüse genannt). Da die Harnröhre durch die Prostata hindurch verläuft, kann eine Vergrößerung der Prostata die Harnröhre einengen und somit zu Beschwerden beim Wasserlassen führen.

Die Beschwerden können sich sehr unterschiedlich äußern. Häufige Beschwerden beim benignen Prostatasyndrom sind: nächtlicher Harndrang, abgeschwächter Harnstrahl, „stotternder" Harnstrahl, häufiges Wasserlassen, plötzlicher Harndrang, verspäteter Beginn der Blasenentleerung, schwierige oder schmerzhafte Blasenentleerung und das Gefühl, die Blase nicht vollständig entleeren zu können.

Bei dem benignen Prostatasyndrom handelt es sich um eine gutartige Erkrankung. Da eine Vergrößerung der Prostata aber auch bösartig sein kann, wird zur Abklärung der Beschwerden eine digitale rektale Untersuchung (DRU) durchgeführt. „Digital" bedeutet hier, dass der Arzt einen Finger (lat. digitus) in den After einführt und den Enddarm und die Prostata vorsichtig abtastet. Darüber hinaus werden folgende Untersuchungen durchgeführt:

- die Kontrolle eines Prostata-spezifischen Blutwertes (PSA-Wert)
- eine Ultraschalluntersuchung der Blase und/oder Prostata
- die Uroflowmetrie, bei der das Wasserlassen mittels einer Messsonde genauer untersucht wird

Eine medikamentöse Behandlung der Beschwerden erfolgt meist erst bei starken Beschwerden

Bei starken Beschwerden des benignen Prostatasyndroms kann in manchen Fällen auch eine Operation nötig sein

Bei welchen Beschwerden hilft Tamsulosin?

Tamsulosin wird eingesetzt zur **Behandlung des benignen Prostatasyndroms** (veralteter Begriff: benigne Prostatahyperplasie). Bei dem benignen Prostatasyndrom kommt es zu einer Vergrößerung der Prostata. Diese Vergrößerung kann die Harnröhre einengen und somit zu Beschwerden beim Wasserlassen führen.

Was muss unbedingt beachtet werden?

1. Einnahme und Dosierung

Tamsulosin wird **einmal täglich morgens nach dem Frühstück** eingenommen.

Tamsulosin wird in der Dosis 0,4 mg pro Tag eingenommen.

2. Unerwünschte Wirkungen (Nebenwirkungen)
Sehr häufige Nebenwirkungen: ($\geq$10 von 100)
Keine

Häufige Nebenwirkungen: (1–10 von 100)

Tamsulosin kann zu einem **kurzfristigen Blutdruckabfall** führen. Dies kann sich durch **Schwindel** oder **Schwäche** nach dem Aufstehen äußern. Wenn Sie wegen eines Bluthochdrucks behandelt werden, ist das Risiko für einen kurzfristigen Blutdruckabfall nach einem Lagewechsel erhöht. Wenn Sie diese Beschwerden bemerken, setzen Sie sich hin, bis Ihre Beschwerden sich bessern. Vermeiden Sie zu schnelles Aufstehen. Falls diese Beschwerden bei Ihnen auftreten, sprechen Sie mit Ihrem Arzt.

Unter der Einnahme von Tamsulosin kann es zu sexuellen Funktionsstörungen, wie **Störungen der Ejakulation** (Samenerguss) kommen.

3. Wechselwirkungen mit anderen Arzneistoffen
α1-Rezeptorblocker

Dazu gehören Arzneistoffe wie Doxazosin, Prazosin, Terazosin und Indoramin.

Diese Arzneistoffe werden eingesetzt zur Blutdrucksenkung bei Bluthochdruck. Bei gleichzeitiger Einnahme mit Tamsulosin kann es zur Verstärkung der blutdrucksenkenden Wirkung kommen.

4. Gegenanzeigen

Bei **Überempfindlichkeit** gegenüber Tamsulosin dürfen Sie Tamsulosin nicht einnehmen.

Bei **schwerer Leberfunktionseinschränkung** dürfen Sie Tamsulosin nicht einnehmen.

Wenn Sie zu **starken Blutdruckabfällen nach einem Lagewechsel neigen,** kann es sein, dass Tamsulosin für Sie keine gute Behandlung darstellt.

5. Alternativen

Arzneistoffe mit einer ähnlichen Wirkweise wie Tamsulosin sind Alfuzosin, Silodosin und Terazosin. Sie können ebenfalls bei dem benignen Prostatasyndrom eingesetzt werden.

Es gibt auch andere Arzneistoffe, die zur Behandlung eines benignen Prostatasyndroms eingesetzt werden können. Sie haben jedoch eine andere Wirkweise und gehen somit auch mit anderen „Nebenwirkungen" einher. Dazu gehört z. B. Finasterid.

Merke

- Tamsulosin wird eingesetzt zur Behandlung der Beschwerden bei Prostatavergrößerung (benignes Prostatasyndrom).
- Eine wichtige Nebenwirkung von Tamsulosin ist, dass es zu kurzfristigem Blutdruckabfall kommen kann. Dies zeigt sich durch Schwindel oder Schwäche beim Aufstehen aus dem Sitzen oder Liegen. Wenn Ihnen schwindelig wird, setzen oder legen Sie sich hin, bis Ihre Beschwerden abgeklungen sind.

Glossar

H. Warmer und R. Seifert, *Medikamente – Beipackzettel leicht erklärt*, https://doi.org/10.1007/978-3-662-69415-2

Tab. A Erklärung der wichtigsten, in diesem Buch genutzten Begriffe mit Angabe der Arzneistoffsteckbriefe, in denen dieser Begriff genutzt wird

Begriff	Erklärung	Arzneistoffe, bei denen der Begriff wichtig ist
ACE-Hemmer	Eine bestimmte Gruppe an Arzneistoffen zur Senkung des Blutdrucks. Sie blockieren alle das gleiche Enzym (Angiotensin-Converting-Enzyme) und verhindern dadurch den Anstieg des Blutdrucks. Arzneistoffe aus der Gruppe der ACE-Hemmer sind erkennbar an der Endung –pril	Enalapril (Abschn. 2.1.4.1), Lisinopril (Abschn. 2.1.4.2), Ramipril (Abschn. 2.1.4.3)
Akut	Eine akute Erkrankung ist eine plötzlich aufgetretene Erkrankung, die aktuell Beschwerden macht	
Allergen	Ein bestimmter Stoff, auf den man allergisch reagiert. Bei einer Pollenallergie sind die Pollen das Allergen	Salbutamol (Abschn. 2.6.1.1)
Allergie	Eine Allergie ist eine Überreaktion des Immunsystems auf etwas eigentlich Harmloses. Zum Beispiel bei einer Allergie gegen Tierhaare reagiert das Immunsystem außerordentlich stark auf die Tierhaare	Salbutamol (Abschn. 2.6.1.1)
Analgetika	Schmerzmittel. Analgetika haben häufig neben der schmerzstillenden Wirkung auch eine entzündungshemmende oder fiebersenkende Wirkung	ASS (Abschn. 2.2.1.1), Diclofenac (Abschn. 2.4.1.1), Ibuprofen (Abschn. 2.4.1.2), Metamizol (Abschn. 2.4.1.2), Tilidin (Abschn. 2.4.3.1)
Analgetika-Asthma	Als Analgetika-Asthma wird die Verschlechterung eines bestehenden Asthmas durch die Einnahme von bestimmten Schmerzmitteln bezeichnet. Dieser Begriff ist missverständlich. Einige Arzneistoffe, z. B. die Schmerzmittel ASS, Ibuprofen und Diclofenac (sogenannte NSAR), können ein bestehendes Asthma verschlechtern, sie verursachen jedoch keines. Paracetamol und Metamizol wirken schmerzlindernd, lösen aber kein Analgetika-Asthma aus	ASS (Abschn. 2.2.1.1), Ibuprofen (Abschn. 2.4.1.2), Diclofenac (Abschn. 2.4.1.1)
Anämie	Gleichbedeutend mit Blutarmut. Bei einer Anämie liegen zu wenig rote Blutkörperchen vor. Rote Blutkörperchen sind für den Transport von Sauerstoff im Körper zuständig. Die Ursachen für eine Anämie können sehr unterschiedlich sein. Erkennen kann man eine Anämie an dem Laborwert „Hb" (Hämoglobin)	Apixaban (Abschn. 2.2.2.1), Rivaroxaban (Abschn. 2.2.2.2), Cyanocobalamin (Vitamin B12) (Abschn. 2.3.4.2)

(Fortsetzung)

Tab. A (Fortsetzung)

Begriff	Erklärung	Arzneistoffe, bei denen der Begriff wichtig ist
Angiotensin-Rezeptorblocker	Eine bestimmte Gruppe an Arzneistoffen zur Senkung des Blutdrucks. Sie blockieren alle den gleichen Rezeptor (Angiotensin-Rezeptor) und verhindern dadurch den Anstieg des Blutdrucks. Arzneistoffe aus der Gruppe der Angiotensinrezeptorblocker werden auch Sartane genannt und sind daher erkennbar an der Endung -sartan	Candesartan (Abschn. 2.1.3.1), Losartan (Abschn. 2.1.3.3), Valsartan (Abschn. 2.1.3.5)
Antidepressiva	Als Antidepressiva werden verschiedenste Arzneistoffe bezeichnet, die sehr unterschiedlich wirken, aber alle eine stimmungsaufhellende und antriebssteigernde Wirkung haben. Diese Arzneistoffe können zur Behandlung einer Depression eingesetzt werden. Es gibt aber auch andere Erkrankungen, bei denen diese Arzneistoffe genutzt werden können, wie z. B. Angststörungen. Auch bei chronischen Schmerzen können „Antidepressiva" eingesetzt werden	Citalopram (Abschn. 2.5.1.1), Escitalopram (Abschn. 2.5.1.2), Mirtazapin (Abschn. 2.5.3.1), Sertralin (Abschn. 2.5.1.3), Venlafaxin (Abschn. 2.5.2.1)
Arterielle Hypertonie	Bluthochdruck. Bei einem Bluthochdruck ist der Blutdruck zu hoch (über 140/90 mmHg). Langfristig ist ein zu hoher Blutdruck schädlich für das Herz und die Blutgefäße	Amlodipin (Abschn. 2.1.1.1), Bisoprolol (Abschn. 2.1.2.1), Candesartan (Abschn. 2.1.3.1), HCT (Abschn. 2.7.2.1), Enalapril (Abschn. 2.1.4.1), Furosemid (Abschn. 2.7.1.1), Lercanidipin (Abschn. 2.1.1.2), Lisinopril (Abschn. 2.1.4.2), Losartan (Abschn. 2.1.3.3), Metoprolol (Abschn. 2.1.2.2), Moxonidin (Abschn. 2.1.5.1), Nebivolol (Abschn. 2.1.2.3), Ramipril (Abschn. 2.1.4.3), Torasemid (Abschn. 2.7.1.2), Valsartan (Abschn. 2.1.3.5)
Arteriosklerose	Die Arteriosklerose, umgangssprachlich auch als Arterienverkalkung bezeichnet, ist eine Erkrankung, bei der es zur Verhärtung und Verdickung der Gefäßwände kommt. Es kann zu Durchblutungsstörungen und Gefäßverschlüssen kommen. Bei Arteriosklerose besteht eine erhöhte Gefahr für die Entwicklung eines Herzinfarkts, Schlaganfalls oder einer Thrombose	Atorvastatin (Abschn. 2.3.2.1.1), Rosuvastatin (Abschn. 2.3.2.1.2), Simvastatin (Abschn. 2.3.2.1.3), Clopidogrel (Abschn. 2.2.1.2), ASS (Abschn. 2.2.1.1)

(Fortsetzung)

Tab. A (Fortsetzung)

Begriff	Erklärung	Arzneistoffe, bei denen der Begriff wichtig ist
Arzneimittel	Arzneimittel ist ein anderer Begriff für Medikament. Gemeint ist eine Zubereitung aus Wirkstoff (Arzneistoff) und Hilfsstoffen	
Arzneistoff	Ein Arzneistoff ist der Wirkstoff in einem Medikament, der die gewünschte Wirkung im Körper entfaltet	
Asthma bronchiale	Asthma bronchiale ist eine chronische Erkrankung der Atemwege, die sich durch eine gesteigerte Empfindlichkeit auszeichnet. Bei einem Asthma bronchiale können die Atemwege (Bronchien) sich durch verschiedene Auslöser anfallsartig zusammenziehen. Dadurch wird die Ausatmung erschwert. Es kann zu Atemnot kommen	Salbutamol (Abschn. 2.6.1.1), ASS (Abschn. 2.2.1.1), Diclofenac (Abschn. 2.4.1.1), Ibuprofen (Abschn. 2.4.1.2), Prednisolon (Abschn. 2.4.4.1)
Autoimmun-erkrankung	Eine Autoimmunerkrankungen ist eine fehlgeleitete Entzündungs- und Abwehrreaktion des Immunsystems, sodass dieses den eigenen Körper oder Bestandteile des eigenen Körpers bekämpft	Prednisolon (Abschn. 2.4.4.1)
Benzodiazepine	Benzodiazepine sind eine Gruppe von Arzneistoffen, die angstlösend, dämpfend und krampflösend wirkt. Sie werden bei verschiedenen Erkrankungen eingesetzt, wie z. B. Krampfanfällen, Schlafstörungen und Angstzuständen. Benzodiazepine besitzen ein Abhängigkeitsrisiko und können die Verkehrstüchtigkeit verringern	Tilidin (Abschn. 2.4.3.1)
Betablocker	Betablocker bezeichnet eine Gruppe von Arzneistoffen, die alle durch die Blockade eines sogenannten Beta-Rezeptors den Blutdruck senken. Arzneistoffe aus der Gruppe der Betablocker sind erkennbar an der Endung -olol	Bisoprolol (Abschn. 2.1.2.1), Metoprolol (Abschn. 2.1.2.2), Nebivolol (Abschn. 2.1.2.3)
Blutarmut	Gleichbedeutend mit Anämie. Bei einer Blutarmut liegen zu wenig rote Blutkörperchen vor. Rote Blutkörperchen sind für den Transport von Sauerstoff im Körper zuständig. Die Ursachen für eine Anämie können sehr unterschiedlich sein. Erkennen kann man eine Anämie an dem Laborwert „Hb" (Hämoglobin)	Apixaban (Abschn. 2.2.2.1), Rivaroxaban (Abschn. 2.2.2.2), Cyanocobalamin (Vitamin B12) (Abschn. 2.3.2)

(Fortsetzung)

Tab. A (Fortsetzung)

Begriff	Erklärung	Arzneistoffe, bei denen der Begriff wichtig ist
Blutdruck	Der Blutdruck bezeichnet den Druck, mit dem das Blut durch unser Gefäßsystem gepumpt wird. Der Blutdruck wird mit zwei Werten angegeben (z. B. 130/80 mmHg). Der erste (höhere) Wert wird auch systolischer Wert genannt. Er entspricht, grob gesagt, dem Druck, den das Herz aufbaut, wenn es sich zusammenzieht, um das Blut in die Gefäße zu pumpen Der zweite (niedrigere) Wert wird diastolischer Wert genannt und spiegelt den Widerstand der Arterien wider. Der optimale Blutdruck liegt bei 120/80 mmHg	Amlodipin (Abschn. 2.1.1.1), Bisoprolol(Abschn. 2.1.2.1), Candesartan (Abschn. 2.1.3.1), HCT (Abschn. 2.7.2.1), Enalapril (Abschn. 2.1.4.1), Lercanidipin (Abschn. 2.1.1.2), Lisinopril (Abschn. 2.1.4.2), Losartan (Abschn. 2.1.3.3), Metoprolol (Abschn. 2.1.2.2), Moxonidin (Abschn. 2.1.5.1), Nebivolol (Abschn. 2.1.2.3), Ramipril (Abschn. 2.1.4.3), Telmisartan (Abschn. 2.1.3.4), Valsartan (Abschn. 2.1.3.5)
Blutgerinnung	Die Blutgerinnung bezeichnet einen Prozess, der in Gang gesetzt wird, wenn ein Blutgefäß verletzt wird. Das Blut gerinnt, d. h. es verklumpt. Dadurch kann der Körper kleinere Blutungen selbst stillen. Daran sind viele verschieden Faktoren beteiligt	Clopidogrel (Abschn. 2.2.1.2), ASS (Abschn. 2.2.1.1), Apixaban (Abschn. 2.2.2.1), Rivaroxaban (Abschn. 2.2.2.2)
Blutgerinnungs-hemmer	Blutgerinnungshemmer ist ein Oberbegriff für zwei verschiedene Arzneistoffgruppen, die beide die Blutgerinnung herabsetzen (Vitamin-K-Antagonisten und Faktor-Xa-Hemmer)	Apixaban (Abschn. 2.2.2.1), Rivaroxaban (Abschn. 2.2.2.2)
Bluthochdruck	Auch arterielle Hypertonie genannt. Bei einem Bluthochdruck ist der Blutdruck zu hoch. Langfristig ist ein zu hoher Blutdruck schädlich für das Herz und die Blutgefäße. Von einem Bluthochdruck spricht man bei Werten über 140/90 mmHg	Amlodipin (Abschn. 2.1.1.1), Bisoprolol (Abschn. 2.1.2.1), Candesartan (Abschn. 2.1.3.1), HCT (Abschn. 2.7.2.1), Enalapril (Abschn. 2.1.4.1), Furosemid (Abschn. 2.7.1.1), Lercanidipin (Abschn. 2.1.1.2), Lisinopril (Abschn. 2.1.4.2), Losartan (Abschn. 2.1.3.3), Metoprolol (Abschn. 2.1.2.2), Moxonidin (Abschn. 2.1.5.1), Nebivolol (Abschn. 2.1.2.3), Ramipril (Abschn. 2.1.4.3), Torasemid (Abschn. 2.7.1.2), Valsartan (Abschn. 2.1.3.5)

(Fortsetzung)

Tab. A (Fortsetzung)

Begriff	Erklärung	Arzneistoffe, bei denen der Begriff wichtig ist
Blutzuckerspiegel	Die Konzentration von Zucker (Glucose) im Blut	Insulin glargin (Abschn. 2.3.1.1), Metformin (Abschn. 2.3.1.2), Sitagliptin (Abschn. 2.3.1.3), Prednisolon (Abschn. 2.4.4.1)
Botenstoff	Ein Botenstoff ist ein chemischer Stoff im Körper der, allgemein gesagt, Informationen von einer Stelle im Körper an eine andere Stelle übermittelt. Es gibt viele verschiedene Botenstoffe im Körper, die unterschiedliche Informationen übermitteln können. Zu den Botenstoffen zählen unter anderem Hormone und Neurotransmitter. Serotonin und Noradrenalin sind wichtige Botenstoffe im Gehirn. Antidepressiva verstärken die Wirkungen verschiedener Neurotransmitter	Citalopram (Abschn. 2.5.1.1), Escitalopram (Abschn. 2.5.1.2), Mirtazapin (Abschn. 2.5.3.1), Sertralin (Abschn. 2.5.1.3), Venlafaxin (Abschn. 2.5.2.1)
Cholesterin	Cholesterin ist die Bezeichnung für ein bestimmtes Blutfett. Zu hohe Cholesterinwerte im Blut erhöhen die Gefahr für die Entstehung von Gefäßverkalkungen (Arteriosklerose)	Atorvastatin (Abschn. 2.3.2.1.1), Rosuvastatin (Abschn. 2.3.2.1.2), Simvastatin (Abschn. 2.3.2.1.3)
Cholesterinsenker	Cholesterinsenker sind verschiedene Arzneistoffe, die den Blutfettwert Cholesterin senken	Atorvastatin (Abschn. 2.3.2.1.1), Rosuvastatin (Abschn. 2.3.2.1.2), Simvastatin (Abschn. 2.3.2.1.3),
Chronisch	Eine chronische Erkrankung ist eine Erkrankung, die länger oder dauerhaft besteht und schwer heilbar ist	
Chronisch obstruktive Bronchitis (-chronic-obstructive pulmonary disease, COPD)	Eine chronisch obstruktive Bronchitis ist eine dauerhafte und schwer behandelbare Entzündung der Atemwege (Bronchien), die mit einer Verengung der Atemwege einhergeht. Sie kann zum Beispiel ausgelöst werden durch giftige Substanzen, die oft und über einen längeren Zeitraum hinweg eingeatmet werden, zum Beispiel beim Rauchen	Salbutamol (Abschn. 2.6.1.1)
Colecalciferol	Vitamin D3	Colecalciferol (Abschn. 2.3.4.1)
Corticosteroide	Als Corticosteroide bezeichnet man eine Gruppe von Hormonen, die ähnlich wirken wie das körpereigene Cortison	Prednisolon (Abschn. 2.4.4.1)

(Fortsetzung)

Tab. A (Fortsetzung)

Begriff	Erklärung	Arzneistoffe, bei denen der Begriff wichtig ist
Cortison	Cortison wird medizinisch auch Cortisol genannt. Es ist ein wichtiges körpereigenes Hormon, kann aber auch als Medikament verabreicht werden. Cortison wirkt immunsuppressiv und entzündungshemmend	Prednisolon (Abschn. 2.4.4.1)
Cyanocobalamin	Vitamin B12	Cyanocobalamin (Abschn. 2.3.4.2)
Depression	Eine Depression ist eine psychische Erkrankung, bei der es zu gedrückter Stimmung, Interessenverlust und Antriebslosigkeit kommen kann. Es handelt sich um eine häufige Erkrankung, die gut und mithilfe verschiedener Behandlungsmöglichkeiten behandelt werden kann. Die Behandlung einer Depression dauert jedoch einige Monate bis hin zu Jahren	Citalopram (Abschn. 2.5.1.1), Escitalopram (Abschn. 2.5.1.2), Mirtazapin (Abschn. 2.5.3.1), Sertralin (Abschn. 2.5.1.3), Venlafaxin (Abschn. 2.5.2.1)
Diabetes mellitus	Die Erkrankung Diabetes mellitus wird auch Zuckerkrankheit genannt. Es gibt verschiedene Typen von Diabetes mellitus, die alle gemeinsam haben, dass es zu einem zu hohen Gehalt von Zucker (Glucose) im Blut (hoher Blutzuckerspiegel) kommt. Die häufigste Form ist der Typ-2-Diabetes, der häufig mit Übergewicht und Bluthochdruck in Verbindung steht	Insulin glargin (Abschn. 2.3.1.1), Metformin (Abschn. 2.3.1.2), Sitagliptin (Abschn. 2.3.1.3)
Diuretika	Der Begriff Diuretika bezeichnet verschiedene Arzneistoffe, die eine ähnliche Wirkung besitzen. Diuretika wirken blutdrucksenkend und erhöhen die Urinproduktion. Es gibt viele verschiedene Arzneistoffe, die zum Teil in die Gruppe der Diuretika gehören. Sie werden bei Bluthochdruck, Wassereinlagerungen, Herz- und Nierenerkrankungen eingesetzt	HCT (Abschn. 2.7.2.1), Furosemid (Abschn. 2.7.1.1), Torasemid (Abschn. 2.7.1.2)

(Fortsetzung)

Tab. A (Fortsetzung)

Begriff	Erklärung	Arzneistoffe, bei denen der Begriff wichtig ist
EKG	Abkürzung für Elektrokardiografie. Es handelt sich dabei um eine Untersuchung des Herzens, bei der die normalen elektrischen Ströme innerhalb des Herzens gemessen werden. Durch diese Untersuchung kann man Rückschlüsse auf den Zustand und die Funktion des Herzens ziehen	Amlodipin (Abschn. 2.1.1.1), Bisoprolol (Abschn. 2.1.2.1), Candesartan (Abschn. 2.1.3.1), HCT (Abschn. 2.7.2.1), Enalapril (Abschn. 2.1.4.1), Furosemid (Abschn. 2.7.1.1), Lercanidipin (Abschn. 2.1.1.2), Lisinopril (Abschn. 2.1.4.2), Losartan (Abschn. 2.1.3.3), Metoprolol (Abschn. 2.1.2.2), Moxonidin (Abschn. 2.1.5.1), Nebivolol (Abschn. 2.1.2.3), Ramipril (Abschn. 2.1.4.3), Torasemid (Abschn. 2.7.1.2), Valsartan (Abschn. 2.1.3.5)
Elektrolyte	Auch als Blutsalze oder Mineralstoffe bezeichnet. Dazu gehören: Natrium, Kalium, Calcium, Magnesium und Chlorid. Sie erfüllen verschiedene wichtige Funktionen im Körper. Einige Arzneistoffe haben als Nebenwirkung eine Veränderung der Konzentration der Elektrolyten im Körper	Candesartan (Abschn. 2.1.3.1), Telmisartan (Abschn. 2.1.3.4), Losartan (Abschn. 2.1.3.3), Valsartan (Abschn. 2.1.3.5), Ramipril (Abschn. 2.1.4.3), Enalapril (Abschn. 2.1.4.1), HCT (Abschn. 2.7.2.1), Furosemid (Abschn. 2.7.1.1), Torasemid (Abschn. 2.7.1.2), Esomeprazol (Abschn. 2.3.2.1.1), Omeprazol (Abschn. 2.3.2.1.2), Pantoprazol (Abschn. 2.3.2.1.3), Sertralin (Abschn. 2.5.1.3)
Entzündung	Eine Entzündung ist eine Reaktion des Immunsystems, die mit Rötung, Schwellung, Funktionseinschränkung und Schmerz einhergehen kann	Prednisolon (Abschn. 2.4.4.1), Diclofenac (Abschn. 2.4.1.1), Ibuprofen (Abschn. 2.4.1.2)
Epilepsie	Bei Epilepsie handelt es sich um eine Erkrankung des Gehirns, bei der es typischerweise zu Krampfanfällen kommen kann. Nicht zu verwechseln mit einfachen Wadenkrämpfen bei Magnesiummangel oder Muskelkrämpfen nach übermäßiger Belastung	

(Fortsetzung)

Tab. A (Fortsetzung)

Begriff	Erklärung	Arzneistoffe, bei denen der Begriff wichtig ist
Erektile Dysfunktion	Unter einer erektilen Dysfunktion versteht man eine gestörte oder fehlende Erektion des Penis bei sexueller Erregung	Nebivolol (Abschn. 2.1.2.3), Metoprolol (Abschn. 2.1.2.2), Venlafaxin (Abschn. 2.5.2.1)
Faktor-Xa-Inhibitoren	Als Faktor-Xa-Inhibitoren werden Arzneistoffe bezeichnet, die alle gerinnungshemmend wirken, da sie alle den gleichen Bestandteil der Blutgerinnung blockieren (nämlich den Faktor Xa)	Apixaban (Abschn. 2.2.2.1), Rivaroxaban (Abschn. 2.2.2.2)
Fieber	Fieber bezeichnet die Erhöhung der Körpertemperatur auf eine Temperatur von über 38°C	Diclofenac (Abschn. 2.4.1.1), Ibuprofen (Abschn. 2.4.1.2), Metamizol (Abschn. 2.4.1.2)
Generika	Generika sind Nachahmpräparate von Arzneimitteln, die nicht (mehr) unter dem Patentschutz stehen. Sie sind günstiger als die Originalpräparate, wirken aber genauso wie das Originalpräparat. Generika werden unter dem internationalen Freinamen verkauft	
eGFR	Dabei handelt es sich um einen Blutwert, der die Nierenfunktion widerspiegelt	Metformin (Abschn. 2.3.1.2)
Gicht	Gicht ist eine Erkrankung, bei der es zu einer schmerzhaften Ablagerung von Harnsäurekristallen in Gelenken kommt	Allopurinol (Abschn. 2.3.3.1)
Glucocorticoide	Der Begriff Glucocorticoide bezeichnet eine Gruppe von Stoffen, die ähnlich wirken wie Cortison	Prednisolon (Abschn. 2.4.4.1)
Handelspräparat	Originalpräparat; steht oder stand unter Patentschutz	
Hämatom	Umgangssprachlich als blauer Fleck oder Bluterguss bezeichnet. Es handelt sich dabei um Einblutungen meist in das Unterhautgewebe. Sie treten natürlicherweise nach einer stumpfen Verletzung auf, z. B., nachdem man sich gestoßen hat. Hämatome sollten abgeklärt werden, wenn sie besonders groß und schmerzhaft sind oder gehäuft ohne erinnerliche Verletzung auftreten. Sie können außerdem gehäuft auftreten, wenn Medikamente eingenommen werden, die die Blutgerinnung beeinflussen	ASS (Abschn. 2.2.1.1), Clopidogrel (Abschn. 2.2.1.2), HCT (Abschn. 2.7.2.1), Apixaban (Abschn. 2.2.2.1), Rivaroxaban (Abschn. 2.2.2.2)
Herzfrequenz	Die Herzfrequenz gibt die Anzahl der Herzschläge pro Minute an	

(Fortsetzung)

Tab. A (Fortsetzung)

Begriff	Erklärung	Arzneistoffe, bei denen der Begriff wichtig ist
Herzinfarkt	Ein Herzinfarkt ist eine Durchblutungsstörung des Herzmuskels, die zum Absterben eines Teils des Herzens führt. Es kann zu schweren Beschwerden wie stechendem Brustschmerz, Brustenge, Oberbauchschmerzen, Unwohlsein, Angst und ausstrahlenden Schmerzen in den linken Arm oder Unterkiefer kommen. Bei Frauen sind die Symptome eines Herzinfarktes häufig unklarer als bei Männern. Ein Herzinfarkt muss unbedingt schnell im Krankenhaus behandelt werden. Es handelt sich um einen Notfall. Bei einem Herzinfarkt kann es zu Herzrhythmusstörungen und Herzstillstand bis hin zum Tod kommen	Amlodipin (Abschn. 2.1.1.1), Bisoprolol (Abschn. 2.1.2.1), Candesartan (Abschn. 2.1.3.1), HCT (Abschn. 2.7.2.1), Enalapril (Abschn. 2.1.4.1), Furosemid (Abschn. 2.7.1.1), Lercanidipin (Abschn. 2.1.1.2), Lisinopril (Abschn. 2.1.4.2), Losartan (Abschn. 2.1.3.3), Metoprolol (Abschn. 2.1.2.2), Moxonidin (Abschn. 2.1.5.1), Nebivolol (Abschn. 2.1.2.3), Ramipril (Abschn. 2.1.4.3), Torasemid (Abschn. 2.7.1.2), Valsartan (Abschn. 2.1.3.5), ASS (Abschn. 2.2.1.1), Clopidogrel (Abschn. 2.2.1.2), Apixaban (Abschn. 2.2.2.1), Rivaroxaban (Abschn. 2.2.2.2)
Herzrhythmusstörung	Unter einer Herzrhythmusstörung versteht man eine Erkrankung des Herzens, bei der es zu unregelmäßigen Herzschlägen kommt. Die Ursachen dafür sind sehr unterschiedlich	Bisoprolol (Abschn. 2.1.2.1), Metoprolol (Abschn. 2.1.2.2), Nebivolol (Abschn. 2.1.2.3)
Herzschwäche	Die Herzschwäche, auch Herzinsuffizienz genannt, ist eine Erkrankung des Herzens, bei der das Herz die normale Leistung nicht mehr erfüllen kann. Es kann zu einer Pumpschwäche kommen	Bisoprolol (Abschn. 2.1.2.1), Candesartan (Abschn. 2.1.3.1), HCT (Abschn. 2.7.2.1), Enalapril (Abschn. 2.1.4.1), Furosemid (Abschn. 2.7.1.1), Lisinopril (Abschn. 2.1.4.2), Losartan (Abschn. 2.1.3.3), Metoprolol (Abschn. 2.1.2.2), Nebivolol (Abschn. 2.1.2.3), Ramipril (Abschn. 2.1.4.3), Torasemid (Abschn. 2.7.1.2), Valsartan (Abschn. 2.1.3.5)
Hohlorgan	Ein Hohlorgan ist ein Organ, das innen hohl ist. Zu den Hohlorganen zählen z. B. der Darm, die Harnleiter, die Gallenblase und der Gallengang	Metamizol (Abschn. 2.4.1.2)

(Fortsetzung)

Tab. A (Fortsetzung)

Begriff	Erklärung	Arzneistoffe, bei denen der Begriff wichtig ist
Hormone	Körpereigene Substanzen, die von verschiedenen Organen ausgeschüttet werden, um Informationen und Signale im gesamten Körper zu versenden. Hormone oder besser gesagt mit Hormonen verwandte Stoffe, können auch als Medikament verabreicht werden. Viele therapeutisch genutzte Hormone haben zu Unrecht einen schlechten Ruf. Es gibt einige Erkrankungen, die gut mit der Einnahme von Hormonen behandelt werden können	Prednisolon (Abschn. 2.4.4.1), Thyroxin (Abschn. 2.3.3.1.1), Insulin (Abschn. 2.3.1.1), Estriol (Abschn. 2.8.1.1)
Immunsystem	Das Immunsystem besteht aus den weißen Blutkörperchen, den Lymphknoten und der Milz. Es ist für die Abwehr von Fremdstoffen und Krankheitserregern zuständig	Prednisolon (Abschn. 2.4.4.1), Ibuprofen (Abschn. 2.4.1.2), Diclofenac (Abschn. 2.4.1.1), Metamizol (Abschn. 2.4.1.2)
Inhalieren	Inhalieren meint das Einatmen von Arzneistoffen oder Wasserdampf	Salbutamol (Abschn. 2.6.1.1)
Kalium	Bei Kalium handelt es sich um ein wichtiges Blutsalz, welches vor allem für eine normale Herzfunktion wichtig ist. Zu viel oder zu wenig Kalium kann zu Herzrhythmusstörungen führen. Kalium ist im Körper vor allem in den Zellen enthalten	Candesartan (Abschn. 2.1.3.1), Losartan (Abschn. 2.1.3.3), Telmisartan (Abschn. 2.1.3.4), Valsartan (Abschn. 2.1.3.5), Ramipril (Abschn. 2.1.4.3), Enalapril (Abschn. 2.1.4.1), HCT (Abschn. 2.7.2.1), Furosemid (Abschn. 2.7.1.1), Torasemid (Abschn. 2.7.1.2)
Kolikschmerzen	Kolikschmerzen sind krampfartige Schmerzen, die durch das Zusammenziehen von Hohlorganen (z. B. Harnleiter, Gallengänge, Darm) entstehen	Metamizol (Abschn. 2.4.1.2)
Leberfunktion	Die Leber ist ein wichtiges Stoffwechselorgan. Sie ist zuständig für die Verdauung, die Herstellung und Speicherung von Nährstoffen, die Blutgerinnung und den Abbau von Medikamenten, Alkohol und anderen Substanzen. Bei einer eingeschränkten Leberfunktion kann es sein, dass die Dosis von Medikamenten angepasst werden muss	
Magenschutz	Als Magenschutz werden sogenannte Protonen-Pumpen-Hemmer bezeichnet. Sie können eingenommen werden zur Vorbeugung und Behandlung von Sodbrennen, Magenschleimhautentzündung und Magen- und Zwölffingerdarmgeschwüren	Esomeprazol (Abschn. 2.3.2.1.1), Omeprazol (Abschn. 2.3.2.1.2), Pantoprazol (Abschn. 2.3.2.1.3)

(Fortsetzung)

Tab. A (Fortsetzung)

Begriff	Erklärung	Arzneistoffe, bei denen der Begriff wichtig ist
Maximale Dosis	Die maximale Dosis gibt die höchste Dosis eines Medikaments an, die Sie an einem Tag (also innerhalb von 24 h) zu sich nehmen dürfen	
Medikament (Arzneimittel, Arznei)	Ein Medikament enthält einen Arzneistoff sowie verschiedene Hilfsstoffe	
Menopause	Der Begriff bezeichnet die letzte Regelblutung der Frau. Danach kommt es zu keinen weiteren Regelblutungen, die Frau ist nicht mehr fruchtbar	Colecalciferol (Vitamin D) (Abschn. 2.3.4.1), Estriol (Abschn. 2.8.1.1)
Nebenwirkung	Eine Nebenwirkung ist eine unerwünschte Wirkung, die auftritt bei der Einnahme eines Medikaments. Die meisten Nebenwirkungen lassen sich durch die Wirkweise des Arzneistoffs erklären. Viele Nebenwirkungen sind abhängig von der Dosierung des Arzneistoffs	
Nierenarterienstenose	Unter einer Nierenarterienstenose versteht man eine Verengung der Blutgefäße, die die Nieren mit Blut versorgen. Es kann in der Folge zur Blutdruckerhöhung kommen	Ramipril (Abschn. 2.1.4.3), Enalapril (Abschn. 2.1.4.1), Candesartan (Abschn. 2.1.3.1), Telmisartan (Abschn. 2.1.3.4), Valsartan (Abschn. 2.1.3.5)
Nierenfunktion	Die Nierenfunktion gibt an, wie gut die Niere funktioniert. Die Nieren filtern Substanzen aus dem Blut heraus und produzieren den Urin. Außerdem sind sie wichtig für den Wasser- und Salzhaushalt im Körper. Die Funktion der Nieren kann mit dem Kreatinin- und Harnstoffwert überprüft werden	Furosemid (Abschn. 2.7.1.1), Torasemid (Abschn. 2.7.1.2), HCT (Abschn. 2.7.2.1), Ramipril (Abschn. 2.1.4.3), Enalapril (Abschn. 2.1.4.1), Candesartan (Abschn. 2.1.3.1), Valsartan (Abschn. 2.1.3.5)

(Fortsetzung)

Tab. A (Fortsetzung)

Begriff	Erklärung	Arzneistoffe, bei denen der Begriff wichtig ist
NSAR	NSAR ist die Abkürzung für „nicht steroidale Antirheumatika" (englisch: NSAID, non-steriodal anti-inflammatory drugs) und bezeichnet Medikamente, die schmerzlindernd und entzündungshemmend wirken, aber keine Steroide (= Cortison) enthalten. Außerdem weist der Begriff "Antirheumatika" daraufhin, dass diese Arzneistoffe gegen Rheuma angewendet werden, was irreführend ist. NSAR sind weder Standardmedikamente bei rheumatischen Erkrankungen noch sind sie harmlos. Außerdem suggeriert der Begriff, dass Cortison "schlecht" ist; auch das stimmt nicht. Ein besserer Begriff für diese Arzneistoffgruppe ist „COX-Hemmer" (COX-Inhibitoren)	ASS (Abschn. 2.2.1.1), Ibuprofen (Abschn. 2.4.1.2), Diclofenac (Abschn. 2.4.1.1)
Nüchtern	In der Medizin bedeutet „nüchtern", dass Sie 12 h vor einer Untersuchung nichts gegessen und getrunken haben. Je nach Grund für die Nüchternheit (z. B. Operation oder Blutuntersuchung) ist das Trinken von stillem Wasser oder ungesüßtem Tee erlaubt. Erfragen Sie vorher, was für Sie erlaubt ist. Arzneimittel, die Thyroxin enthalten, müssen nüchtern eingenommen werden	Thyroxin (Abschn. 2.3.3.1.1)
Ödeme	Ödeme sind Wassereinlagerungen. Diese können bei manchen Erkrankungen auftreten und betreffen meist die Unterschenkel. Wassereinlagerungen können aber auch in der Lunge, am unteren Rücken und im Bauch auftreten	Furosemid (Abschn. 2.7.1.1), Torasemid (Abschn. 2.7.1.2), HCT (Abschn. 2.7.2.1)
Osteoporose	Osteoporose ist eine Knochenerkrankung. Dabei sind die Knochen weicher als normalerweise und können leichter brechen. Osteoporose tritt vor allem bei älteren Menschen, nach der Menopause oder bei starkem Bewegungsmangel auf. Frauen sind aufgrund der anderen Hormonlage besonders häufig von Osteoporose betroffen	Colecalciferol (Vitamin D) (Abschn. 2.3.4.1)
Peripher arterielle Verschlusskrankheit (pAVK)	Die pAVK wird auch Schaufensterkrankheit genannt. Es kommt zu Durchblutungsstörungen vor allem in den Beinen. Diese Durchblutungsstörung wird meist durch Arteriosklerose verursacht	ASS (Abschn. 2.2.1.1), Clopidogrel (Abschn. 2.2.1.2), Apixaban (Abschn. 2.2.2.1), Rivaroxaban (Abschn. 2.2.2.2)

(Fortsetzung)

Tab. A (Fortsetzung)

Begriff	Erklärung	Arzneistoffe, bei denen der Begriff wichtig ist
Plättchenhemmer	Die Blutplättchen, auch Thrombozyten genannt, sind Bestandteile im Blut, die für die Blutgerinnung zuständig sind. Plättchenhemmer verhindern die Blutstillung	ASS (Abschn. 2.2.1.1), Clopidogrel (Abschn. 2.2.1.2)
Präeklampsie	Präeklampsie ist eine Erkrankung des Kreislaufsystems, die während einer Schwangerschaft auftreten kann. Dabei kommt es zu Bluthochdruck und weiteren Beschwerden, wie z. B. Eiweiße im Urin	ASS (Abschn. 2.2.1.1)
Protein	Ein Protein ist ein wichtiger Baustein im Körper. Der Körper kann Proteine (Eiweiße) selbst herstellen, muss aber die dafür wichtigen Bausteine mit der Nahrung aufnehmen	
Raynaud-Syndrom	Bei dem Raynaud-Syndrom handelt es sich um eine vorübergehende Durchblutungsstörung, die vor allem an den Fingern auftritt. Dabei kommt es stress- oder kältebedingt zu einer verminderten Durchblutung der Finger und nachfolgend zu einer charakteristischen Färbung der Finger. Erst weiß, dann bläulich und dann rot	Bisoprolol (Abschn. 2.1.2.1), Nebivolol (Abschn. 2.1.2.3), Metoprolol (Abschn. 2.1.2.2)
Reflux	Bei Reflux handelt es sich um das Aufsteigen von Mageninhalt in die Speiseröhre. Dies kann unangenehme Beschwerden wie Sodbrennen mit sich bringen und zu einer Entzündung der Speiseröhre führen	Esomeprazol (Abschn. 2.3.2.1.1), Omeprazol (Abschn. 2.3.2.1.2), Pantoprazol (Abschn. 2.3.2.1.3)
Retardpräparat	Arzneistoffe, die in einer retardierten Zubereitung vorliegen, werden auch als Retardpräparat oder Retardtabletten bezeichnet. Das bedeutet, dass der Arzneistoff langsamer freigesetzt wird. Dadurch wirkt der Arzneistoff länger und gleichmäßiger. Retardtabletten müssen häufig nur einmal täglich eingenommen werden	
reversibel	Umkehrbar	
rote Blutkörperchen	Rote Blutkörperchen werden auch Erythrozyten genannt. Sie sind zuständig für den Transport von Sauerstoff durch den Körper	Cyanocobalmin (Vitamin B12) (Abschn. 2.3.4.2)
Rezeptor	Andockstelle für Botenstoffe im Körper (z. B. Hormone oder Neurotransmitter)	

(Fortsetzung)

Tab. A (Fortsetzung)

Begriff	Erklärung	Arzneistoffe, bei denen der Begriff wichtig ist
Sartane	Es handelt sich bei Sartanen um Arzneistoffe, die alle den Angiotensin-Rezeptor blockieren, wodurch der Blutdruck gesenkt werden kann. Sartane sind also Blutdrucksenker	Candesartan (Abschn. 2.1.3.1), Losartan (Abschn. 2.1.3.3), Telmisartan (Abschn. 2.1.3.4), Valsartan (Abschn. 2.1.3.5)
Schlaganfall	Bei einem Schlaganfall kommt es zu einer Durchblutungsstörung im Gehirn. Dies kann dann zum Absterben von Hirngewebe führen. Es kann zum Verlust von Fähigkeiten oder Persönlichkeitsmerkmalen, bis hin zum Tod kommen. Ein Schlaganfall muss schnell behandelt werden, um schwerwiegende Folgen zu verhindern	ASS (Abschn. 2.2.1.1), Clopidogrel (Abschn. 2.2.1.2), Apixaban (Abschn. 2.2.2.1), Rivaroxaban (Abschn. 2.2.2.2)
Schleifendiuretika	Eine bestimmte Gruppe an Diuretika. Sie wirken besonders schnell und stark und können auch bei einer geminderten Nierenfunktion eingesetzt werden	Furosemid (Abschn. 2.7.1.1), Torasemid (Abschn. 2.7.1.2)
Selbstmedikation	Unter Selbstmedikation versteht man das Einnehmen von Arzneistoffen ohne ärztliche Rücksprache. Man spricht auch von over-the-counter (OTC)-Medikation. OTC-Medikamente sind nur apothekenpflichtig und nicht verschreibungspflichtig. Sie können direkt durch den Apotheker verkauft und abgegeben werden	Ibuprofen (Abschn. 2.4.1.2)
Stent	Ein Stent ist eine Art Röhrchen, das in einer Operation in Blutgefäße eingesetzt werden kann, um diese offen zu halten	ASS (Abschn. 2.2.1.1), Clopidogrel (Abschn. 2.2.1.2)
Symptome	Beschwerden, die durch eine Erkrankung verursacht werden	
Thiaziddiuretika	Eine bestimmte Gruppe an Diuretika. Bei einer deutlich geminderten Nierenfunktion verlieren sie ihre Wirksamkeit	HCT (Abschn. 2.7.2.1)
Überempfindlichkeit	Überempfindlichkeit meint im medizinischen Sinne eine verstärkte Reaktion des Körpers auf etwas eigentlich Harmloses. Bei einer Überempfindlichkeit gegenüber Arzneistoffen spricht man von einer Arzneimittelallergie. Bei einer Überempfindlichkeit gegenüber Arzneimitteln sollten Sie diese nicht einnehmen. Bei einer Arzneimittelallergie sollen alternative Arzneistoffe mit anderer Wirkweise angewendet werden	

(Fortsetzung)

Tab. A (Fortsetzung)

Eegriff	Erklärung	Arzneistoffe, bei denen der Begriff wichtig ist
Unterzuckerung	Unter einer Unterzuckerung versteht man das Abfallen der Blutglucosekonzentration unter 50 mg/dl (oder 2,8 mmol/l). Bei einem gesunden Körper kommt es nicht zu gefährlichen Unterzuckerungen. Bei einer Unterzuckerung bei bestehendem Diabetes kann es zu schweren Symptomen kommen, zum Beispiel Unruhe, Schwitzen, Zittern, Übelkeit und Bewusstlosigkeit	Insulin glargin (Abschn. 2.3.1.1), Metformin (Abschn. 2.3.1.2), Sitagliptin (Abschn. 2.3.1.3)
Vene	Eine Vene ist ein Blutgefäß, das zum Herzen hinführt	
Verschreibungspflichtig	Verschreibungspflichtige Medikamente sind Medikamente, die nur durch eine Verordnung (Rezept) durch einen Arzt verschrieben werden können. Bei manchen Arzneistoffen wie Ibuprofen ist die Verschreibungspflichtigkeit abhängig von der Dosis des Arzneistoffs in einer Tablette und/oder der Packungsgröße	Ibuprofen (Abschn. 2.4.1.2)
Vitamin B12	Vitamin B12 wird auch Cyanocobalamin genannt und ist wichtig für die Blutbildung und eine gesunde Nervenfunktion	Cyanocobalamin (Abschn. 2.3.4.2)
Vitamin D3	Vitamin D3 wird auch Colecalciferol genannt und ist ein wichtiges Vitamin für starke Knochen. Die "3" bei Vitamin D3 steht hier für eine Unterform des Vitamin D	Colecalciferol (Abschn. 2.3.4.1)
Vorhofflimmern	Dabei handelt es sich um eine Herzerkrankung, bei der die Vorhöfe des Herzens sich nicht regelrecht zusammenziehen, sondern durchgehend kleine zuckende Bewegungen machen. Dies kann zu Herzrhythmusstörungen oder zur Entstehung von Blutgerinnseln führen	Apixaban (Abschn. 2.2.2.1), Rivaroxaban (Abschn. 2.2.2.2)
Weiße Blutkörperchen	Weiße Blutkörperchen werden auch Leukozyten genannt. Sie sind für die Immunabwehr im Körper zuständig	
Wirkstoff	Als Wirkstoff wird eine chemische Substanz bezeichnet, die eine bestimmte Wirkung im Körper hervorruft	Metamizol (Abschn. 2.4.1.2)

Arzneistoffe in diesem Buch von A bis Z

Acetylsalicylsäure (ASS)

Allopurinol

Amlodipin

Apixaban

Atorvastatin

Bisoprolol

Candesartan

Candesartan und Hydrochlorothiazid

Citalopram

Clopidogrel

Colecalciferol (Vitamin D3)

Cyanocobalamin (Vitamin B12)

Diclofenac

Enalapril

Escitalopram

Esomeprazol

Estriol

Furosemid

Hydrochlorothiazid

Ibuprofen

Insulin glargin

Lercanidipin

Levothyroxin

Lisinopril

Losartan

Metamizol

Metformin

Metoprolol

Mirtazapin

Moxonidin

Nebivolol

Omeprazol

Pantoprazol

Prednisolon

Ramipril

Ramipril und Hydrochlorothiazid

Rivaroxaban

Rosuvastatin

Salbutamol

Sertralin
Simvastatin
Sitagliptin
Tamsulosin
Telmisartan
Tilidin
Torasemid
Valsartan
Venlafaxin